U0266951

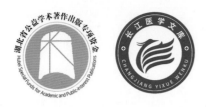

血浆基质与口腔种植组织再生

XUEJIANG JIZHI YU KOUQIANG ZHONGZHI ZUZHI ZAISHENG

张玉峰　黄长波　李永军◎主　编
田　涛　赵高峰　杨再波◎副主编

长江出版传媒
湖北科学技术出版社

图书在版编目（CIP）数据

血浆基质与口腔种植组织再生 / 张玉峰，黄长波，李永军主编；田涛，
赵高峰，杨再波副主编 . —武汉：湖北科学技术出版社，2023.8
　　ISBN 978-7-5706-2816-2

　　Ⅰ . ①血… 　Ⅱ . ①张… 　②黄… 　③李… 　④田… 　⑤赵… 　⑥杨…
Ⅲ . ①血浆－应用－种植牙－口腔外科学 　Ⅳ . ① R782.12

中国国家版本馆 CIP 数据核字（2023）第 147499 号

策划编辑：兰季平　赵襄玲 　　　　　　　　　　　　　责任校对：陈横宇
责任编辑：高　然　郑　灿 　　　　　　　　　　　　　封面设计：曾雅明

出版发行：湖北科学技术出版社
地　　址：武汉市雄楚大街 268 号（湖北出版文化城 B 座 13—14 层）
电　　话：027-87679468 　　　　　　　　　　　　　　邮　编：430070

印　　刷：湖北金港彩印有限公司 　　　　　　　　　　邮　编：430040

889×1194 　　　　1/16 　　　　　　　　　　19 印张 　　　　　252 千字
2023 年 8 月第 1 版 　　　　　　　　　　　　　2023 年 8 月第 1 次印刷
定　　价：180.00 元

《血浆基质与口腔种植组织再生》

主　　编：张玉峰（武汉大学口腔医院）

　　　　　黄长波（襄阳市口腔医院）

　　　　　李永军（武汉大众口腔）

副 主 编：田　涛（恩施百特口腔）

　　　　　赵高峰（荆门亚贝特口腔）

　　　　　杨再波（恩施州中心医院口腔科）

参编人员：（按姓名拼音排序）

　　　　　范启航（武汉大学口腔医院）

　　　　　高桂林（恩施州中心医院）

　　　　　贺龙龙（西安交通大学口腔医院）

　　　　　黄江勇（广州医科大学附属口腔医院）

　　　　　刘云飞（重庆医科大学附属口腔医院）

　　　　　吕鸣樾（四川大学华西口腔医院）

　　　　　马　婷（北京大学口腔医院）

　　　　　邱　韵（武汉大学口腔医院）

　　　　　沈　铭（南京医科大学附属口腔医院）

　　　　　史俊宇（上海交通大学医学院附属第九人民医院）

　　　　　孙　毅（襄阳市口腔医院）

　　　　　唐　礼（广西医科大学附属口腔医院）

　　　　　田银平（恩施州中心医院）

　　　　　王宇蓝（武汉大学口腔医院）

魏　焱（武汉大学口腔医院）

夏　婷（武汉大学口腔医院）

杨晓喻（南方医科大学口腔医院）

曾　浩（武汉大学口腔医院）

张　波（湖北民族大学附属医院口腔科）

张思慧（福建医科大学附属口腔医院）

张晓欣（武汉大学口腔医院）

赵雅君（山东大学口腔医院）

周冠宇（荆门亚贝特口腔）

序　一

在口腔种植学中，由于外伤、牙齿缺失、疾病等原因引起的软硬组织缺损是一个常见的问题，它会导致种植失败、感染等风险增高，给口腔种植手术带来许多挑战。

随着生物材料和自体血浆基质材料的发展，许多血浆基质制品也被应用于口腔种植临床中。口腔种植医生可以通过抽取患者自体血液离心的方式，简化软硬组织增量的临床步骤，提高最终效果的可预期性。血浆基质可以促进软硬组织再生，包括增加骨再生和减少炎症反应，有助于提高植入体的成功率和患者的治疗效果。

张玉峰教授深入研究血浆基质并进行相关临床的工作已10余年，在血浆基质相关研究领域和口腔种植临床实践方面具有丰富的经验，他组织了该领域的多位基础研究专家和临床医生，汇集团队在血浆基质领域积累的研究成果和临床经验，撰写了《血浆基质与口腔种植组织再生》一书。该书着眼于血浆基质相关的实验研究，从口腔临床不同组织再生方面的应用角度进行总结和介绍，以循证医学和临床具体操作相结合的方式进行讲述，并提供了大量临床病例，为口腔临床医生的治疗提供参考。

非常感谢张玉峰教授团队编写了关于血浆基质的专著，为口腔种植领域的研究和应用做出了巨大贡献。该专著不仅提供了血浆基质在口腔种植中的生物学基础和临床应用指导，而且强调了标准化制备流程的重要性。我们相信，该专著的出版对于推动我国口腔种植临床水平的提升具有积极的意义。再次感谢张玉峰教授团队的辛勤工作和付出。

上海交通大学第九人民医院

2023 年 7 月

序　二

自从骨结合概念提出以来，种植牙技术已经成为解决缺牙患者问题的重要方法之一。过去30余年，种植技术不断地改进和创新，引导骨再生、即刻种植、上颌窦提升术等技术的出现，为软硬组织不足的种植治疗提供了解决方案。在软硬组织缺损较大的情况下，种植体的暴露、感染、组织增量失败等问题也给种植医生带来了挑战。在不断推进种植牙技术发展的同时，也需要加强对生物材料的研究和开发，以满足不同患者的需求，并提高种植牙的成功率和长期效果。

血浆基质可以促进软硬组织的再生，改善患者的治疗效果，在口腔种植学中的应用越来越受到重视。张玉峰教授团队长期从事牙周再生及口腔种植相关研究，从基础研究和临床实际的角度，不断探索牙周及种植体周组织再生的可能性，深耕血浆基质产物及牙周再生材料领域10余年，发表了100余篇科研和临床论文，主持了10余项国际、国家、省部级课题，是血浆基质的首创团队，具有丰富的血浆基质的基础研究和临床应用经验。他们团队编写的这本专著为广大口腔医生和研究者提供了非常有价值的资料。这本专著不仅深入探讨了血浆基质在口腔种植学中的应用，而且从生物学基础、研究成果到临床应用场景，系统地总结了相关知识。此外，该专著还提供了具体的应用推荐，帮助读者更准确地应用血浆基质技术。本专著结合实验室研究和临床应用，内容翔实、图文并茂，读起来生动有趣、易于理解。

　　《血浆基质与口腔种植组织再生》这本专著，荟萃了许多长期从事口腔种植的医生对于血浆基质的最新研究成果和临床经验的分享。为大家提供了多种切实可行的口腔椅旁组织再生的解决方案。我由衷地祝贺这本专著正式出版发行，感谢张玉峰教授及各位编者的辛勤奉献。我谨将这本专著推荐给广大口腔医生和研究者，希望该专著能够为大家提供有价值的资料，促进口腔种植学领域的发展，进而惠及更多的患者。

南京大学医学院附属口腔医院

2023 年 7 月

前　　言

血浆基质是一种来源于自身血液的提取物，自 20 世纪 70 年代起就被广泛应用于促进组织再生和伤口愈合。在过去几十年的研究中，血浆基质经历了多次改进和创新，从最初的富血小板血浆发展到如今的富血小板纤维蛋白、浓缩生长因子等产品。血浆基质及其衍生物在运动康复、创伤愈合、美容医学和再生医学领域得到广泛应用。进入 21 世纪以来，血浆基质的研究和临床应用进入了快速发展阶段，并已成为一种新型的椅旁口腔再生材料，广泛应用于口腔临床的各种情景中。

2010 年，在赴瑞士伯尔尼大学交流学习期间，我有幸目睹了血浆基质在种植手术中引人注目的促进愈合效果，从而对该领域产生了浓厚的兴趣。自那时起，我对血浆基质的研究热情一直持续不衰，并深信这种源自患者自身的自体血液提取物具备巨大的研究和应用潜力。过去的 10 多年里，我一直专注于改良血浆基质相关的研究，并探索其在口腔临床尤其是口腔种植学中的应用。在不断学习、研究和应用的过程中，我提出了新的血浆基质制备标准流程和评价体系。同时，我亲眼看见了血浆基质对患者治疗效果的影响。凭借血浆基质的应用，我的团队成功减少了类似自体骨块移植这样的创伤性手术，并显著加速了组织愈合速度，减轻了患者的痛苦，取得了显著的临床治疗效果。基于这些基础和临床研究，我与 Richard J Miron 博士共同在国际上出版了多本与血浆基质相关的著作。

然而，当前血浆基质的基础研究和临床应用领域缺乏统一的制备流程、应用规范和评价体系，导致许多结果不稳定且存在争议。因此，我和我的团队决定编写这本面向国内医生和研究者的血浆基质著作，提供标准的血浆基质制备流程、临床应用规范和血浆基质评价体系，并介绍血浆基质在口腔种植领域中的应用场景，为广大临床和科研工作者提供血浆基质开发和应用的新思路。

本书不仅从理论角度详细解析了血浆基质制备的标准流程，还全面介绍了不同类型血浆基质产品的制备过程、从采血开始一直到最终产物的制备。此外，我们还分享了大量口腔种植临床中最常见的场景下的临床病例，详细介绍了在实际操作中的应用技巧，以确保本书对于那些有意将血浆基质纳入口腔种植临床实践或研究的医生、研究人员和学生都具有可读性。无论是您是初学者还是经验丰富的专业人士，我们真诚希望本书能够为您提供关于血浆基质在口腔种植学中应用的有益见解，并为您的学术和临床实践提供支持。

由衷感谢湖北科学技术出版社提供了这个机会，使我们能够与大家分享我们在血浆基质领域的研究成果和临床经验。本书的焦点将集中在血浆基质在口腔种植中的应用，分享其在生物学基础、目前的研究成果和具体临床场景方面的应用，并提出具体的应用推荐。尽管血浆基质研究和产品众多，但需要注意的是，在制备过程中常常存在差异性，这对血浆基质产品的质量和效果有着重大影响。因此，标准化的血浆基质制备程序至关重要，以确保获得一致性的纤维蛋白基质质量和特性，其中包括离心类型、离心速度和时间、抗凝剂的使用以及采血管的类型等方面。我们相信，本书将对血浆基质的研究和应用做出积极贡献。它提供了一个标准的制备流程，使研究人员能够更加稳定地制备富血小板纤维蛋白，并在口腔再生领域中更加有效地应用它。

最后，我想对在本书的写作过程中给予我支持的许多同事表示衷心的感谢。首先，我要感谢 Richard J Miron 博士对本书的支持和帮助。此外，我衷心感谢种植领域的前辈们在本书撰写过程中给予的指导和支持。没有你们的帮助和鼓励，这本书将无法完成。感谢你们的辛勤工作和宝贵贡献。

武汉大学口腔医院

2023 年 7 月

目　　录

第一章
血浆基质的历史发展

血浆基质指收集患者自体血液，离心获得的产物的总称。其内涵包括目前临床上使用的富血小板血浆（platelet-rich plasma，PRP）、富血小板纤维蛋白（platelet-rich fibrin，PRF）、浓缩生长因子（concentrated growth factor，CGF）等。血浆基质因其良好的生物相容性及再生潜力被广泛应用于临床。本章就血浆基质的主要成分、发展过程及各代血浆基质的应用与特点进行阐述。

第一节　血液成分与组织再生

哺乳动物组织损伤的愈合始于止血和凝血，这是生物防御系统的一部分，形成纤维蛋白凝块，包裹激活的血小板，以迅速止血和消灭微生物。在哺乳动物中，组织修复是一个多细胞、多面信号分子介导的过程，源于生物防御系统的互补机制，即止血和凝血、先天免疫系统、感觉神经系统，这些过程的目的是避免出血和微生物感染，以及恢复组织和机体的稳态[1]。其中，血液中的各项成分在组织再生中起到重要作用，纤维蛋白凝块形成核心支架，细胞在其中发挥再生功能，生长因子由细胞分泌并且作为细胞间通信信息系统。

一、血液中成分与组织再生的关系

（一）纤维蛋白

纤维蛋白原分子由两组 3 种不同的肽链组成：两条 α 链、两条 β 链和两条 γ 链，它们通过二硫键相互连接。每个纤维蛋白原链由 1 个单独的基因编码、3 个基因共同形成纤维蛋白原基因簇，该基因簇约为 50kb，位于染色体 4q22-23

上（图 1-1）。

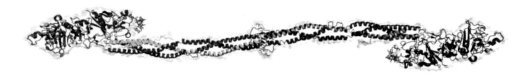

图 1-1　鸡纤维蛋白原的晶体结构展示两种不同的结合配体

（图片来自 Creative Commons CC0 1.0 Universal Public Domain Dedication.）

纤维蛋白是凝血级联的最后一步，是由凝血酶作用于纤维蛋白原而形成的天然生物聚合物。受伤后机体的第一个反应是防止局部出血，主要通过血小板聚集和止血级联的激活来实现。由此产生的血凝块首先有助于止血，然后作为伤口愈合的临时基质，伤口愈合大约在受伤后 4 天开始。

纤维蛋白（原）作为细胞间相互作用的桥接分子，在损伤、炎症或感染部位提供关键的临时基质，在这些部位细胞可以增殖、组织和执行特殊功能。纤维蛋白原和纤维蛋白基质可以结合内皮细胞、平滑肌细胞、角质细胞、成纤维细胞和白细胞。这些细胞可以通过细胞表面整合素受体和非整合素（如 VE-Cadherin，I-CAM-1，p 选择素和 GPIba）受体直接与纤维蛋白（原）结合。

此外，纤维蛋白还能特异性结合大量存在于正常组织中的蛋白质和生长因子，或在伤口愈合过程中释放到伤口中。这些蛋白包括 ECM 蛋白如纤连蛋白、玻连蛋白，许多生长因子如 FGF、VEGF、胰岛素样生长因子-1，以及酶如纤溶酶原和组织纤溶酶原激活剂（tPA）。这种复杂的蛋白质混合物与纤维蛋白基质结合，使其通过与细胞的特定受体介导的相互作用，在伤口愈合中发挥积极作用。

单独的纤维蛋白或与其他材料混合可以作为生物支架，培养干细胞或原代细胞，用于再生脂肪组织、骨骼、心脏组织、软骨、肝脏、神经组织、眼组织、皮肤、肌腱和韧带。纤维蛋白作为一种多功能的生物聚合物，在组织再生和伤口愈合方面显示出巨大的潜力。

（二）细胞

血液中除红细胞外，还存在多种细胞成分，如血小板、中性粒细胞等，均在组织再生中发挥重要作用。

1. 血小板

血小板内部有一个特殊的结构称作 α 颗粒。α 颗粒含有多种细胞因子、丝裂原、促炎因子和抗炎因子以及其他生物活性分子，它们是血栓生长的复杂微环境中必不可少的调节因子。血小板被激活后，导致 α 颗粒的释放与血小板的形变，促进血小板与血小板、血小板与纤维蛋白之间的交联，使纤维蛋白网络更加稳固。此外，在外伤或手术刺激下，血小板活化释放多种生长因子与细胞因子，主要包括血小板源性生长因子（platelet-derived growth factor，PDGF）、血管内皮生长因子（vascular endothelial growth factor，VEGF）、转化生长因子-β（transforming growth factor-β，TGF-β）、表皮生长因子（epidermal growth factor，EGF）和胰岛素样生长因子（insulin-like growth factor，IGF）等，从而促进组织愈合。

2. 白细胞

血液中一种主要的细胞类型是白细胞，在伤口愈合中扮演重要的角色。值得一提的是，基础科学研究揭示了白细胞在组织再生中具有巨大潜能和影响。白细胞具有抗感染以及免疫调节作用，其通过释放关键的免疫细胞因子，如 IL-1（白细胞介素-1）、IL-6、IL-4 和肿瘤坏死因子 α（TNF-α），在伤口愈合中扮演着关键角色。它们在免疫系统防御中起重要作用，能使生物材料适应新宿主的环境。

（1）中性粒细胞。中性粒细胞是第一批从循环中被招募到受伤部位的细胞。在这些部位，它们通过其经典功能，包括吞噬和脱颗粒、活性氧（ROS）的产生以及形成中性粒细胞胞外杀菌网络（NETs）来对抗感染性威胁。中性粒细胞内富含大量溶酶体酶，能吞噬细菌和组织碎片，防止病原微生物在体内扩散。中性粒细胞吞噬细菌后自身死亡，成为脓细胞，释出各溶酶体酶类能溶解周围组织而形成脓肿，起重要的防御作用。活化的中性粒细胞释放出一系列杀菌物质，如活性氧物质、阳离子肽、类二十烷酸和蛋白酶。中性粒细胞还可以通过其杀菌特性以及调节其他细胞的行为间接促进组织修复。随着中性粒细胞凋亡，它们上调"吃我"信号（如磷脂酰丝氨酸）；这不仅通过增强吞噬相关基因的转录提高了巨噬细胞的吞噬活性，而且诱导了修复巨噬细胞表型，包括诱导产生TGF-β 和 IL-10，促进组织修复。

除了在有菌性的伤口愈合中发挥作用，在无菌和缺血性损伤模型以及肿瘤中，中性粒细胞对血管生成和组织恢复同时具有重要作用。中性粒细胞主要释放两类参与伤口愈合的蛋白酶：丝氨酸蛋白酶和金属蛋白酶。丝氨酸蛋白酶包括组织蛋白酶 G、弹性蛋白酶和蛋白酶，所有蛋白酶在活性位点含有保守的组氨酸—天冬氨酸—丝氨酸序列，并且全部存储在嗜天青颗粒中。它们具有相似的蛋白水解活性，可以切割多种细胞外基质蛋白，包括弹性蛋白、纤维连接蛋白、层粘连蛋白、玻连蛋白和Ⅳ型胶原蛋白。弹性蛋白酶和组织蛋白酶 G 在感染早期被活化的中性粒细胞高水平分泌；由于细胞外基质用作支持组织，并影响角质形成细胞功能，例如迁移和增殖，因此，中性粒细胞对细胞外基质的修饰可能对上皮修复具有重要影响。

（2）单核-巨噬细胞。巨噬细胞在伤口愈合中起到重要作用。巨噬细胞可分为 M1（促炎）及 M2（抗炎）两型。在伤口愈合的早期阶段，M1 巨噬细胞在控制感染中起到重要作用。在创面愈合的早期阶段，大多数巨噬细胞表现为促炎表型，其特征是释放促炎分子，如 IL-1、IL-6、肿瘤坏死因子 α（TNF-α）、一氧化氮和 ROS，以及基质金属蛋白酶 MMP-2 和 MMP-9（用于基质降解）。巨噬细胞主要通过吞噬和调理作用来消除伤口部位的微生物。在促炎阶段，当巨噬细胞受体识别细菌或真菌表面的 PAMPs，促使巨噬细胞附着并吞噬入侵的微生物时，就发生了吞噬作用。然后吞噬酶体通过被吞噬的细菌与溶酶体融合在巨噬细胞内形成。接着是细菌的蛋白水解，并通过胞吐作用释放分解物质。相比之下，调理作用的过程是由替代补体途径的激活触发的，这是由于对细菌表面的凝集素和糖链的识别。这就导致了第三种补体成分的分解产物沉积在微生物表面上。巨噬细胞有这些分解产物（C3b 和 iC3b）的受体，所以它们特异性地附着在含有补体 C3b 和 iC3b 的细菌上，开始了调理作用。除了控制感染外，巨噬细胞吞噬的作用是清除细胞死亡后形成的细胞成分。

随着伤口愈合，巨噬细胞表型发生变化，伤口微环境的变化和细胞吞噬过程（凋亡细胞的清除）驱使 M1 巨噬细胞向 M2 极化。随着伤口愈合的进展，人类（以及小鼠）巨噬细胞可以改变表型并上调 PDGF、胰岛素样生长因子 1（IGF-1）、VEGF-A、TGF-β 以及 MMP 抑制剂 TIMP1（组织金属蛋白酶抑制剂 1）等因子的表达，并在伤口愈合的后期发挥更多修复作用。M2 巨噬细胞在伤口从炎症转变为消退或增殖期的过程中起主要作用，驱动血管生成和基质产生。

巨噬细胞有促进骨骼再生的作用，但其机制尚不清楚。最初的炎症反应和炎症前巨噬细胞活化可能有助于 MSCs、骨祖细胞和血管祖细胞向骨折部位募集。这些控制祖细胞归巢的信号包括趋化因子 CCL2、CXCL8 和 SDF-1，均由活化的巨噬细胞分泌。

（3）淋巴细胞。淋巴细胞主要分为 $CD4^+$ 和 $CD8^+$ T 淋巴细胞两大亚群，在免疫应答中起非常重要的作用。$CD4^+$ T 淋巴细胞按其功能可分为辅助性的调节性 T 淋巴细胞，和效应性的迟发型超敏性 T 淋巴细胞。淋巴细胞能合成分泌多种细胞因子，同时还具有增强吞噬细胞的抗感染能力，促进炎症反应，介导迟发型超敏反应，促进 B 细胞的增殖和抗体的生成等作用。$CD8^+$ T 淋巴细胞主要与靶细胞表面上的 MHC-I 类分子结合，与抗原病毒免疫、抗肿瘤免疫以及对移植物的移植排斥反应有关。

（4）嗜酸性粒细胞。嗜酸性粒细胞是白细胞中的一类，同样来源于骨髓的造血干细胞。作为免疫反应和过敏反应过程中极为重要的细胞，嗜酸性粒细胞具备对细菌、寄生虫的杀伤功能。嗜酸性粒细胞颗粒中的内容物，可通过释放引起组织损伤，促进炎症进展。

嗜酸性粒细胞的特点是具有含有过氧化物酶和酸性磷酸酶的大嗜酸性颗粒。细胞直径 $10\sim12\mu m$，核分叶，或呈"S"形或不规则形，着色较浅。胞质内含有嗜酸性颗粒，分布不均。嗜酸性粒细胞的主要作用是启动针对病原体的炎症反应，它在组织中可存活 $10\sim15$ 天。嗜酸性粒细胞可迁移至有病原体的部位，在该处吞噬抗原抗体复合物，并释放多种具有杀菌作用溶酶体酶。或迁移至发生过敏反应的部位，释放能分解组胺的组胺酶，能灭活白三烯芳基硫酸酶酯，从而抑制过敏反应。

（5）嗜碱性粒细胞。嗜碱性粒细胞在骨髓中分化成熟后进入血流。嗜碱性细胞的胞体是圆形的，直径为 $10\sim12\mu m$。在紫红色的细胞质中，常有一些粗大的、大小不均的、排列不规则的黑蓝色嗜碱性颗粒覆盖在细胞核表面。胞核通常由 $2\sim3$ 叶组成，内核颜色较浅。嗜碱性粒细胞增多常见于过敏性疾病、血液病、恶性肿瘤和感染性疾病。

（三）生长因子

生长因子可能来自血浆，也可能由激活的血小板释放。组织再生这一过程涉及平滑肌细胞（SMCs）、成纤维细胞和内皮细胞的有序增殖和迁移。血液中丰富的生长因子和趋化因子有助于调节这些过程。炎症和伤口愈合也是受一系列生长因子高度调控的。生长因子可以刺激或者抑制细胞的迁移、黏附、增殖和分化。所有组织中都存在生长因子，但有一点很重要，血液是很多生长因子和细胞因子的主要宿主，能促进血管生成、组织再生和伤口愈合。通常，在形态发生过程中涉及的不止一个生长因子，而是涉及尽可能多的细胞及多个信号通路的复杂网络[2]。以下对各因子做简要描述。

1. TGF-β1

TGF-β（转化生长因子）是一个超大家庭，有超过 30 个成员。血小板被认为是 TGF-β 的主要来源。TGF-β 能调节组织修复、免疫调节以及细胞外基质的合成。骨形态蛋白（BMPs）也是 TGF 家族的一员。TGF-β1 是其中主要的亚型，在伤口愈合、炎症、血管生成、组织愈合、结缔组织再生中起重要作用。这种生长因子对骨形成起重要作用，能促进成骨细胞前体的迁移和分裂增殖并刺激成骨细胞在骨基质中沉积无机盐。

2. PDGF

PDGF（血小板源性生长因子）是伤口愈合的重要调控者，能促进间质细胞迁移、增殖、分化，促进胶原蛋白产生和细胞外基质的重建。血小板是 PDGF 的主要来源，PDGF 分为不同的群体（PDGF-AA、PDGF-BB、PDGF-CC、PDGF-DD）和同型二聚体（PDGF-AB），为多聚缩氨酸二聚物。它们大量存在于血小板 α 颗粒中。PDGF 也是主要有丝分裂原，诱导成骨细胞、未分化成骨前体细胞、成纤维细胞、平滑肌细胞和神经胶质细胞进行有丝分裂。

3. VEGF

VEGF（血管内皮生长因子）在受损区域由激活的血小板和巨噬细胞分泌以促进血管生成。VEGF 家族与 PDGF 有关，包括 VEGFA、VEG-B、VEG-C、VEG-D、VEG-E。VEGF 具有刺激新血管形成的作用，可以为受损部位带来营养并增加血流量。它对组织重塑具有有效的作用，并且已经证明将重组人VEGF 并入各种骨生物材料中以增加新的骨形成，从而指出 VEGF 的快速有效的作用。

4. EGF

EGF（表皮生长因子）家族刺激内皮细胞的趋化性和血管生成以及间充质细胞的有丝分裂。它进一步增强上皮化，并且在使用时显著缩短整个愈合过程。EGF 在急性损伤后上调，并且显著增加伤口的拉伸强度。EGF 受体在大多数人类细胞类型中表达，包括在伤口修复中起关键作用的成纤维细胞、内皮细胞和角质形成细胞。

5. IGF

IGF（胰岛素样生长因子）是大多数细胞类型增殖分化的正向调节因子，并作为细胞保护剂。该生长因子在活化和脱颗粒期间从血小板释放并刺激间充质细胞的分化和有丝分裂。虽然 IGF 是细胞增殖介质，但它们也构成了程序性细胞凋亡调节的主要轴，通过诱导保护细胞免受许多凋亡刺激的生存信号。

二、自然凝血过程与血浆基质的形成

人体受到物理损伤后，血管内的血小板被激活，出现血小板的聚集，并通过一系列级联反应使凝血酶原活化为凝血酶，纤维蛋白原交联为纤维蛋白，形成血凝块。血浆基质的形成与自然凝血过程相似。在血浆基质形成的过程中，由于抽出的血液在离心管内与离心管壁的玻璃成分接触，会激活凝血过程。血浆基质制备的同时利用离心力将血液分离成不同的部分，包括红细胞、血浆、白细胞和血小板，最终产生的血浆基质是一种白细胞、血小板和纤维蛋白混合物（图 1-2）。与全血相比，最初研发的血浆基质浓缩液是在高密度的纤维蛋白网络中含 97% 的血小板和超过 50% 的白细胞[3]。凝血过程中纤维蛋白支架的形成，血小板激活释放各种因子，以及细胞的富集都对组织再生产生重要作用。

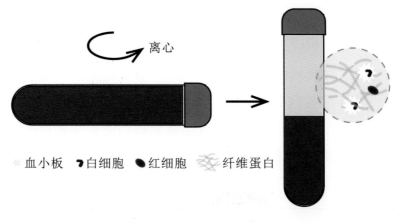

离心

血小板　　白细胞　　红细胞　　纤维蛋白

图 1-2　全血离心示意图

（一）纤维蛋白

人纤维蛋白原（human fibrinogen，Fg），简称纤原，也称人凝血因子Ⅰ（human coagulation factor Ⅰ，F Ⅰ），主要由肝脏实质细胞合成，是血浆蛋白的主要成分之一。血浆中纤原含量丰富，正常人血浆中为 2～4g/L，是凝血系统中的"中心"蛋白质之一，是凝血过程中凝血因子相继激活的最终底物，具有止血功能，除直接参与凝血过程后期阶段，还介导血小板聚集，影响血液黏度。

纤原是由 3 对多肽链 Aα、Bβ 和 γ 组成，分子质量分别为 66500、52000 和 46500 Da。6 个多肽链通过 29 个二硫键连接而成，形成两个对称的半分子。3 个链间二硫键将分子的两半连接在一起，形成分子量为 340kDa 的纤维蛋白原。纤维蛋白原分子的形状细长，长度为 45nm，直径约为 2.5nm。纤维蛋白原是一种大分子糖蛋白，等电点为 5.5，热稳定性差，加热至 47℃很快变性，56℃形成不可逆沉淀，半衰期 3～5 天。多肽链 Aα、Bβ 和 γ 链分别由 3 条独立的 mRNA 转录，这三条多肽链相连成簇，均为不连续的单一拷贝基因，共同位于第四号染色体的长臂 q23～q32 上，总基因长度为 50kb。

纤维蛋白原是一种急性期蛋白，在对损伤和炎症的反应中会上调，随后血液中纤维蛋白原的浓度会增加 10 倍。纤维蛋白原的生理功能是在体内经凝血酶作用转变为纤维蛋白，在凝血共同途径中发挥止血和凝血功能，并参与体内一系列病理、生理过程，如炎症、组织损伤、修复等。纤维蛋白原转化为纤维蛋白有两个主要阶段：酶促和非酶促阶段。在酶促过程中，由凝血酶催化纤维蛋白原的纤维蛋白肽裂解，形成纤维蛋白单体。在非酶促阶段，单体纤维蛋白自发组装，生成纤维蛋白低聚体，延长形成双链原纤维。原纤维可以横向和纵向聚集，形成纤维，分叉形成一个三维凝胶网络，称为血块。最后，纤维蛋白聚合物通过血浆谷氨酰胺转移酶（因子ⅩⅢa）的共价交联稳定下来，形成机械和化学上更稳定的成熟纤维蛋白凝块。此外，由于纤维蛋白原通过与血小板糖蛋白Ⅱb/Ⅲa受体特异性结合，进一步介导血小板聚集，使血小板嵌入纤维蛋白交联体中，增强血块稳定性。纤维蛋白原是血凝块形成、扩大和稳固的重要成分和底物。

（二）血小板

血小板在血液循环中处于静息、静止状态。健康人每升血液中含有 150×

$10^9 \sim 400 \times 10^9$ 个血小板。人血小板循环 7~10 天，直到被肝脏或脾脏的细胞选择性清除或作为止血反应的一部分被消耗掉。在任何给定时间内，1/3 的血小板位于脾脏中。

血小板的平均直径为 $2 \sim 5 \mu m$，厚度为 $0.5 \mu m$，细胞体积为 6~10fL。血小板在骨髓中制成，来自造血干细胞的巨核细胞是血小板的前体。一个巨核细胞可以产生 2000 个血小板，血小板从巨核细胞的边缘萌芽，巨核细胞最终消失。血小板不含细胞核（因此没有 DNA），但它们含有 RNA、核糖体、线粒体和一些储存细胞器和颗粒，这些在正常血小板功能期间受到动态调节，并且发挥重要作用。

血小板的激活在凝血中是重要的一环。与血小板激活相关的 4 个主要过程是细胞内钙通量、负电荷磷脂转运、α 颗粒释放和形状改变。

静息血小板胞浆钙浓度通过钙泵维持在非常低的水平。在血小板中，钙主要储存在致密颗粒中，血小板胞质钙浓度维持在 100nmol/L 范围内，而致密颗粒内钙浓度在每粒 100mmol/L 左右。在激活刺激后，致密颗粒中储存的钙释放到胞质内，导致胞质钙浓度增加 2~3 个数量级。

血小板磷脂双分子层主要由磷脂酰胆碱、磷脂酰乙醇胺和磷脂酰丝氨酸组成。磷脂在静息血小板膜上的分布基本上是对称的，而磷脂酰丝氨酸几乎完全分布在内层小叶上。磷脂酰丝氨酸带有静负电荷，在血小板激活时，内叶的磷脂酰丝氨酸内部与外叶磷脂酰胆碱交换。

血小板 α 颗粒是细胞内囊泡，包含许多化合物，包括血小板激动剂、凝血因子、黏附蛋白、有丝分裂蛋白和膜结合黏附蛋白。纤维蛋白原（fibrinogen）和血管性血友病因子（von Willebrand factor，vWF）是存在于血小板 α 颗粒中的两种黏附蛋白。这两个分子分别在血小板聚集和黏附过程中起关键作用，并通过 α 颗粒释放同样定位于受损部位。另外，α 颗粒膜含有黏附蛋白，包括 p-选择素和糖蛋白（GP）Ⅳ。当 α 颗粒膜与血小板细胞膜融合后，这些蛋白在血小板膜上表达并具有活性。p-选择素在将血小板固定在内皮细胞和/或白细胞上发挥作用，并已被证明在血栓形成中发挥重要作用。GPⅣ是胶原蛋白的受体之一，在血小板黏附中起重要作用。

与前几个变化平行的，血小板可以经历显著的形状变化。正常的椭圆体形状被不规则形状所取代，其特征是许多细长的带刺丝状体，从血小板中心向外延伸微米。血小板形状改变的结果之一是血小板与其他血小板、凝血蛋白或黏附蛋白接触的可能性增加，以促进凝血、聚集和黏附反应。形状改变的第二个结果是血小板细胞表面积的增加为发生凝血反应提供了更大的面积，从而加速可溶性纤维蛋白原向不溶性纤维蛋白的转化。

血小板激活后，获得了聚集的能力。GPⅡb/Ⅲa（整合素αⅡbβ3）是参与这一过程的主要受体。当血小板激活时，大量GPⅡb/Ⅲa在细胞膜上表达，促进血小板与血小板、血小板与纤维蛋白之间的聚集。

（三）凝血因子

凝血因子（蛋白质）主要由肝脏产生，并以非活性形式在血液中分泌。血管损伤部位的凝血酶精确而平衡的生成是一系列有序反应的结果，大量凝血因子参与了此过程。凝血可以通过两种机制启动：①通过组织因子的激活；②通过因子Ⅻ的表面活化。当组织损伤时，组织因子与因子Ⅶ形成复合物，该复合物酶活性较低。但通过各种正反馈机制，酶原因子Ⅶ被激活为因子Ⅶa，同时与组织因子保持复合，大大提升了酶的活性，从而启动了外源性凝血级联反应。启动凝血的第二种机制，即固有凝血级联，在生物材料的应用和血小板可能与异物表面接触的炎症情况下发挥重要作用。因子Ⅻ被激活为因子Ⅻa，从而依次激活因子Ⅺ和因子Ⅸ。两条途径共同激活因子Ⅹ，激活的因子Ⅹ（FⅩa）与磷脂表面的因子Ⅴa结合，形成凝血酶原复合物。该复合物在钙离子存在下激活凝血酶原（FⅡ）至凝血酶。

1. 因子Ⅱ（FⅡ）

即凝血酶原。在血液中大量存在，其循环浓度为0.1mg/mL，半衰期约为60小时。凝血酶原是一种维生素K依赖的酶原，由γ羧基谷氨酸（Gla）结构域（残基146）、kringle-1（残基65143）、kringle-2（残基170248）和蛋白酶结构域与A链（残基285320）和催化B链（残基321579）组成。凝血酶原复合物通过裂解R271和R320将凝血酶原转化为凝血酶，分别生成凝血酶原-2和次凝血酶中间产物。凝血酶原由凝血酶原复合物激活为凝血酶，该复合物由酶、因子Ⅹa和其辅因子、激活的因子Ⅴ（Ⅴa）之间的磷脂结合复合物组成。最大的凝血酶生成发生在纤维蛋白凝块形成后。凝血酶是凝血系统的关键效应酶，具有血小板活化、纤维蛋白原转化为纤维蛋白网络、凝血反馈放大等生物学上的重要功能。

2. 因子Ⅲ（FⅢ）

即组织因子（TF）。是一种膜蛋白，大量存在于血管床周围的细胞中。TF蛋白是一个 295 残基糖蛋白，经过处理后可以去除 32 前导肽。成熟的 TF 由 219 个氨基酸胞外结构域、23 个氨基酸跨膜段和 21 个氨基酸胞质尾组成。对 TF 晶体结构的测定表明，存在两个免疫球蛋白样结构域，它们通过结构域间的界面区相连。FⅦa 与 TF 的相互作用主要是由蛋白质相互作用介导的，包括结构域 1 的残基和结构域 2 的延伸环（结合"手指"）。通过暴露组织因子（组织因子途径）引起的凝血启动，即外在途径，是机体对创伤的反应而启动凝血的机制。

3. 因子Ⅳ（FⅣ）

即钙离子。凝血中许多过程都存在钙离子的参与。凝血因子Ⅲ、凝血因子Ⅶa 和钙离子，或凝血因子Ⅷa、凝血因子Ⅸa、钙离子和血小板表面的磷脂形成的复合物，可以激活凝血因子Ⅹ。另外，钙离子促进血小板的聚集，当血浆钙离子浓度在 $0.1 \sim 33.7 \text{mmol/L}$ 范围内时，随着钙离子浓度的增加，血小板聚合率逐渐增加。

4. 因子Ⅴ（FⅤ）

FⅤ 是一个分子质量大 [M_r（相对分子质量）$= 330000$]、多结构域（A1-A2-B-A3-C1-C2）的单链糖蛋白，在血液中以 20nM（$10\mu\text{g/mL}$）的浓度循环。全血 FⅤ 总量的 20% 储存在血小板的 α 颗粒中，并在血小板激活时分泌。FⅤa 是由重链（A1-A2；$M_r = 105000$）和轻链（A3-C1-C2；$M_r = 71000/74000$）通过 Ca^{2+} 离子结合。激活的 FⅤ（FⅤa）与丝氨酸蛋白酶因子Ⅹa（FⅩa）组装成凝血酶原复合体催化凝血酶原形成凝血酶。

5. 因子Ⅶ（FⅦ）

血液中绝大多数的 FⅦ 是未激活的酶原。FⅦ 激活的关键事件是 Arg15 和 Ile16 之间的肽键断裂。新的 N 端残基 Ile16 将其侧链埋于疏水环境中，同时在其 α-氨基氮原子与残基 Asp194 侧链之间建立盐桥。残基 Asp194 与催化 Ser195 相邻，带有 Ile16 的盐桥有助于调节该区域以实现高效催化。与此相关的是，附近的 3 个环发生构象变化，形成底物结合裂隙。Ile16 插入 FⅦa 核心似乎是不完整的，因为 α-氨基氮相对容易受到化学修饰，直到与 TF 结合，而 TF 辅助参与到 FⅦ 的激活中。

6. 因子Ⅷ（FⅧ）

FⅧ蛋白是一个包含2332个氨基酸的多肽，由同源的A、C结构域和一个独特的B结构域组成。FⅧ在肝脏中由实质细胞、肝窦内皮细胞以及肺内皮细胞合成。约95％的FⅧ以VWF复合体的形式循环，5％的FⅧ以游离FⅧ的形式循环。FⅧ能与VWF结合，形成稳定的非共价复合物，保护其免受早期蛋白降解，并阻止其细胞摄取。FⅧ在钙和带负电的磷脂存在的情况下与FⅨa结合，这些磷脂位于活化的血小板表面，形成一种蛋白质水解复合物。FⅧ在该复合物中的作用是将因子Ⅹa生成的催化效率提高几个数量级。Ⅷ因子缺乏导致患有A型血友病，导致这种病的缺陷来自于X染色体。血友病的典型症状是影响关节、肌肉、内脏器官和大脑的出血发作。

7. 因子Ⅸ（FⅨ）

FⅨ是一种依赖维生素K的蛋白质，由肝细胞合成，作为丝氨酸蛋白酶FⅨa的前体。FⅨ基因由8个外显子和7个内含子组成，长约34kb，位于X染色体的长臂Xq27.1，成熟蛋白质是一个含有415个残基（57000个）的单链。因子Ⅸ的激活涉及FⅨ在Arg145 Ala146和Arg180 Val181键上的蛋白水解，并伴随释放一个35残基激活肽。活化的因子Ⅸ通过激活下游的因子Ⅹ促进凝血。Ⅸ因子缺乏导致患有B型血友病，导致这种病的缺陷来自于X染色体。

8. 因子Ⅹ（FⅩ）

蛋白结构因子Ⅹ作为一个双链、二硫键连接的酶原（Mr＝59000）循环，其血浆半衰期为34～40小时。在细胞内加工过程中，蛋白质的3个氨基酸序列（Arg180-Lys181-Arg182）被剪切。轻链的Mr大约是17000，重链的Mr大约是40000。轻链包含11个Gla残基的Gla结构域和两个EGF结构域。重链包含催化结构域和激活肽。像所有其他依赖维生素K的因素一样，它是在肝脏中合成的。

9. 因子Ⅺ（FⅪ）

FⅪ是一种二聚丝氨酸蛋白酶，每条链由607个氨基酸组成。Ⅻa因子的激活导致单个精氨酸亮氨酸键断裂，形成四链激活产物，其中两条轻链包含活性位点，两条重链包含高分子量激蛋白原（HMWK）和钙的结合位点。活化的因子Ⅺ通过激活因子Ⅸ促进凝血。

10. 因子Ⅻ（FⅫ）

FⅫ是一种80kDa的糖蛋白，血浆浓度为40μg/mL（500nmol/L）。将血液

暴露于带负电荷的物质或人工表面，通过一系列被称为接触激活的反应，触发凝血酶的生成和纤维蛋白的形成。这一过程始于 FXII 和前激肽酶（PK）的相互激活；在高分子量激肽原（HK）存在下增强的反应。FXIIa 通过激活 FXI 促进凝血。

11. 因子 FXIII（FXIII）

FXIII 是一种通过纤维蛋白的共价交联来稳定凝块的转谷氨酰胺酶。

（四）血浆基质的凝固过程

凝血机制大致分为外源性和内源性凝血机制，在血浆基质形成的过程中，由于抽出的血液在离心管内与离心管壁的玻璃成分接触，内源性凝血途径为主要的途径。该途径依赖于导致 FXII 活化 FXI 的不同酶组（图 1-3）。

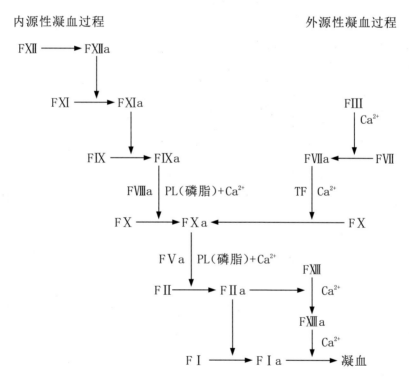

图 1-3 凝血过程示意图

抽取的血液接触到带负电荷的采血管内表面，凝血因子 XII 识别异物表面并被激活，进而启动内源性凝血过程。活化的凝血因子 XII 会活化凝血因子 XI，此过程进一步促进凝血因子 XII 的活化，从凝血因子 XII 与异物表面结合到活化的凝血因子Ⅺ的过程就是表面活化，这个过程需要大分子激肽辅因子加速。

活化凝血因子Ⅺ在钙离子存在下激活凝血因子Ⅸ，活化凝血因子Ⅸ在钙离子作用下与活化凝血因子Ⅷ提供的磷脂膜表面结合，形成凝血因子Ⅹ酶复合物。活化的凝血因子Ⅹ在钙离子存在下可在磷脂膜表面与活化的凝血因子Ⅴ形成凝血酶原复合物，进而激活凝血酶原，凝血酶激活凝血因子Ⅷ和纤维蛋白原，最终血液凝血因子Ⅷ促进纤维蛋白原溶解成不溶性多纤维蛋白聚合物，导致血凝块形成。

第二节　血浆基质的发展过程

在口腔种植外科中，要求种植区唇颊、舌腭侧有足够高度及宽度的健康骨质，周围存在一定宽度的健康附着牙龈也是确保种植义齿修复美学效果的重要因素。因此，骨与软组织缺损的再生修复一直是口腔种植中的重要研究内容。伤口愈合是一个复杂的生物过程，许多细胞活动同时引起受损组织的修复或再生。许多关于组织再生的尝试都是为了可以预见地修复、再生或重建受损和患病的组织。这些包括外来材料的方法通常来自同种异体移植、异种移植，或用以再生宿主组织的合成材料。虽然许多材料在再生医学的各个方面都表现出了潜力，但值得注意的是，由于将一种外来物质引入人体组织中，这些都会产生一种"异物反应"。血浆基质产物能很好地解决这一大困境。取自自体血液，使它具有良好的生物相容性。

一、第一代血浆基质制品——富血小板血浆（platelet-rich plasma，PRP）

1954年，Kingsley提出PRP的概念，即含有超过正常外周血数倍的血小板浓度的血浆[4,5]。因PRP能促进伤口愈合，所以逐渐将其用于口腔颌面部手术中。PRP根据其制备方式和内容物不同分为纯PRP（pure PRP，P-PRP）和富白细胞和血小板血浆（leukocyteand PRP，L-PRP）[6]。

P-PRP主要成分为血小板和生长因子，基本不含白细胞。其制备条件为：采静脉血于抗凝管，160g离心10分钟后，血液由下至上分成红细胞层、血沉棕黄层及血浆层三层，吸取血浆层后再次以 250g 离心 15 分钟，弃去上清液，留少量血清与底部沉淀混匀所得即为 P-PRP。

L-PRP 的主要成分为血小板、生长因子和白细胞。其制备条件为：采静脉血于抗凝管，250g 离心 10 分钟后，血液由下至上分成红细胞层、血沉棕黄层、血浆层三层；收集血浆层和血沉棕黄层后再次 250g 离心 10 分钟，弃去上清液，留少量血清与底部沉淀混匀所得即为 L-PRP。

制备得到的 PRP 在氯化钙溶液激活后可活化成凝胶使用[7]。

第一代血浆基质制品内主要含有血小板、生长因子（含或不含白细胞），目前研究表明，不同条件下制备的 PRP 略有不同，但其主要特征均为制备时需要额外添加抗凝剂及激活剂，同时产物中纤维蛋白原较少，生长因子释放速度较快[8]；并且用时较长，超过 30 分钟。

二、第二代血浆基质制品——富血小板纤维蛋白（platelet-rich fibrin，PRF）

2001 年，Choukroun 等开发了 PRF，离心过程不采用抗凝剂，产物为凝胶样固体，因其富含白细胞，也被称为富白细胞和血小板纤维蛋白（leukocyte and PRF，L-PRF)[9]。L-PRF 的制备条件为：采静脉血于玻璃采血管中，约 700g 离心 12 分钟，血液由下至上分成红细胞层、L-PRF 层、贫血小板血浆层三层。

2014 年，组织学研究中发现 L-PRF 中大部分白细胞和血小板都斜行分布于 L-PRF 底部，甚至有部分细胞进入红细胞层[10]。为使细胞分布更均匀，采取降低离心力的方式得到高级 PRF（advanced PRF，A-PRF）。A-PRF 的制备条件为：采静脉血于玻璃采血管，约 200g 离心 14 分钟。A-PRF 比 L-PRF 的纤维支架更疏松多孔，含有更多的中性粒细胞，且在 10 天内可释放更多的生长因子。2017 年，Fujioka-Kobayashi 等[11]通过进一步缩短离心时间，采血后约 200g 离心 8 分钟，获得了 A-PRF＋。A-PRF＋相对于 A-PRF 可在更长时间内释放生长因子，且浓度更高。

2015 年，Mourão 等[12]通过降低离心力和缩短离心时间，采用疏水塑料管获得了液体形式的可注射富 PRF（injectable PRF，i-PRF）。i-PRF 的制备条件为：采静脉血于塑料离心管，约 60g 离心 3 分钟，离心后 i-PRF 的液体状态通常可维持 10～15 分钟，便于注射使用[13]。同时，i-PRF 的液体状态也使其更易于与生长因子及生物材料结合使用。

第二代血浆基质制品中主要含有血小板、纤维蛋白、白细胞、CD34阳性细胞及生长因子等，其中的血小板含量低于或近似于全血中的血小板浓度。

三、第三代血浆基质制品——浓缩生长因子（concentrated growth factors，CGF）

2006年，Rodella等[14]开发了CGF，利用多种离心速率的组合制备出CGF，与匀速离心相比，CGF的主要特点是制备采用利用加速、减速，反复离心激活血小板中的α颗粒，以期制备的产物含有更高浓度的生长因子，但其有效性尚存在争议，其组成成分以及在临床中促进组织再生的效果也与PRF相似。CGF制备的条件较复杂，根据使用目的不同，将静脉血置于3种不同的离心管中，制备出不同状态的CGF。粗糙内壁的采血管制备致密凝胶状态的CGF；光滑内壁的采血管制备松散凝胶的CGF，但须放置15～20分钟；含有抗凝剂的采血管制备液体状态的CGF。CGF的制备采用固定程序的Medifuge离心机（silfraden），其离心参数如下：加速30秒；600g，2分钟；400g，4分钟；600g，4分钟；800g，3分钟；减速36秒后停止，离心时间共计用时13分钟。离心产物包括血小板、纤维蛋白、白细胞、CD34阳性细胞及生长因子等[14]。

四、第四代血浆基质制品——四代血浆基质（horizontal PRF，H-PRF）

2019年，张玉峰团队首次提出了水平离心的概念，制备的四代血浆基质被称为H-PRF。H-PRF的制备条件为：采静脉血于离心管中，亲水性离心管制备固体状态的H-PRF，疏水离心管制备液体状态的H-PRF，700g离心8分钟。水平离心使离心管最小离心力和最大离心力形成的重力差异最大化，可增加细胞分离的效率，使产物中拥有更多的血小板、白细胞和生长因子。这种离心方法被称为温和离心（gentle centrifugation），因为相比于固定角度离心机，细胞可在水平的离心管中各血液层之间自由迁移，减少细胞在离心管后壁上产生的摩擦，进而避免细胞发生机械损伤。同时，细胞在H-PRF中的分布更加均匀，获得的血浆基质制品中的白细胞和血小板浓度分别增加了2～4倍和25%～50%[15]（图1-4）。

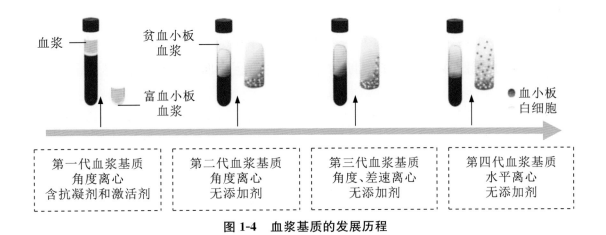

血浆 ——
贫血小板
血浆
富血小板
血浆
● 血小板
白细胞

第一代血浆基质
角度离心
含抗凝剂和激活剂

第二代血浆基质
角度离心
无添加剂

第三代血浆基质
角度、差速离心
无添加剂

第四代血浆基质
水平离心
无添加剂

图 1-4　血浆基质的发展历程

第三节　各代血浆基质的应用与特点

一、第一代血浆基质制品——PRP 的应用与特点

血小板浓缩物制备的最初理念是，浓缩的血小板和自体生长因子可以在血浆溶液中收集，然后用于手术部位促进局部愈合。作为第一代产物，有诸多因素限制了其应用。首先，它们的制作程序复杂：需要进行两个阶段的离心来得到相应的产物，增加临床操作难度。且制作时间较长，增加了临床操作的等待时间。其次，在取血过程中需要运用抗凝剂，而在后期成型过程中除了凝血因子外，还需要使用牛凝血酶或 $CaCl_2$。这些外源性物质的添加，无疑增加了临床操作的复杂性，降低了使用血浆基质制品的安全性。最后，PRP 的骨再生的临床潜力有限，生长因子的释放时间非常短。

二、第二代血浆基质制品——PRF 的应用与特点

基于对上一代血浆基质制品的改良，第二代血浆基质制品 PRF 应运而生。PRF 离心过程不采用抗凝剂，且仅需一步离心，准备的时间和成本都大大降低。由于 PRF 的纤维结构，它在支持细胞迁移的三维纤维蛋白支架中保留了大量的细胞因子和生长因子。在组织中，PRF 比 PRP 溶解得慢，形成一种固体纤维蛋白基质，缓慢地以天然血凝块的形式重新塑造。血小板和细胞因子被有效保留

并随着时间的推移逐渐释放。PRF 支架允许生长因子和细胞因子在 10 天内持续缓慢释放，而 PRP 则被证明在第一天内释放大部分生长因子。因此，在 PRF 支架附近迁移的细胞在整个生长周期中都处于纤维蛋白和生长因子的环境中[9]。

固体 PRF 能够通过压模器使 PRF 形成薄膜，用于组织封闭与再生。液体 PRF 离心后液体状态通常可维持 10～15 分钟，便于注射使用或与生物材料充分混合使用。

但传统的角度离心会使血细胞在离心过程中撞击采血管内壁，导致细胞功能受损。并且在离心后的产物中细胞富集于侧壁上，导致细胞分布不均。

三、第三代血浆基质制品——CGF 的应用与特点

与第二代血浆基质制品 PRF 相比，CGF 中含有富集的 CD34 阳性细胞。CD34 是造血干细胞表面标志物，促进创面的血管再生，快速建立微循环系统，加速组织的愈合。

但是 CGF 的制备相较于 PRF 需要特定的梯度离心程序，给临床应用制造了难题。除此之外，与第二代的 PRF 相似的，第三代血浆基质制品也采用固定角度离心机进行离心，在离心过程中细胞被离心力推向试管外壁，根据密度沿离心管向上、下迁移。较大的细胞（如红细胞）在离心过程中夹带较小的细胞（如血小板），并将它们沿离心管后壁向下拖入红细胞层，从而导致产物中血小板浓度低于全血中的浓度。角度离心可使细胞向后壁堆积，容易对细胞造成更多损伤[15]。

四、第四代血浆基质制品——H-PRF 的应用与特点

第四代血浆基质制品首先提出温和离心（gentle centrifugation）的概念，使用水平离心机进行血浆基质的制备。相比于固定角度离心机，可使细胞在各血液层之间自由迁移，减少细胞在离心管后壁上产生的摩擦，避免细胞发生机械损伤。不同于传统的角度离心得到的产物细胞富集于远离离心中心的壁上，水平离心法得到的产物中细胞分布更加均匀。同时，利用管壁性质的不同，可以实现一次离心、获得两种产物，即同时得到液体与固体血浆基质。液体、固体 H-PRF 与骨粉相互作用能形成血浆基质骨块，易于临床中的塑形，并且减少颗粒骨的丢失。

　　但是，血浆基质制品依旧存在共同的问题。例如，降解时间约为 2 周，无法与可吸收胶原膜相比；交联后的纤维蛋白强度不足等。

参 考 文 献

[1] MEDZHITOV R. Inflammation 2010：new adventures of an old flame [J]. Cell, 2010, 140(6)：771-776.

[2] DOHAN D M, CHOUKROUN J, DISS A, et al. Platelet-rich fibrin (PRF)：a second-generation platelet concentrate. Part I：technological concepts and evolution [J]. Oral surgery, oral medicine, oral pathology, oral radiology, and endodontics, 2006, 101(3)：e37-44.

[3] DOHAN EHRENFEST D M, DEL CORSO M, DISS A, et al. Three-dimensional architecture and cell composition of a Choukroun's platelet-rich fibrin clot and membrane [J]. J Periodontol, 2010, 81(4)：546-555.

[4] WHITMAN D H, BERRY R L, GREEN D M. Platelet gel：an autologous alternative to fibrin glue with applications in oral and maxillofacial surgery [J]. Journal of oral and maxillofacial surgery：official journal of the American Association of Oral and Maxillofacial Surgeons, 1997, 55(11)：1294-1299.

[5] MARX R E, CARLSON E R, EICHSTAEDT R M, et al. Platelet-rich plasma：Growth factor enhancement for bone grafts [J]. Oral surgery, oral medicine, oral pathology, oral radiology, and endodontics, 1998, 85(6)：638-646.

[6] XU Z, YIN W, ZHANG Y, et al. Comparative evaluation of leukocyte- and platelet-rich plasma and pure platelet-rich plasma for cartilage regeneration [J]. Scientific reports, 2017, 7：43301.

[7] JIA J, WANG S Z, MA L Y, et al. The Differential Effects of Leukocyte-Containing and Pure Platelet-Rich Plasma on Nucleus Pulposus-Derived Mesenchymal Stem Cells：Implications for the Clinical Treatment of Intervertebral Disc Degeneration [J]. Stem cells international, 2018, 2018：7162084.

[8] KOBAYASHI E, FLüCKIGER L, FUJIOKA-KOBAYASHI M, et al. Comparative release of growth factors from PRP, PRF, and advanced-PRF [J]. Clinical oral investigations, 2016, 20(9)：2353-2360.

[9] DOHAN EHRENFEST D M, RASMUSSON L, ALBREKTSSON T. Classification of platelet concentrates：from pure platelet-rich plasma (P-PRP) to leucocyte- and platelet-rich fibrin (L-PRF) [J]. Trends in biotechnology, 2009, 27(3)：158-167.

[10] GHANAATI S, BOOMS P, ORLOWSKA A, et al. Advanced platelet-rich fibrin：a new concept for cell-based tissue engineering by means of inflammatory cells [J]. The Journal of oral

implantology，2014，40(6)：679-689.

[11] FUJIOKA-KOBAYASHI M，MIRON R J，HERNANDEZ M，et al. Optimized Platelet-Rich Fibrin With the Low-Speed Concept：Growth Factor Release，Biocompatibility，and Cellular Response [J]. Journal of periodontology，2017，88(1)：112-121.

[12] MOURÃO C F，VALIENSE H，MELO E R，et al. Obtention of injectable platelets rich-fibrin (i-PRF) and its polymerization with bone graft：technical note [J]. Revista do Colegio Brasileiro de Cirurgioes，2015，42(6)：421-423.

[13] MIRON R J，FUJIOKA-KOBAYASHI M，HERNANDEZ M，et al. Injectable platelet rich fibrin (i-PRF)：opportunities in regenerative dentistry? [J]. Clinical oral investigations，2017，21 (8)：2619-2627.

[14] RODELLA L F，FAVERO G，BONINSEGNA R，et al. Growth factors，CD34 positive cells，and fibrin network analysis in concentrated growth factors fraction [J]. Microscopy research and technique，2011，74(8)：772-777.

[15] MIRON R J，CHAI J，ZHENG S，et al. A novel method for evaluating and quantifying cell types in platelet rich fibrin and an introduction to horizontal centrifugation [J]. Journal of biomedical materials research Part A，2019，107(10)：2257-2271.

第二章
四代血浆基质的临床制备

本书的第一章介绍了血浆基质的制备原理，从发展历程角度介绍了不同阶段血浆基质产物的应用及特点，并着重介绍了第四代血浆基质——水平离心法制备血浆基质的特点及优势。本章将详细介绍第四代血浆基质产物的临床制备流程，包括所需制备设备及工具、采血过程及离心参数。并讨论不同类型产物的基础理论依据。

第一节　制备四代血浆基质
所需设备及工具

临床制备第四代血浆基质需要专门的设备和工具，并涉及静脉取血等操作。所需要设备包括水平离心血浆基质制备平台、血浆基质工具盒、对应手用器械、血浆基质管架、血浆基质托盘、血浆基质碗、止血带、一次性使用静脉采血针，以及对应制备固态或液态血浆基质的采血管。

一、入门套组

市面上有许多制备血浆基质产物的离心装置，其硬件十分相似，入门套组主要包含以下装置及工具：水平离心血浆基质制备平台、血浆基质工具盒、血浆基质管架、血浆基质托盘、血浆基质碗、血浆基质剪刀、血浆基质镊子、血浆基质板（图 2-1）。

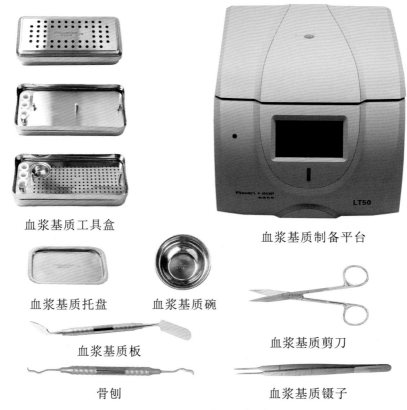

血浆基质工具盒

血浆基质制备平台

血浆基质托盘　　血浆基质碗

血浆基质板　　　血浆基质剪刀

骨刨　　　血浆基质镊子

图 2-1　血浆基质制备装置

二、血浆基质制备平台

血浆基质制备平台的离心力为 700g（注意：转速根据不同离心半径产生差异，临床医生选择离心机应以离心力为参考标准[1]）的水平离心机（图 2-2）。

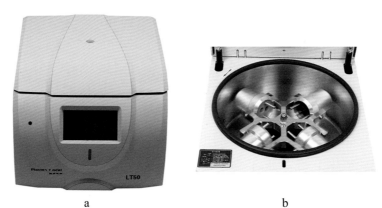

a　　　　　　　　　　b

图 2-2　血浆基质制备平台的临床照片

a. 水平离心血浆基质制备平台；b. 显示采血管在离心过程中水平地旋转

水平离心系统具有更好的细胞分离和减少细胞破坏的能力。因此，与固定角度离心系统相比，水平离心系统具有更大的优势。换句话说，水平离心系统比固定角度离心系统更适合分离细胞并减少细胞破坏[2,3]。

三、血浆基质工具盒

血浆基质工具盒是一种用于处理血浆基质的工具，可以将血浆凝块压制成均匀厚度的薄膜（血浆基质膜），或是压制成具有一定直径的圆柱形塞状（血浆基质塞）。血浆基质膜可部分取代引导骨再生（GBR）过程中的屏障膜，或是与其他屏障膜配合使用（图2-3、图2-4）。该工具盒还包含圆柱形钢制凹槽及配套钢制压塞，可将血浆基质凝块压制成为圆柱形塞子，从而利于应用于拔牙窝的填塞。血浆基质膜是从患者自身血液中提取制备的，富含大量血小板和白细胞，能够促进软组织愈合，减少术后疼痛感和感染风险。不同血浆基质产物的具体应用场景将在后续章节中进行详细说明。

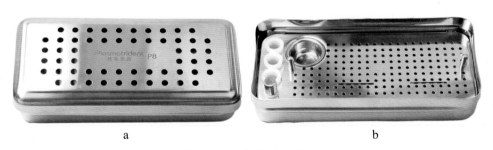

图2-3 血浆基质工具盒

a. 血浆基质盒外观；b. 血浆基质盒内部

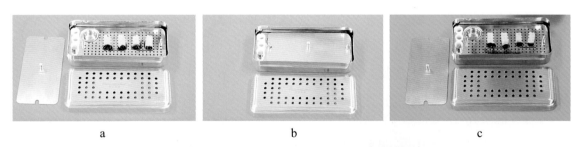

图2-4 使用血浆基质盒制备血浆基质膜的流程

a. 将血浆基质凝块放在工具盒内孔板上；b. 将套装内压板盖上压制血浆基质膜；
c. 打开后获得血浆基质膜

四、血浆基质管架、托盘和碗

使用血浆基质管架可以确保采集到的血液在放置过程中保持直立的状态，这对于制备液态血浆基质来说非常重要。经过离心处理后，血浆基质处于液体状态，必须保持稳定直立的状态，才能避免血浆基质层与下方红细胞层重新混合，从而导致血浆基质制备失败。通常建议临床医生选择适当大小的透明离心管架（图2-5），以减少移动过程中管壁的晃动，方便拍摄记录并评估血浆基质制备情况。图2-6展示了本系统所提到的托盘和碗。血浆基质托盘可用于在临床应用过程中收集血浆基质膜和血浆基质塞。血浆基质碗则用于装载切碎的血浆基质膜碎片，方便与骨移植颗粒混合，形成血浆基质骨块。

图 2-5　血浆基质管架

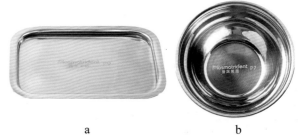

a　　　　　　　　b

图 2-6　血浆基质容器
a. 血浆基质托盘；b. 血浆基质碗

五、血浆基质其他器械

在处理血浆基质时，需要使用多种工具，包括图2-1中典型的工具。使用合适的镊子将血浆基质凝块从采血管中夹取出来；血浆基质板可用于钝性地分离下端的红细胞层，这有助于减少细胞的破坏，并可用于将血浆基质膜递入术区；剪刀可用于剪碎血浆基质膜，得到血浆基质碎片；骨刨可帮助收集自体骨屑加入血浆基质骨块中。这些工具的使用能够提高血浆基质的制备效率和质量。

六、止血带和采血针

通常建议使用血浆基质专用止血带和21G规格的采血针进行采血（图2-7）。对于血管较细的患者或儿童，可以使用小规格的采血针（23～25G）。然而，需要注意的是，当采血针规格减小时，血流速度会下降。在制备血浆基质时，建议将采血过程控制在 60～90 秒[4]，因此在可行情况下，建议选择较大规格的采血针。同时，选择合适的采血针规格也应考虑患者的具体情况和需求，以确保采集足够的血液样本，同时最小化不适和并发症的发生。在使用任何采血针时，操作者都应该严格遵循规定的采血程序和操作流程，确保采血过程安全、卫生。

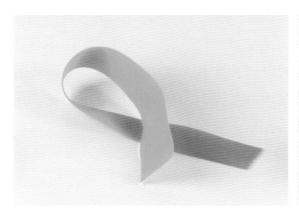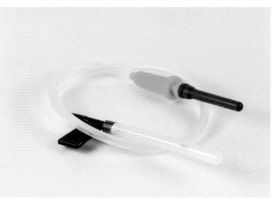

图 2-7　止血带和采血针

七、固态血浆基质采血管和液态血浆基质采血管

在临床应用中，根据需要使用固态和液态血浆基质采血管制备不同的血浆基质产物（图 2-8）。研究表明，采血管内壁特性对血浆基质产物效果影响较大，这主要是因为不同管壁会影响血小板和凝血因子的激活，从而影响血浆基质中纤维蛋白支架的形成和生长因子的释放。目前根据研究，使用的管壁越亲水，产生的凝块体积越大，且机械性能更佳。而使用疏水管壁，则能使血浆基质保持液态的时间变长。另外，血浆基质采血管内的添加物会影响其使用效果，例如在采血管壁有二氧化硅颗粒等会导致潜在的风险。因此，挑选合适的采血管，并确认其中不含杂质，对保证产物效果十分必要。在进行离心前，应注意采血管材质的一致性，即固体血浆基质采血管应与固态血浆基质采血管配平。为了缩短

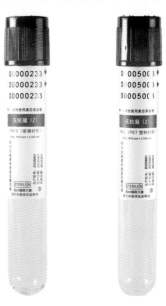

图 2-8　血浆基质采血管

采血至离心的时间，建议医生提前在管架上准备数支装满 10mL 水的固态血浆基质采血管和装满 10mL 水的液态血浆基质采血管。如果最终需要配平的采血管是奇数个（如 5 个），可以快速配平。在临床操作过程中，应严格按照操作规范和流程进行操作，确保采集到质量良好的血浆基质产物，同时使操作的风险和不适最小化。

八、小结

本节简要介绍了制备血浆基质所需的仪器和工具。其中，选择一个合适的水平离心系统是最为关键的。一个血浆基质制备工具箱应该包括手用器械、血浆基质工具盒、血浆基质管架、血浆基质托盘、血浆基质碗和止血带等组成部分。同时，仪器和工具箱内至少应该配备标准的蝶形采血针（21G）、固态血浆基质采血管和液态血浆基质采血管，以便在临床实践中制备和使用血浆基质。

第二节　采　　血

如第一章所述，血浆基质的制备基本原理在于不同沉降系数的血细胞在离心力的作用下进行分层，由于第四代血浆基质的制备过程未添加抗凝剂，为了获得理想的制备效果，需要在采血后尽快开始离心程序（离心建议在抽血后的 60～90 秒进行）[4]。因此，采血过程是成功制备血浆基质的关键步骤，操作人员必须提前将所需的设备工具配备齐全并为采血做好充分准备。本节详细介绍采血过程中的基本步骤、标准工具及常见技巧，同时附图片来展示整个采血过程，便于学习理解。

早期人们通过刺穿或切开血管来排出体内多余的血液，以达到恢复健康的目的。直到 17—18 世纪，人们依旧认为静脉切开术是一种重要的治疗手段，开发出柳叶刀，切破血管以获取血液进行疾病诊断。在现代医学诊疗过程中，采血方式已得到了极大的改进，往往可通过较小的损伤获得足量所需的血液，达到进行疾病的筛查、诊断性试验、监测健康等目的。

一、采血相关血管解剖认识

为了确保采血过程的顺利进行，采血人员需要在实施采血前充分了解手臂相关血管的解剖结构，并学会选择适合采血的静脉[5]。采血时最理想和首选的位置为手肘前凹陷处，该处为浅三角形（图2-9），表浅走行的静脉数量较多。患者静脉分布存在个体差异，统计数据显示在该处采血时普遍出现"H型"（图2-10）和"M型"（图2-11）的静脉走行形态。需注意，在手肘前窝除肱动脉外，几个主要神经也穿行于此。尽管这些神经通常位

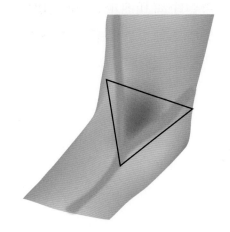

图2-9　手肘前凹陷处浅三角形

于深层，远离浅静脉，但在采血过程中仍需要避免深层神经的损伤，因此应首选浅表位置的静脉进行穿刺采血。在手肘前凹陷处最内侧和最外侧进行静脉穿刺，最有可能导致神经损伤，需要特别注意。

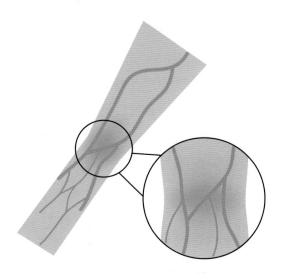

图2-10　"H型"血管

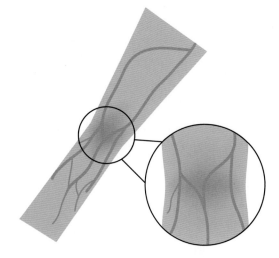

图2-11　"M型"血管

二、了解静脉类型的分布

1. "H型"肘前静脉

绝大多数人群（约70%）手肘前窝的静脉分布呈现"H型"（图2-10），包

括肘正中静脉、头静脉和贵要静脉，排列方式如下。

（1）肘正中静脉。肘正中静脉常位于肘部中心附近，它通常粗大，接近表面，距离其他重要解剖结构（如动脉或神经）更远，容易定位，穿刺的疼痛最小，也最不容易擦伤，因此是"H型"静脉采血的首选静脉。需要注意的是，在肘正中静脉的深部覆盖肱动脉和神经，采血者要注意避免进针太深。

（2）头静脉。头静脉位于肘前区的外侧，是"H型"静脉穿刺的次佳选择位置。特别在肥胖患者中，头静脉比肘正中静脉相比更容易触摸到。值得注意的是，需要留意头静脉和副头静脉的最外侧部分及外侧皮神经，避免意外损伤（图2-10）。

（3）贵要静脉。贵要静脉为位于肘前区内侧的第二大静脉。无论对于"H型"还是"M型"静脉分布的患者，贵要静脉都是静脉穿刺的最后选择。虽然容易触及，但通常难以固定，采血过程容易发生滚动，且患者痛感明显，容易后续形成瘀青。若需通过其进行采血，建议使用静脉灯。

2. "M型"肘前静脉

"M型"的静脉分布存在明显的个体差异（图2-11），其中头静脉、正中静脉、头正中静脉、正中贵要静脉和贵要静脉都是静脉穿刺的选择位置。临床采血优先级如下。

（1）正中静脉。位于肘前区中心附近，是"M型"静脉穿刺首选位点，离主神经和动脉最远，稳定性良好，且患者疼痛较轻，后续少产生瘀青。

（2）头正中静脉。头正中静脉位于肘前区外侧，是"M型"静脉穿刺的第二选择位点，也较为容易操作，距离重要神经或动脉较远。与头静脉一样，应尽量避免在头正中静脉最外侧部分进针，以尽量减少损伤外侧皮神经的风险。

（3）正中贵要静脉。正中贵要静脉位于肘前区内侧，是"M型"静脉穿刺的最后选择，虽然看起来更粗大，更容易操作，但穿刺较痛，离各种神经较近，穿刺风险大。建议在排除正中静脉和头正中静脉穿刺可能后，才选择其作为穿刺目标静脉。

注意：由于静脉分布存在个体差异，建议采血者除了利用相关知识和临床经验外，可以使用相关工具（如静脉灯）来提高采血成功率，减少其他解剖结构损伤风险及患者不适。

3. 前臂背侧、手背和腕部静脉

通常位于手肘前窝的静脉更粗，更易采血。但如果此处未找到可靠的静脉进针点，或一两次采血尝试均未成功，可在手背和手腕上的静脉进行静脉穿刺。这些静脉往往容易观察及触摸到，但患者采血过程痛感明显，且采血速度较慢。在这种情况下进行静脉穿刺时，建议使用较小规格的采血针（23G）。且值得注意的是，通过这些静脉进行采血，无法在 90 秒内抽足 6 管血液进行离心，可能会影响最终的血浆基质制备效果。

三、采血工具

采血过程涉及许多工具，关于采血针、采血管材质等在前面章节已有介绍，本节重点介绍采血管的真空状态。采血管的真空状态对于采血过程非常关键，特别是在血浆基质制备过程中，建议在 90 秒或更短的时间内完成采血过程，因为充足的负压是保证血液顺利流出的基础。采血管内的负压可以使血液自动充满采血管。以前的研究表明，不同品牌的采血管的负压不同，因此采血时间也有所不同。选择真空程度更好的采血管对于血浆基质的制备是更为明智的选择。采血管真空丧失的原因主要有以下几种：储存不当、管盖掉落或微小裂纹可能导致空气渗透、静脉穿刺前将针头插入管盖过深、静脉穿刺时针尖的斜面部分从皮肤中露出。在采血过程中，第一支采血管的采血量通常不足，这是因为采血针自带管道中存在空气所致。建议在进行抽血时，配平第二支采血管（抽取稍微少一些的血液）。这样做是因为在使用水平离心设备进行配平校对时，需要保持两端的平衡，而采血平面的一致性有助于后续的校对工作。

四、静脉穿刺采血操作过程

静脉穿刺指从静脉中采集或"抽取"血液的过程，是实验室检测中采集血液样本最常见的方法。接下来将详细介绍静脉穿刺采血法的 10 个步骤，以确保制备血浆基质过程中可以安全且高效地采集血液。

1. 理解血浆基质的制备原理

在进行采血操作之前，采血者需要了解血浆基质制备的原理，并与患者进行有效的沟通。大约有 10% 的人对采血针存在恐惧心理，对于那些情绪强烈的患者，抽血可能会引起脸色苍白、大量出汗、头晕甚至昏厥等症状，而且疼痛感觉也会更加强烈。这种情况可能会带来安全隐患，建议医师在考虑采血可行性时要慎重考虑，可以使用其他的重组生长因子进行替代，以避免对这类患者进行抽血。采血者可以在进行采血操作前向患者简单介绍基本的采集步骤，并告知其目的。但是，有些患者可能会有更多的问题，并向采血者询问更多关于采血的好处等信息。因此，采血者预先了解血浆基质的操作原理，有助于更好地向患者解释，降低患者的恐惧和困惑。

2. 使用合适的个人防护用品

针对有创操作，如采血等，对于患者和医护人员都需要采取相应的防护措施，以降低感染风险或避免造成患者采血部位的感染等不良后果。采血者在进行操作前需要进行正确的手部和仪器消毒，并且佩戴手套等个人防护用品。

3. 使用止血带并让患者握拳

静脉穿刺需要注意患者正确的体位，这有助于提高操作成功率。当进行肘前区的静脉穿刺时，应确保患者手臂保持直线伸展状态，肘部不弯曲，这可以减少采血针在血管内的移动。

止血带可以应用于预期静脉穿刺点的上方 7～8cm 处，通过限制静脉血回流，可以使静脉更充盈、更明显（图 2-12）。理想的止血带应该减缓或阻止静脉血液的流动，同时允许动脉血液的流动。因此，止血带应该足够紧，以限制血液回流到心脏，但不要阻止新鲜血液进入手臂，这有利于更多的血液流入手臂并产生压力，从而加快血液的抽取。

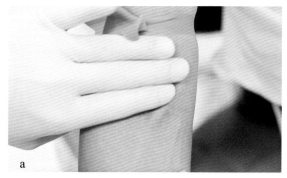 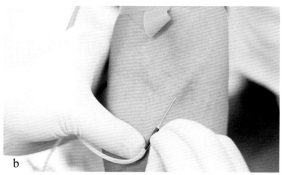

图 2-12 采血过程
a. 止血带位于预期穿刺点的上方 7～8cm；b. 采血管进针

4. 定位静脉

如本章前部所述，肘正中静脉和正中静脉通常是静脉穿刺的最佳选择，其次为头静脉和头正中静脉，因为它们位置更表浅，采血过程更稳定，不太可能导致神经损伤及瘀青等并发症。

以下是一些给予采血者的建议，利于提高采血的成功率。

（1）患者的惯用臂通常静脉更加明显，更利于静脉的定位和采血的成功。

（2）除了触诊定位外，目前市场上已有透照仪（静脉灯）可以直接显示静脉走行，特别适用于肥胖患者，尤其对于采血初学者而言。

（3）加热通常会导致静脉更接近表面。在难以定位静脉时，可尝试对肘内部进行轻柔按摩、轻拍，或者在这个部位放置一个暖垫，都有利于采血。

（4）采血前嘱患者多喝水利于静脉的充盈。

（5）寻找静脉的时间过长（超过2分钟）会出现瘀血的现象（正常血流减慢或停止），这时可以取下止血带，大约2分钟后重新上止血带进行采血步骤。

5. 消毒

在静脉穿刺前进行局部消毒，尽量减少污染十分重要。消毒剂通常使用碘伏棉签，从穿刺区域由内向外进行圆周运动，涂布消毒剂后至少等待30秒。如果在静脉穿刺前没有干燥完全，插入针头时，残余的消毒剂会让患者感觉到额外的烧灼感或刺痛感。

6. 准备采血工具

待皮肤消毒且消毒剂干燥后，打开消毒过的蝴蝶针包装，准备好采血的离心管。其间注意确保离心机已经设置完毕、打开备用。值得注意的是，采血至离心的时间应控制在90～120秒为宜，建议在诊室进行血浆基质制备的医师，尽量将离心机的摆放位置离采血地点近一点，以减少来回路程导致的时间浪费。如果从第一次放置止血带的时间算起超过2分钟，一般建议取下止血带，等待120秒后重新安装止血带，以尽量减少采血过程中的血栓形成。

7. 进行静脉穿刺

在采血前应检查包装是否有破损，采血者佩戴手套，做好局部消毒后打开包装，并检查采血针有没有明显损坏。此时，采血者应要求患者重新握拳，固定静脉（用手或静脉灯），保持蝴蝶针头斜面朝上，持握蝴蝶针的翼部来进行静脉穿刺。详细入针方式如下：针头斜面朝上，将针长轴与静脉走行平行对齐。采血者的身体应该位于针头后面，并在采血前告知患者可能会感觉到轻微的刺痛感。

采血时通常进针的角度大约保持 30°为宜，以尽量减少静脉塌陷的可能性（图 2-13a）。大部分初学者会使用较小的角度进针（图 2-13b），这可能会增加静脉塌陷的概率。保持以稳定的速度（不要太慢）插入针头，当进入静脉时，会感到轻微的"穿通感"或阻力减小，同时导管中会"闪现"出一小段血液，提示进入静脉成功。此刻应停止继续进针，并迅速用创可贴或手术胶带（或在操作过程中将其稳定在适当位置）牢牢固定采血针，连接采血管开始采血。

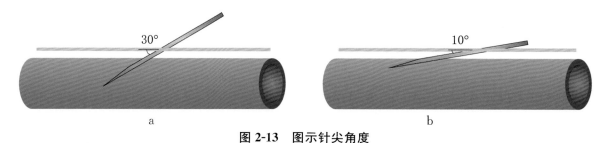

图 2-13　图示针尖角度
a. 进针角度 30°为宜；b. 较小角度进针，可能增加静脉塌陷的机会

8. 收集血液

在这个阶段，快速而平稳地采集血液，必须将采血针后部推进管座中，使采血针后部抵住管座的顶部。该过程通常会有阻力，因此需要确保操作人员经过良好的培训，能够将管子完全推入管座顶部。当更换采血管时，注意保持针头稳定不动，直到收集完所有的采血管。如果过程中发生了静脉塌陷，可以尝试简单地重新调整针头，整个过程需要多次的尝试实践和充分的训练。

对于采血困难的患者，通常在采血过程中不需要松开止血带，直到所有的管子采集完毕。但对于普通患者而言，在最后一根管子正在充盈时，可以将止血带松开。应注意抽血过程中不应该出现"嘶嘶"声，如果有"嘶嘶"声意味着真空正在泄漏，这时应检查针头是否完全插入静脉或管座内的管子有没有完全密封。

9. 拔针

收集完所有采血管后，让另一名工作人员将采血管放到离心机中，开始离心。在取出采血针之前，首先取下止血带，等待至少 10 秒，以便减压。如果患者仍然处于紧握拳的状态，嘱患者放松手臂。取下针头后，将纱布按压在该部位，并将拔出的针头丢弃在放置锐器的容器中。拔针过程注意不能对针头端前施加压力，否则可能会进一步切开静脉，造成更多疼痛和淤伤。相反，应该将纱布垫无压地敷于穿刺部位，完全拔出针头，然后让患者用非惯用手按压。始终记得嘱患者伸直手臂，肘部避免弯曲，因为这种情况会对静脉产生压力，导致血小板不能形成有效的血栓。

10. 检查患者手臂和包扎

按压 1 分钟左右后，移除表面纱布检查静脉穿刺部位，确定出血是否停止。需要注意的是，服用抗凝剂的患者通常需要更长的按压止血时间。确认出血停止，在穿刺部位用创可贴或无菌纱布包扎。

第三节　四代血浆基质制备原理和实验室基础

一、水平离心的优势

血浆基质制备的离心方式可分为角度离心、水平离心两种。角度离心，即离心管的长轴方向与旋转轴成一定的角度，其中包括使用固定角度 IntraSpin 离心机的 L-PRF 方案（2700r/min×12min），与 A-PRF 方案（1300r/min×8min）等（图 2-14）。水平离心，即离心管的长轴方向与旋转轴垂直（图 2-14）。

这两种离心方式会对 PRF 的制备结果产生不同的影响[2]。首先，使用角度离心的方式时，由于旋转半径的不同，靠近旋转中心一侧的血液受到的离心力（最小相对离心力 RCF_{min}）小于远离旋转中心的一侧（最大相对离心力 RCF_{max}），因此血液的内容物在根据密度分离的同时，血液分离线与管壁形成了一定的角度。在这一过程中，血液中的细胞被向外和向下推，离心力对细胞产生了额外的剪切应力，并使细胞在移动的过程中与管壁不断摩擦，增加了其受到潜在损伤的风险。相比之下，使用水平离心的方式时，离心力与管壁方向平行，血液能够产生均匀的分离，分离线与离心管长轴垂直，尽可能消除了剪切应力，即温和离心，最大限度减少了细胞的创伤，保存了细胞的活性。

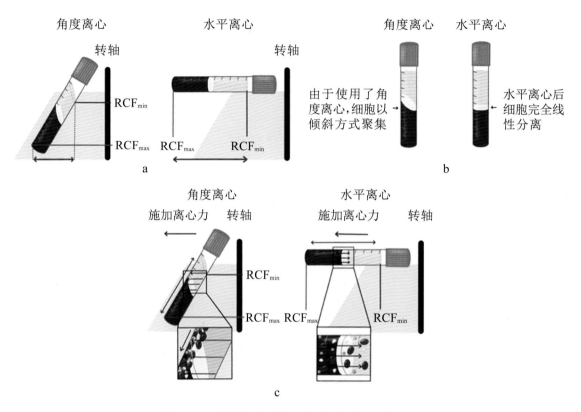

图 2-14　水平离心对比角度离心原理示意

　　为了比较离心角度以及不同的制备参数（离心速度、离心时间）对血浆基质内部细胞数量和分布的影响，笔者团队提出了一种顺序取液法来定量研究血浆基质中的细胞数量和分布。具体方法：使用不同的血浆基质离心方案完成血浆基质制备，从采血管中液体的顶层向底层依次取出 1mL 的液层，直到收获所有 10mL 液体。然后将 10 个样品分别进行完全血细胞计数（CBC）分析，以准确定量每毫升液层中的细胞数量，然后根据细胞数量和浓度进行比较（图 2-15）。结果显示，使用角度离心的方案时，大多数血小板集中在第五层（棕黄层），白细胞也几乎汇集在这一层，而上方的黄色部分则几乎没有细胞存在（图 2-16、图 2-17）。使用 PRF 的水平离心方案（700g，8 分钟）能够观察到更多的白细胞、血小板、淋巴细胞和单核细胞更均匀地分布在整个 PRF 层，并且白细胞数量普遍增加到原始值的 127%，同时血小板浓度也增加了 2.4 倍，该方法将血液中 99.7% 的血小板和 53% 的白细胞集中在了 PRF 内（图 2-18）。

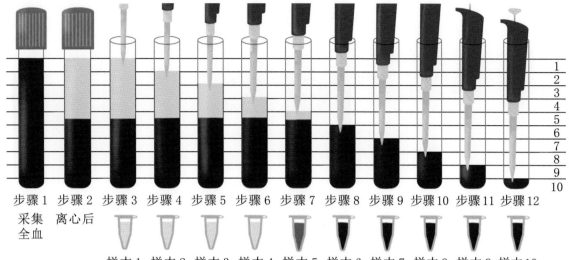

图 2-15　一种顺序取液法示意图

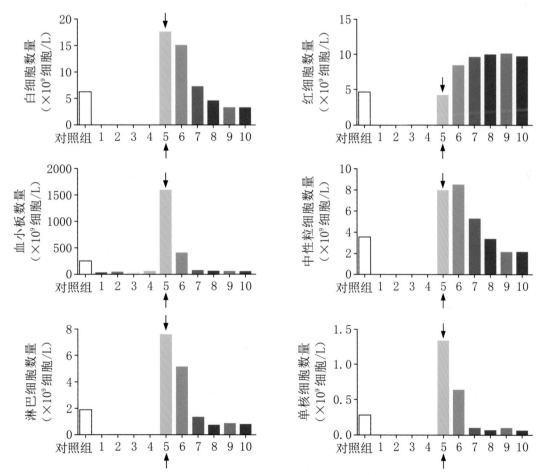

图 2-16　使用角度离心的 L-PRF 方案（2700r/min，12 分钟；700g）

大多数血小板集中在第五层（棕黄层），白细胞也几乎汇集在这一层，上方的黄色部分则几乎没有细胞存在

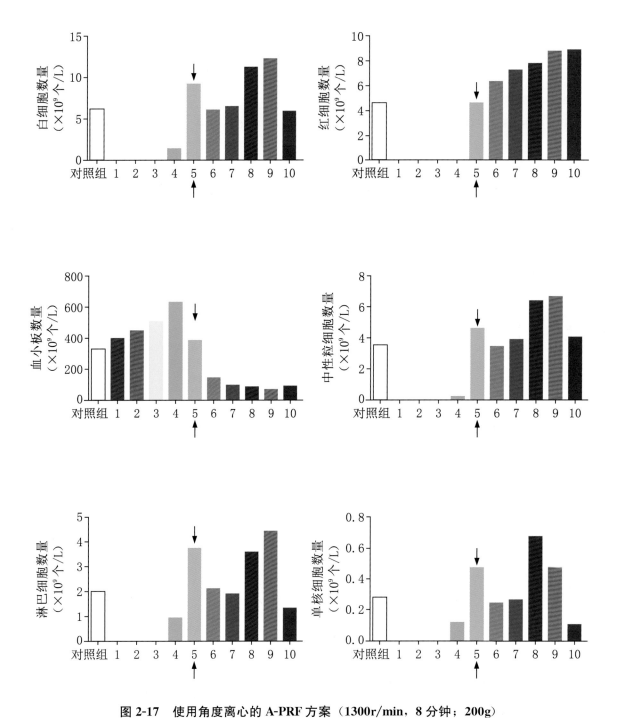

图 2-17　使用角度离心的 A-PRF 方案（1300r/min，8 分钟；200g）

血小板几乎均匀分布在上层的 5mL 中，而大多数白细胞（白细胞，嗜中性粒细胞，淋巴细胞和单核细胞）在上层血浆层几乎没有分布

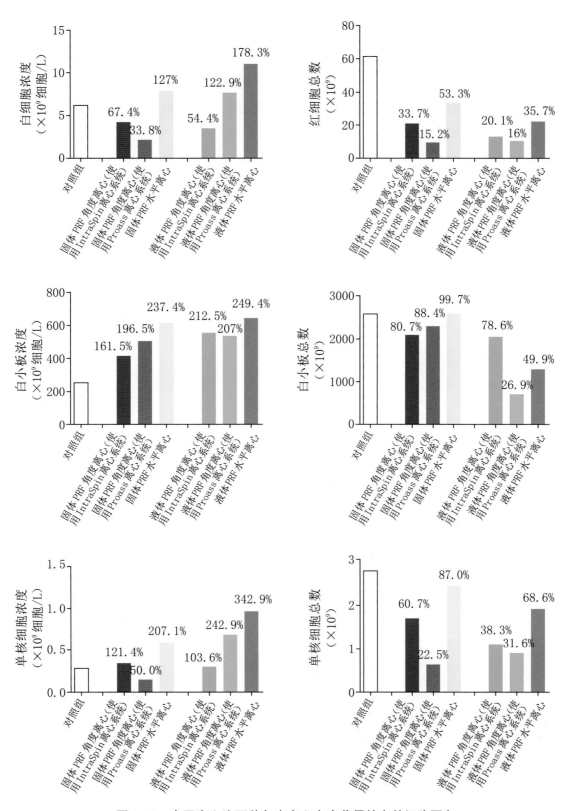

图 2-18　水平离心比两种角度离心方案获得的有效细胞更多

二、加热对血浆基质降解性能的影响

尽管液态血浆基质有良好的组织再生效果，但它的凝固时间、机械性能等仍较一般。笔者团队研究表明，加热血浆基质 75℃下保温 10 分钟即可形成理想的凝胶体，能够提高血浆基质的降解性能和其他性能（图 2-19）。笔者团队比较了不同温度加热液态血浆基质后的凝胶体形成时间、降解速率、微观结构、流变性能和生物学活性后发现，75℃保温 10 分钟得到的液态血浆基质凝胶具有更长的降解时间、更致密的微观结构和更好的流变性能（图 2-20）。随着加热温度的升高，液态血浆基质凝胶内部死亡细胞的数量增加。然而，无论加热温度如何，PRF 凝胶中的活细胞数均大于 90%[6]（图 2-21）。

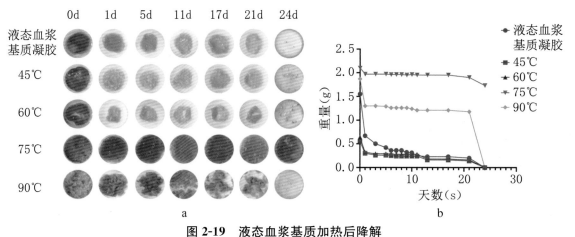

图 2-19　液态血浆基质加热后降解

a. 不同时间降解照片；b. 不同时间降解后凝胶重量

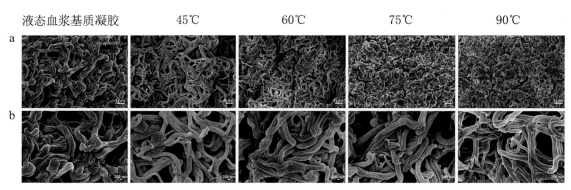

图 2-20　加热血浆基质微观结构

a. 标尺 4μm 扫描电镜图；b. 标尺 200nm 扫描电镜图

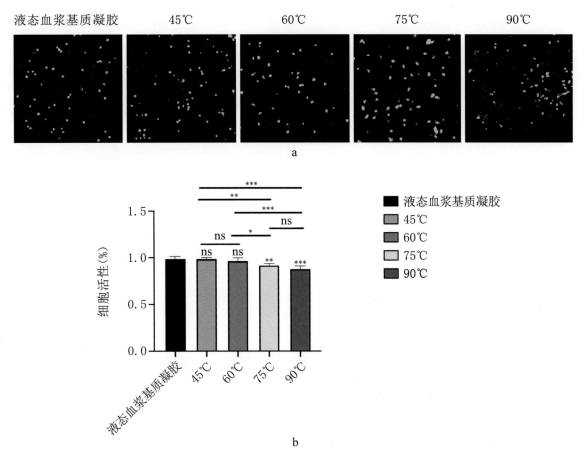

图 2-21　加热血浆基质中的细胞活性
a. 细胞死活染色荧光图；b. 细胞死活定量图

笔者团队探索出的获得加热液态血浆基质的方式如下。

使用液态血浆基质离心管收集静脉血以制备液态基质，使用离心机水平离心（700g，8分钟）。离心后，将 2mL 上层液收集在注射器中，75℃加热 10分钟，以产生变性液态血浆基质。加热处理后，将变性液态血浆基质冷却 10分钟至室温。10分钟后，将剩余的 2mL 液态血浆基质与冷却的变性液态血浆基质使用三通器混合均匀，形成可注射的、具有生物活性的加热液态血浆基质凝胶（图 2-22）。

要点在于只能加热最上层的液态血浆基质，而靠近棕黄层的血浆基质不加热，因为其中含有最多的生长因子和白细胞，因此能够保存液态血浆基质的生物活性。

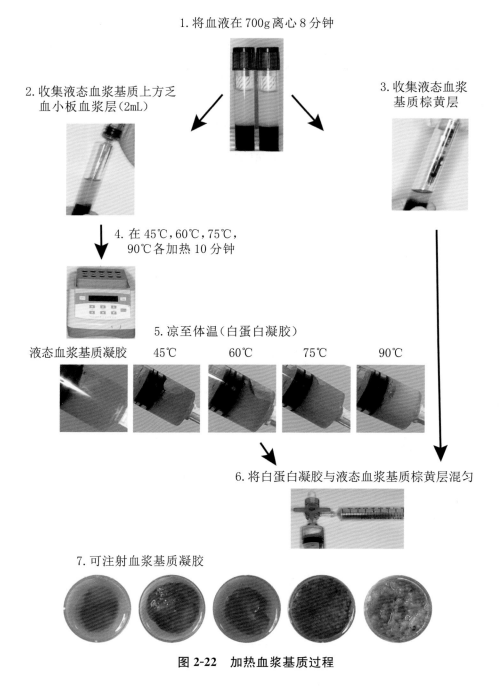

图 2-22　加热血浆基质过程

三、离心后静置时间和压缩时间对血浆基质性质影响

　　为了评估离心后静置时间和压缩时间对血浆基质膜物理特性的影响，为临床制备血浆基质产物提供最佳指导，笔者团队进行了相关研究。为了评估离心后静置时间对血浆基质产物制备效果的影响，在离心后 0、1、3、5、7 和 10 分

钟从采血管中取出血浆基质凝块，然后测量每组的重量、尺寸、最大应力和最大应变。为了评估压缩时间对血浆基质膜的影响，分别压缩 10、30、60、90、120、180 秒，计算血浆基质膜和血浆基质凝块的重量比[7]。

　　研究结果表明，随着离心后静置时间的延长，血浆基质凝块的重量逐渐增加，在 3 分钟时达到峰值，随后逐渐降低（图 2-23）。对比血浆基质膜的机械性能发现，与静置 3 分钟和 5 分钟相比，静置 10 分钟后血浆基质膜的最大应变明显下降。同时，在静置 3 分钟时，血浆基质膜具备最强的断裂强度，并随着静置时间的延长，断裂强度逐渐下降（图 2-24）。当对比压缩时间对血浆基质膜的影响时，扫描电镜结果显示，与压缩 90 秒相比，当压缩时间小于 60 秒时，血浆基质膜内部的纤维结构更为松散（图 2-25）。同时血浆基质膜在压缩 30 秒后，其断裂强度能够发生显著的改善（图 2-26）。

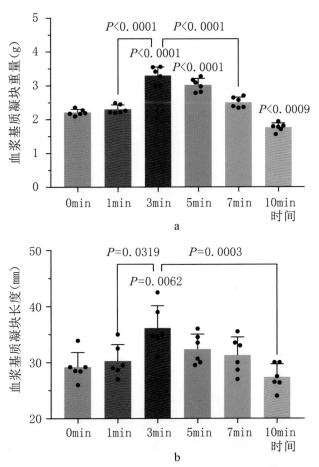

图 2-23　随离心后静置时间的延长，血浆基质的变化趋势
a. 重量变化；b. 长度变化

因此，在离心结束后静置 3 分钟，同时控制血浆基质的压缩时间为 120 秒，能最大限度地改善血浆基质膜的机械性能。

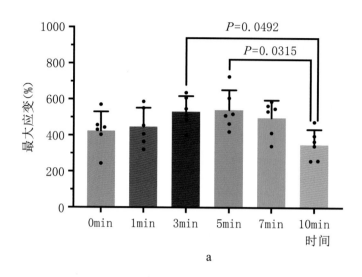

a

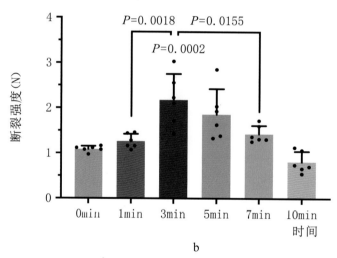

b

图 2-24　随离心后静置时间的延长，血浆基质块最大应力的变化趋势

a. 不同静置时间的最大应变；b. 不同静置时间的断裂强度

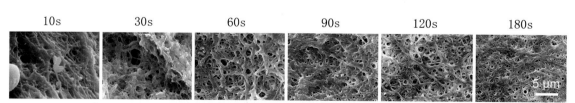

图 2-25　制备后静置不同时间的显微结构变化（标尺 5μm）

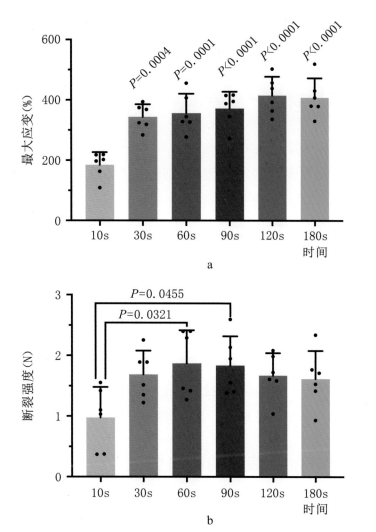

图 2-26　随离心后压制时间的延长，血浆基质膜最大应力的变化趋势
a. 不同压缩时间的最大应变；b. 不同压缩时间的断裂强度

第四节　四代血浆基质制备方案及制备标准

在前一节介绍了第四代血浆基质产物的制备原理及生物学特性。水平离心，顾名思义，在离心过程中，原本垂直放置的离心管在离心力的作用下摆动至水平位置的离心方式。该方法是 2018 年由 Lourenço 首次引入血浆基质的制备过程中。不同于传统的角度离心方式，水平离心后采血管内血浆基质与下方的红细胞层存在水平、清晰的界限，往往可获得体积更大的产物。同时，大量研究证明其内部细胞及生长因子和富集程度高于角度离心。

一、血浆基质制备一般要求

抽血前评估患者条件，查看患者相关血液检查报告。着重检查患者是否具有影响纤维蛋白凝块形成的因素，包括遗传和获得性因素。获得性因素如血浆中凝血酶和因子XIII浓度、血流量、血小板活化、氧化应激、高血糖、高同型半胱氨酸血症、是否使用药物和吸烟等。和其他参数（如微重力、pH、温度、还原剂以及 Cl^- 浓度和 Ca^{2+} 浓度）的差异。

所有制备器械及采血用品需要事先消毒，保证无菌。由于血浆基质所要求的工作时间较短，建议在开始采血之前，提前设置好离心机参数，开盖并以备使用。

采血后，立即将含有血液的离心管放入离心机进行离心。

使用不同的离心管，离心力和时间可以获得不同的血浆基质产物，主要包括固体血浆基质膜、液体血浆基质、浓缩型血浆基质及血浆基质骨块。

二、四代液态血浆基质的制备方法

将血液采集到内表面疏水性材质真空采血管［多为聚对苯二甲酸乙二醇酯（polyethylene terephthalate）材质］，使用水平离心机，最大离心力为500g，离心8分钟，即可得到液态血浆基质产物。制备过程中，要注意保持盖子密闭，防止暴露于空气后血液加速凝固。但离心后的液态血浆基质通常会在20～45分钟后凝结（尽管不暴露于空气中亦会凝固，具体凝固时间取决于所用的离心管），因此离心后建议要尽快抽取液体使用。用一个21～27号针头穿过盖子的橡胶部分，将针尖最好靠近液态血浆基质和红细胞层的交界处（此层细胞含量是最丰富的），小心将液体血浆基质吸入注射器内（图2-27）。

液态血浆基质的应用形式：①直接注射用于软组织增量/硬组织增量；②混合其他骨移植材料；③联合固态血浆基质产物及其他骨移植材料制备血浆基质骨块；④注射到关节中，如膝盖关节等；⑤微型注射血浆基质或面部注射，但其中的红细胞可能会导致色素沉着过度的问题；⑥通过注射液态血浆基质入牙周袋内，用于非手术式牙周治疗；⑦牙体牙髓的治疗。

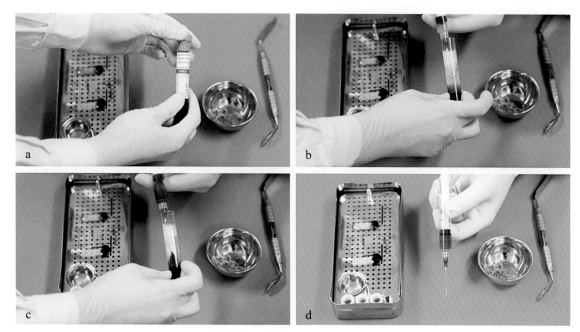

图 2-27 制备液体血浆基质过程

a. 打开液态血浆基质采血管；b. 用注射器吸取基质采血管；

c. 注意吸到棕黄层；d. 可见注射器中液态血浆基质已混匀

三、四代固态血浆基质的制备方法

使用水平离心机，参数设置为离心力为 700g，离心时间为 8 分钟。采用亲水性内壁采血管（通常为玻璃材质或钛材质）。离心结束后可见管内形成凝胶状固态血浆基质，可去除管盖，让凝块与氧气接触 5 分钟，以利于进一步凝固。然后使用镊子轻轻提取出血浆基质，通过剥离子轻柔剥离或使用剪刀轻轻去除下方红细胞层（图 2-28）。正如前所述，在棕黄层分布有大量血小板和白细胞，因此建议不要使用剪刀剪断棕黄层，尽量使用钝性分离方式，避免细胞破坏。

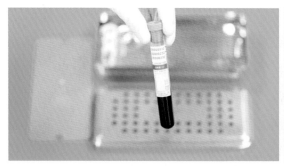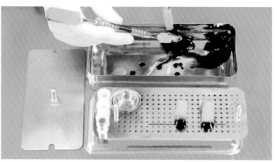

图 2-28 去除红细胞层

随后将血浆基质凝块转移到血浆基质盒上并进行压缩（使用血浆基质套盒内盖子的重量进行简单的压缩）。血浆基质凝块压制 2 分钟，形成 1～2mm 厚的血浆基质膜备用（图 2-4）。另外，如果需要使用血浆基质塞，从离心管中取出血浆基质凝块后，可以将其放在圆柱形插槽内，用配套活塞进行压缩，约 2 分钟后移开活塞并取出血浆基质塞使用。

固态血浆基质的主要应用场景包括：①绝大多数牙科手术；②种植体周围软组织再生；③制备固态血浆基质碎片与骨移植材料混合使用；④上颌窦提升手术时单独使用或结合骨移植材料使用；⑤GBR 过程中作为外层屏障胶原蛋白膜或与骨移植材料混合；⑥临床上复杂的伤口愈合，包括糖尿病伤口的愈合；⑦制备成栓状物应用于拔牙窝的填塞封闭。

四、四代血浆基质骨块的制备方法

血浆基质骨块是用血浆基质产物混合颗粒状骨替代材料制备的植骨材料。血浆基质骨块的制备过程：将制备固态血浆基质膜剪碎，与颗粒状骨替代材料混合后，向混合物注射液态血浆基质，形成骨块。

然而，牙槽骨缺损的类型繁多，面对不同的临床状况和骨缺损类型，应当使用不同类型和制备方法的血浆基质骨块，从而更好契合缺损特点，提供骨再生所需的成骨环境。因此，我们将血浆基质骨块分为 3 种类型。

1. A 型血浆基质骨块

（1）制备方法（图 2-29）。①使用蓝标液态血浆基质管和红标固态血浆基质管抽取患者静脉血，将采血管置于血浆基质制备平台中，选择 P1 挡"血浆基质骨块"开始离心。②待离心结束后，将采血管置于管架上，观察管内固态和液态血浆基质形成情况。如果红标采血管内未观察到凝块，可先开盖红标采血管，静置 5 分钟，等待凝块形成。③开盖蓝标采血管，使用 5mL 牙科冲洗器将针头深入到采血管中位于黄色液体部分靠近红黄交界处 2mL 液体，待用。④待红标采血管中凝块形成后，使用无齿镊夹出，在血浆基质制备工具盒下层使用血浆基质平头铲将黄色凝块与红细胞层分离，将剩余的黄色凝块置于工具盒上层，盖上压制平板，等待 2 分钟，形成固态血浆基质膜。⑤将固态血浆基质膜转移到血浆基质制备钛板中，用剪刀将膜剪碎成大小约 1mm 的碎片（图 2-29a），按照膜与骨粉 1：1 的比例倒入骨粉（图 2-29b），并加入收集到的自体骨屑，混合均匀（图 2-29c）。⑥向混合物中注射吸取的液态血浆基质（图 2-29d），等待 1 分钟形成血浆基质骨块（图 2-29e）。

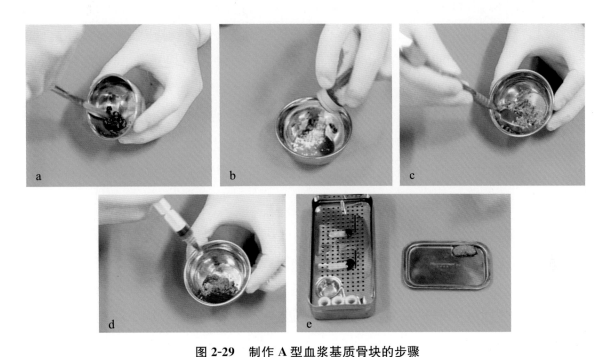

图 2-29 制作 A 型血浆基质骨块的步骤
a. 剪碎血浆基质膜；b. 倒入骨粉；c. 混合均匀；d. 注入液态血浆基质；e. 静待形成骨块

（2）注意事项。①制备血浆基质骨块最少使用 2 支蓝标采血管＋2 支红标采血管，以确保有充足的血浆基质可用。若所需骨块体积大，应考虑增加红标采血管的数量。②固态血浆基质膜与骨粉的最佳比例为 1∶1，通常临床中建议每 0.25g 骨粉混合 2 片固态血浆基质膜，若遇到特殊患者无法满足要求，每 0.25g 骨粉至少应混合 1 张固态血浆基质膜，否则骨块强度无法保证。③抽取液态血浆基质建议使用牙科冲洗器，牙科注射器针尖分离，针管直径过小，在吸取和注射的过程中，会加速液态血浆基质的凝固，影响最终结果。④液态血浆基质注射后能够形成具有强度、弹性、可塑性的血浆基质骨块，这一成型过程可以多次发生，这意味着，我们可以在体外制备血浆基质骨块，也可以在口内植入骨块完成后多次注射，增加骨块强度。⑤血浆基质骨块制备过程中，应确保液态血浆基质完全覆盖混合物，在骨块成型的过程中，应调整骨块的形态，形成一个与缺损区域大小匹配的形态，为确保骨块强度，应避免骨块过薄，推荐骨块的厚度不低于 3mm。⑥血浆基质骨块的强度与诸多因素相关，包括患者个体差异，混入固态膜的数量、制备骨块的厚度、凝固时间的长短等，因此，严格遵守制备流程是成功制备血浆基质骨块的重中之重。

（3）增加强度的方法。平铺＋卷起来＋多次塑形。

（4）制备时间。抽血 2 分钟/离心 8 分钟/压膜 2 分钟/剪碎膜 1 分钟/混合膜碎片及骨粉 1 分钟/加入液态血浆基质并塑形 1 分钟，完成整个制备需 15～16 分钟。

（5）适用临床场景。A 型血浆基质骨块贴合性好，在制备过程及制备完成后，可多次塑形，调整形态并增加强度，制备的骨块能够完美贴合缺损形态。因此，A 型骨块适用于拔牙窝位点保存的充填和用于数字化骨块的制备。

2. B 型血浆基质骨块

（1）制备方法及时间。B 型血浆基质骨块的制备时间与 A 型类似。制备方法中有一些步骤不同：①完成膜碎片与骨粉、自体骨屑的混合；②在骨块制备钛板下方垫一片固态血浆基质膜；③膜上平铺一层膜粉混合物（厚度不低于 1mm）；④注射液态血浆基质；⑤铺一片固态血浆基质膜；⑥膜上平铺一层膜粉混合物（厚度不低于 1mm）；⑦注射液态血浆基质；⑧在最上方再覆盖一片固态血浆基质膜，从而形成一个 3 层膜＋2 层混合物的类似"三明治"的结构。

（2）注意事项。应考虑增加的 3 层固态血浆基质膜需要额外的红标采血管，这除了会增加采血量以外，还需要考虑离心前采血管的配平问题，应当准备注水裸管。

（3）适用临床场景。B 型血浆基质骨块韧性好，形变后具有强大的回弹能力，在不同骨块中，能够最大限度抵抗形变和应力对骨块的影响。因此，B 型骨块适用于骨增量中对牙槽骨整体轮廓要求较高，要求恢复牙槽嵴顶骨宽度的临床场景。

3. C 型血浆基质骨块

（1）制备方法及时间。C 型血浆基质骨块的制备时间与 A 型类似。制备方法需要在 A 型骨块制备完成后增加几个步骤：①根据缺损大小设计并制备 A 型血浆基质骨块；②根据骨块大小，额外制备数块完整的固态血浆基质膜；③使用固态血浆基质膜缠绕包裹血浆基质骨块，使血浆基质骨块表面覆盖一层均匀的血浆基质膜；④注射液体。

（2）注意事项。应考虑增加的固态血浆基质膜需要额外的红标采血管，这除了会增加采血量以外，还需要考虑离心前采血管的配平问题，应当准备注水裸管。

（3）适用临床场景。C 型血浆基质骨块表面包裹了一层固态血浆基质膜，从整体上增强了骨块的强度。表面的血浆基质膜对于保护植骨区域、加速愈合、减轻术后反应均能起到积极作用。因此，C 型骨块适用于进行了大范围骨膜松弛切口和黏膜松弛的骨增量患者，它能够很好地保护骨块并加速愈合。同时，还能够充当侧壁开窗或牙槽嵴顶开窗的上颌窦底提升中的骨充填材料，提升上颌窦底高度的同时，保护了上颌窦底黏膜，避免了其他胶原膜的使用。

本章重点介绍了肘部血管解剖、采血的操作流程及注意事项，各种形态血浆基质产物的具体操作流程及应用场景，包括血浆基质膜、血浆基质塞、血浆基质骨块、液体血浆基质、液体浓缩血浆基质，并介绍了血浆基质制备参数选择的实验室基础。对于血浆基质制备及应用场景的开发依旧在迅速发展，如通过热或冷冻干燥处理对所制备的血浆基质产物进行改性；联合 3D 打印技术制造一个稳定的个性化 3D 骨块等。随着数字技术的快速发展，不断更新技术及制备手段，血浆基质未来应用场景及牙科诊所应用价值十分具有前景。

参 考 文 献

［1］ MIRON R，CHOUKROUN J，GHANAATI S. Controversies related to scientific report describing g-forces from studies on platelet-rich fibrin：Necessity for standardization of relative centrifugal force values［J］. Int J Growth Factors Stem Cells Dent，2018，1（3）：80-89. DOI：10. 4103/GFSC. GFSC _ 23 _ 18.

［2］ MIRON RJ，CHAI J，ZHENG S，et al. A novel method for evaluating and quantifying cell types in platelet rich fibrin and an introduction to horizontal centrifugation［J］. J Biomed Mater Res A，2019，107（10）：2257-2271. DOI：10. 1002/jbm. a. 36734.

［3］ FUJIOKA-KOBAYASHI M，KONO M，KATAGIRI H，et al. Histological comparison of Platelet rich fibrin clots prepared by fixed-angle versus horizontal centrifugation［J］. Platelets，2021，32（3）：413-419. DOI：10. 1080/09537104. 2020. 1754382.

［4］ MIRON RJ，DHAM A，DHAM U，et al. The effect of age, gender, and time between blood draw and start of centrifugation on the size outcomes of platelet-rich fibrin（PRF）membranes［J］. Clin Oral Investig，2019，23（5）：2179-2185. DOI：10. 1007/s00784-018-2673-x.

［5］ MCCALL R E，TANKERSLEY CM. *Phlebotomy essentials* ed. ：Lippincott Williams & Wilkins，2008.

［6］ ZHENG X，YAN X，CHENG K，et al. Exploration of proper heating protocol for injectable horizontal platelet-rich fibrin gel［J］. Int J Implant Dent，2022,8（1）:36. DOI:10. 1186/ s40729-022-00436-0.

［7］ WEI Y，CHENG Y，WANG Y，et al. The effect of resting and compression time post-centrifugation on the characteristics of platelet rich fibrin（PRF）membranes［J］. Clin Oral Investig，2022,26（8）:5281-5288. DOI:10. 1007/s00784-022-04496-9.

第三章
血浆基质骨块在引导
骨组织再生中的应用

第一节　引导骨组织再生的基本原则

种植位点的牙槽骨骨量充足是获取种植体的长期稳定与存留的基本要求。然而，牙齿缺失后牙槽骨会经历剧烈改建，常常导致骨组织水平向和垂直向吸收，种植体无法植入。20 世纪 90 年代，为了应对种植位点的骨缺损，引导骨组织再生（guided bone regeneration，GBR）被引入口腔种植骨增量手术。

一、GBR 的生物学基础

在创口愈合期间，纤维细胞和上皮细胞都有机会比成骨相关细胞更快地占据空间，形成软组织的速度要远远高于骨形成的速度。GBR 的实质是：在待植骨区域和其表面的软组织之间放置一个屏障膜，将来自于其他组织的成骨不需要的细胞阻挡在成骨区域之外，避免干扰骨再生的过程。如果我们放置的屏障膜能够持续的时间足够长，在愈合过程中不暴露于口腔，就能够为剩余骨中血管向成骨空间的长入提供有利条件——干细胞和成骨前体细胞将会分化成为成骨细胞，进而产生骨基质，实现骨再生。

历经 30 余年的发展，GBR 的适应证已经得到了极大的扩展，在即刻种植、早期种植、水平增量、垂直骨增量、美学区软硬组织再生和种植体周围炎治疗等诸多方面，成了不可替代的标准疗法。

二、GBR 的目标

GBR 的首要目标是：成功实现骨再生，确保种植体植入的长期稳定性，同时降低膜暴露和感染等愈合期的并发症风险；GBR 的次要目标是：减少创伤，以尽可能微创的方式，用最少的手术次数、最短的愈合及治疗时间、最少的疼痛和并发症的发生获得治疗的成功。

三、GBR 的影响因素

骨组织具有很强的再生性能，当骨组织遭遇创伤后，在一定条件下能够实现完美重建原有组织和机械性能。

（一）促进 GBR 的因素

1. 生长因子带来的骨诱导能力（osteoinductivity）

生长因子能够招募、吸引成骨相关的干细胞，诱导期向成骨细胞分化和增殖。不同骨移植材料的骨诱导能力不同，自体骨的骨诱导能力最强。

2. 骨移植材料带来的骨传导能力（osteoconductivity）

将植骨材料置于骨再生区域屏障膜之下，作为支架，为新骨形成和血管长入提供空间。

3. 活细胞带来的骨形成能力（osteogenicity）

存在有活性的骨祖细胞/成骨前体细胞，能分化为成骨细胞的间充质干细胞。

如果我们将骨再生的过程与培育花卉进行类比，那么，花盆和土壤就代表骨传导能力、给予花卉生长的场所；种子则代表着骨形成能力；肥料和水代表骨诱导能力，这是最后也是最关键的因素，帮助种子发芽、生根、生长和成熟。

因此，我们需要为拟进行 GBR 的患者选择合适的植骨材料和手术方案，最大限度地实现这些骨再生的促进因素，获得好的治疗效果。

（二）阻碍 GBR 的因素

1. 缺乏血供

再生区域的新生血管与新骨形成的关系密切。创伤愈合的初期，骨再生区域被血凝块充填，直至 6～9 个月后才会完全被新生骨替代。丰富的血供确保了再生的完成，血液含有大量未分化的间充质细胞和各类生长因子，能够促进再生。一方面，牙齿拔除后，随着牙周膜的丧失，骨再生区域的最大血供来源丧失，骨增量手术的切口和翻瓣进一步破坏了来自骨膜的血供。另一方面，缺牙区愈合后形成一层致密的皮质骨表面，阻碍了需要进行骨增量区域的血供。因此，在骨再生区域常常需要钻透皮质骨，制备滋养孔，获得更多的血供和再生潜能。

2. 缺乏成骨空间/机械稳定性

屏障膜必须阻挡不需要的细胞侵入，在膜之下形成一个不受打扰的成骨区域，为骨形成相关的细胞增殖和分化提供场所。另一个不能忽视的因素是植骨区域的稳定性。尤其是愈合早期的稳定性，能够决定最终骨增量的结果。这是因为成骨前体细胞和未分化的干细胞，只有在没有微动的稳定情况下才能够分化为成骨细胞。当缺乏机械稳定性时，这些细胞将会变成成纤维细胞，阻碍骨再生。从另一个角度来说，初始血凝块的稳定对于良好的创伤愈合至关重要。一方面，血凝块富含细胞因子、生长因子和信号分子，在确保局部丰富的血供的情况下，能够最大限度增强再生区域的骨诱导能力；另一方面，血凝块能够作为高度血管化的组织团块，在骨再生过程中，通过血管化、成骨和矿化等一系列作用，持续发展和演化为后继的肉芽组织基质、不成熟的编织骨和成熟的小梁骨。植骨区域的稳定性不足，会破坏血凝块的稳定性，让骨再生过程变得不可预计。

3. 未能实现创口的无张力初期关闭

初期关闭的创口在愈合过程中能够显著减少边缘组织上皮化、胶原形成、创缘组织收缩和软组织改建。还能够显著减少出血和降低术后患者不适。当创口存在张力或无法实现初期关闭时，创口裂开、屏障膜暴露、植骨区感染甚至是治疗失败的风险将陡然增加。

4. 其他因素

如缺损范围过大、竞争组织的增殖活性太强等均能够影响骨再生的结果。

第二节　目前 GBR 的材料选择

一、屏障膜

理想的屏障膜应当具有以下特征。

（1）生物相容性。屏障膜和机体之间的反应不引起副作用。

（2）空间维持能力。在一定时间内维持稳定的成骨空间，从而允许来源于周围骨组织的成骨相关细胞迁移进入再生区域。

（3）屏障能力。阻止纤维细胞长入骨缺损区域，延缓和阻碍骨形成。

（4）机械强度。具有一定机械强度从而能在整个愈合期保护植骨区域，特别是保护血凝块。

（5）降解性能。合适的降解时间，可吸收膜能够避免为了取出屏障膜进行的二次手术。

根据是否能够吸收，目前的屏障膜能够分为不可吸收膜和可吸收膜。不可吸收膜包括聚四氟乙烯（PTFE）膜和钛网；可吸收膜可分为合成可吸收膜，天然来源可吸收膜。

在 GBR 技术的发展过程中最先开始使用的是 PTFE 不可吸收膜，这是一种不可吸收钝性膜，这种膜表面疏水，手术操作难度大，需要二次手术去除。手术过程中膜需要固定装置，术后容易发生膜暴露从而导致术后并发症。

可吸收膜的出现避免了二次手术，操作更简单，降解更好，因而在临床上被大量使用。然而，可吸收膜的机械强度有限，不能维持植骨区域的稳定性，在大范围骨缺损和垂直骨缺损的应用中受到了限制。

目前，水平骨增量和范围局限的骨增量应用可吸收膜，而垂直骨增量则选择不可吸收膜。

二、骨移植材料

（一）骨移植材料的分类及特点

理想的骨移植材料应当具有骨出色的骨诱导、骨传导和骨形成能力，同时还应具备良好的生物相容性、机械强度、可操作性等特点。

现有骨移植材料根据其来源不同可以分为自体骨、同种异体骨、异种骨和合成材料。自体骨能够释放大量生长因子，具有最出色的骨再生性能；同种异体骨能够作为自体骨的替代物用于 GBR，但来源部位的不同和制备方式的差异造成了这种骨移植材料再生特性的不可预计性；异种骨的骨形成能力不佳，然而因其吸收降解的速度慢，可用于多种临床场景；合成材料通常降解速度非常快。现有骨移植材料的分类和特点列举如表 3-1 所示。

表 3-1　现有骨移植材料的分类和特点

项目	自体骨	同种异体骨	异种骨	合成材料
定义	来源同一个体骨移植材料	来源同一种群的不同个体的骨移植材料	来源异种物种的骨移植材料	人工合成的骨移植材料
分类及来源	有骨块或颗粒状骨等不同应用形式 各种取骨工具获得的自体骨 取骨钻：块状骨 骨刨：骨屑 吸引器：骨泥 超声骨刀：骨片或骨块	冷冻骨 冻干骨 脱矿冻干骨 去蛋白同种骨	动物来源 珊瑚来源 钙化藻类来源 木来源	磷酸钙 玻璃陶瓷 聚合物 金属

特点	理想骨移植材料	自体骨	同种异体骨	异种骨	合成材料
生物相容性	+	+	+	+	+
安全性	+	+	+	+	+
表面活性	+	+	+	+	+
理想几何形态	+	+	+	+	+
易操作性	+	+	+/−	+	+
机械强度	+	+	+/−	+	−
骨形成	+	+	−	−	−
骨诱导	+	+	+/−	−	−
骨传导	+	+	+	+	+

＊ ＋代表具有该特性，－代表不具有该特性，＋/－表示同种异体骨因制备方式不同，有些具有该特性，有些不具有。

（二）自体骨是骨移植材料的金标准

　　尽管可用的骨移植材料种类繁多，然而，自体骨因同时具有骨诱导、骨传导和骨形成能力，目前依然是骨移植材料的金标准。在 GBR 过程中，想要实现良好的再生结果，自体骨的应用是必不可少的——对于单颗牙或局限的骨增量位点，标准的轮廓扩增操作流程包括自体骨屑覆盖种植体表面，低替代率的异种骨移植材料覆盖在外层，从而实现骨再生和轮廓维持的双重效果；在大范围骨缺损和垂直骨缺损中，应用自体骨块或者混合的颗粒状自体骨与异种骨（1∶1），才可能获得骨增量的成功。

1. 口内取骨对比口外取骨

自体骨的供区可分为口内和口外。选择供区的影响因素包括骨增量的目标、需要移植物的体积、医生的偏好和患者的诉求等。口内自体骨供区包括颏部、外斜线、下颌升支、上颌结节等区域。口内供区的主要优势是可在局麻下口内获取。然而这种方式能够获得的骨量是有限的，当牙槽骨严重萎缩需要大量骨移植材料时，口内供区往往不能满足要求。口外供区包括髂骨、胫骨和颅骨等。然而，口外供区获取的骨块吸收速率明显高于口内。

2. 块状骨对比颗粒状骨

自体骨的应用形式可分为块状骨和颗粒状骨。固位钉固定的块状骨提供了出色的机械稳定性，能够抵抗覆盖在植骨区之上的软组织的压力。但是块状骨在受区血管化和融合的状况取决于供区的位置（口内优于口外、颏部优于磨牙后区等）、骨块的质量（皮质骨和松质骨的比例）和几何形态（是否贴合）。与块状骨相比，颗粒状骨的明显优势是能够提供更多材料暴露表面，从而释放更多生长因子，增强骨诱导能力。另一方面，颗粒状骨的机械强度被大大降低，吸收速率大大提高。

3. 皮植骨对比松质骨

自体骨移植物可以是皮质骨，可以是松质骨，也可以是二者的混合物。与皮质骨相比，松质骨移植物的血管化速度更快，几周内就能够完成这一过程，进而诱导更多的新骨生成，并在 1 年内被新生活性骨完全替代。另一方面，松质骨缺乏机械强度。皮质骨的机械强度更大，能够为植骨区域提供优秀的结构强度和完整性。因此，将松质骨的出色骨再生性能和皮质骨的优秀机械强度结合，外层皮质骨内层松质骨的混合移植物是骨块移植的最佳选择。

4. 不同取骨方式对自体骨性能的影响

骨移植材料中细胞的数量与活性与成骨能力密切相关。细胞能够分泌生长因子和各类生物活性分子，促进移植物的成熟、新骨形成。我们前期的研究发现，不同的取骨方式会造成自体骨再生能力的显著差异。与吸唾装置中获得骨泥和超声骨刀获得的骨屑相比，用取骨钻和骨刨取骨获得的骨屑中的细胞活性更强，释放的生长因子的数量更多，成骨相关生长因子 BMP-2、VEGF 的基因表达更高，新骨生成能力更强。

（三）自体骨用于骨再生的局限性

尽管自体骨是理想的骨增量材料，获取自体骨需要精湛的技术和丰富的经验，这将不可避免地增加手术时间。自体骨取骨和植骨临床操作的技术敏感性高，并非人人可及。不可忽视的是，自体骨移植手术后患者疼痛的出血的风险均会增加。除此之外，与骨愈合相关创口裂开与感染，与下颌骨取骨手术相关的不可逆的神经损伤，取骨区域美观、功能与形态的改变，都是自体骨取骨可能的并发症。

自临床效果上说，自体骨最大的问题是骨吸收无法避免，往往大块自体骨移植物在愈合后吸收明显，体积大范围缩小，无法达到修复缺损和维持轮廓的功能。其次，块状骨移植物很难与受植区的表面完全贴合，块状骨的形态无法与受植区所需轮廓保持一致。

口内取骨区域能够获得的自体骨是有限的，无法满足中度或重度骨缺损区域对植骨材料数量和体积的要求。单纯自体骨移植，移植物吸收速率无法控制，骨吸收无法避免。

（四）提高骨移植材料再生能力的替代方案探索

为了克服这些问题，临床中应用了许多方法，提高骨移植材料的再生能力，获得更好的 GBR 效果。

1. 自体骨混合低替代率植骨材料 GBR

将自体骨与低替代率骨充填材料（如脱蛋白小牛骨基质，deproteinized bovine bone mineral，DBBM）联合使用作为骨移植材料，搭配可吸收胶原膜进行 GBR。这项技术成功地应用于多种临床场景中，包括严重水平骨缺损、上颌窦底提升、美学区轮廓扩增，均取得了良好的临床效果。长期观察的结果显示这种技术能够克服自体骨吸收快和其他植骨材料成骨能力不足的缺点，在骨再生过程中，提供稳定可靠的再生环境，降低黏膜退缩的风险，并获得植骨效果的长期稳定。

2. 向颗粒状植骨材料中混合血液

向颗粒状植骨材料（骨粉）中混合患者自体血液，用于润湿骨粉，便于植骨材料在术区的操作；同时，希望利用自体血液中丰富的蛋白、白细胞和生长因子等有效生物成分，促进成骨效果。

3. 骨条件培养基（bone-conditioned medium，BCM）

在骨增量手术中，应用骨刨（bone scraper）在口内区域获取自体骨屑，将骨屑浸泡在生理盐水和患者自体血液的混合液体中。在植骨和种植手术的进行过程中，这种混合的液体将会变成一种骨条件培养基（BCM）。将骨粉和屏障膜浸泡在 BCM 中，连同获取的自体骨屑，能够赋予植骨材料骨诱导能力，从而增强植骨效果。

然而，这些替代方案是否真的对 GBR 效果有提升，是如何实现的依然还需要研究——首先，混合植骨材料中自体骨释放的生长因子的精准定量以及这些因子在骨形成过程中发挥的作用仍需要研究。其次，自体血液混合骨移植材料除了能够提高颗粒状骨粉的可操作性，但是单纯血液中有效生物成分的含量低，实际对于植骨效果的帮助需要可靠的循证医学证据证明；最后，BCM 中从自体骨屑中释放的生长因子的释放总量和释放模式还需要进一步探究。

第三节 血浆基质用于 GBR

无论是骨移植材料与血液混合，还是利用 BCM 希望制备出具有再生活性的植骨材料，这些提高骨移植材料再生能力的替代方案都提示我们，运用患者自身血液可能帮助实现更好的 GBR 效果。如何能够富集血液中的有效生物成分，创造 GBR 所需的理想条件，是需要解决的重要临床问题。

一、血浆基质应用于 GBR 的形式

血浆基质是采集静脉血离心制备后的产物，其主要成分为纤维蛋白、细胞成分、生长因子及干细胞等，这些成分也是组织再生的关键因素。血浆基质的细胞成分可释放生长因子，帮助组织再生；纤维蛋白结构可以维持空间、结合并缓释生长因子；生长因子能够促进组织再生相关细胞的增殖、迁移和分化。血浆基质产物有凝胶状固体和液体两种形式，这两种形式又可根据临床场景制作成不同形态的产物进行使用。根据 GBR 的需求，可将血浆基质制备成 3 种不

同形式进行使用。

（一）固态血浆基质膜

使用固态血浆基质采血管采集患者静脉血，将采血管置于血浆基质制备平台，选择固态血浆基质制备程序，取出黄色凝胶状固态血浆基质，使用血浆基质套盒制备成固态血浆基质膜。该膜质地均一，为黄白色，有一定的弹性。

在 GBR 临床操作中，一方面，可将固态血浆基质膜覆盖于植骨材料表面，单独或与现有屏障膜联合使用，保护创口、加速愈合、提升 GBR 效果；另一方面，固态血浆基质可用于制备血浆基质骨块。此外，固态血浆基质膜还能广泛用于上颌窦底提升中黏膜穿孔修复、软组织增厚和牙龈退缩治疗中的移植材料等多种临床场景。

（二）液态血浆基质

使用液态血浆基质采血管采集患者静脉血，将采血管置于血浆基质制备平台，选择液态血浆基质制备程序，采用注射器吸取液态血浆基质层即可获得液态血浆基质。

（三）血浆基质骨块

应用血浆基质制备套装，将固态血浆基质膜剪成碎片，和一定质量的骨粉（常用低替代率的颗粒状异种骨替代材料）混合后，将液态血浆基质滴入，即可获得血浆基质骨块。血浆基质骨块为一个完整的不松散的并具有一定弹性和机械强度的块状物，可根据缺损区形态和需求进行塑形。在植入到骨缺损区域后，贴合缺损形态的血浆基质骨块可通过多次注射液态血浆基质使骨块再次凝固，加强骨块的机械强度。

二、血浆基质骨块的生物学特性

GBR 要求过程中形成一个骨再生的空间，植骨材料要具有一定的机械强度并能维持空间的稳定，阻碍软组织长入植骨区域，促进骨组织再生。血浆基质骨块在制备方案、降解时间、机械强度和成骨能力等多方面，均具有出色的表现，能够用于 GBR 提升植骨效果。

（一）不同骨块制备方案的比较

为了适应 GBR 的要求，血浆基质骨块应该具有一定的机械强度、合适的降解时间和出色的成骨性能。在应用于 GBR 之前，应首先探究清楚血浆基质骨块不同制备方案能否满足这些性能要求，以及对这些性能的影响。

首先应明确以血浆基质为代表的自体血液提取物制备的再生材料的重要优势是，材料取材于患者自体血液，经过制备用于患者自身——这减少了其他生物材料的应用，降低了费用，同时避免了材料带来的免疫原性问题。因此，在制备血浆基质膜、液态血浆基质和血浆基质骨块时，首先应确保的是制备的耗材、器械、设备和整个制备过程不会向产物中添加其他成分，制备产物必须是无添加的产物。

制备血浆基质骨块的可用原料包括固态血浆基质、液态血浆基质和颗粒状骨移植材料，此处的颗粒状骨移植材料以目前临床上应用最广的 DBBM 为代表。

可能的制备方案包括以下几种。

1. 骨块 1（block-1）：固态血浆基质＋颗粒状骨移植材料

将制备好的固态血浆基质取出后压制成膜，将 2 片血浆基质膜剪成 1～2mm 大小的碎片，与 0.25g DBBM 充分混合，轻柔搅拌 15 秒后静置，用于制备骨块。

2. 骨块 2（block-2）：液态血浆基质＋颗粒状骨移植材料

用注射器吸在红色与黄色交界处取 1mL 液态血浆基质，将 0.25g DBBM 与液态血浆基质在制备器皿中充分混合，轻柔搅拌 15 秒后静置，用于制备骨块。

3. 骨块 3（block-3）：固态血浆基质＋液态血浆基质＋颗粒状骨移植材料

将制备好的固态血浆基质取出后压制成膜，将 2 片血浆基质膜剪成 1～2mm 大小的碎片，与 0.25g DBBM 充分混合，接下来用注射器吸在红色与黄色交界处取 1mL 液态血浆基质，轻柔搅拌 15 秒后静置，用于制备骨块。

每种骨块按制备方案制备 3 组样品，评价其性状特点（图 3-1）。

（二）凝固时间

凝固时间是指骨移植材料从颗粒粉状的散在状态凝结成具有机械强度的块状植骨材料的时间。3 种骨块的凝固时间有显著差异（表 3-2）：骨块 3 的配方中同时含有固态血浆基质膜碎片和液态血浆基质，其凝固时间（平均2.1分钟）要显著短于另外两组。只有固态血浆基质的骨块1几乎从不凝固（凝固时间无法计数）；只有液态血浆基质的骨块2的平均凝固时间为25.6分钟，几乎是骨块3的10倍。

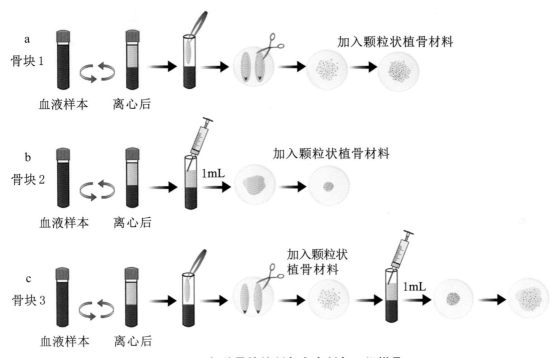

图 3-1　每种骨块按制备方案制备 3 组样品

表 3-2　3 种骨块的凝固时间

样品编号	凝固时间（min）		
	骨块 1	骨块 2	骨块 3
1	/	26.8	2.5
2	/	24	1.6
3	/	25.9	2.2
平均	/	25.6	2.1

（三）机械强度

扫描电镜结果显示，骨块 3 形成了致密的纤维网，覆盖整个骨块表面。纤维网内有骨块的各种成分，包括 DBBM 颗粒、血浆基质膜碎片和大量的活细胞（图 3-2）。骨块 2 中的纤维网络比骨块 3 稍疏松，但依然可见部分细胞和纤维结构。3 组中，骨块 1 中细胞含量最少，也是纤维结构最疏松的。

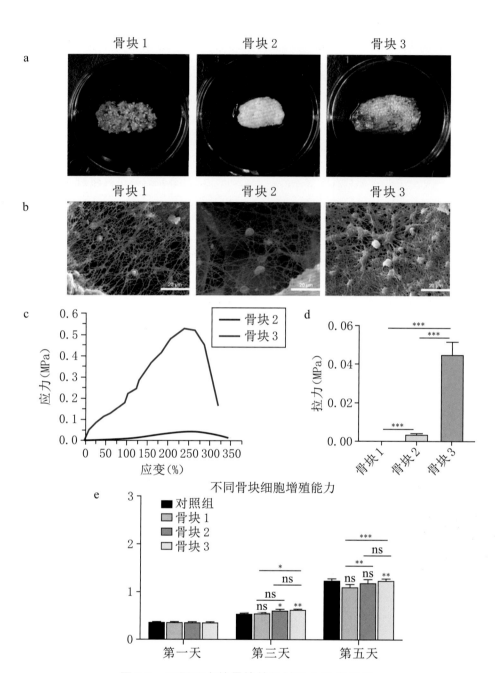

图 3-2 不同配方的骨块的机械及生物学性能

a. 不同骨块的形态；b. 不同骨块的扫描电镜图样；c. 不同骨块的机械性能；d. 不同骨块细胞的增殖能力

骨块 3 是一块具有更高抗拉性能的复合支架材料，性能达到了骨块 2 的 10 倍以上。而骨块 1 对机械力毫无抵抗能力，无法形成一个有强度的团块。

（四）降解时间

在体外培养条件下（37℃，5% CO_2），骨块 3 直至 96 小时后依然保持团块，骨块 2 维持不超过 48 小时，骨块 1 几乎无法成形，4 小时后变成松散颗粒材料（图 3-3）。

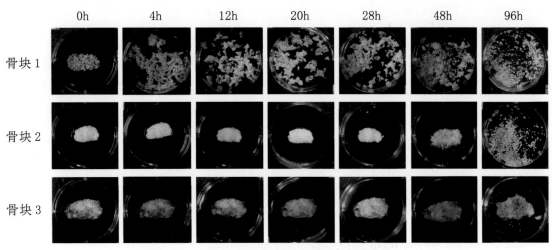

图 3-3　骨块促进成骨细胞迁移和分化的能力

（五）成骨活性

骨块 3 具有最强的促进成骨细胞迁移和分化的能力（图 3-4）。

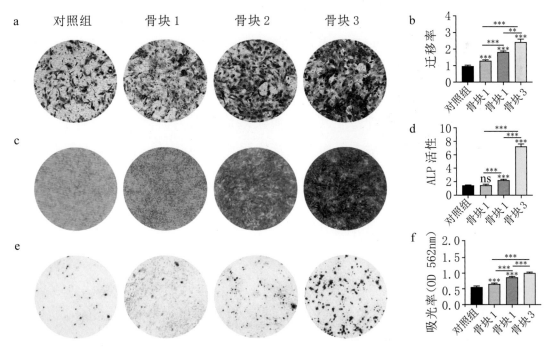

图 3-4　光学显微镜下观察成骨细胞迁移、ALP 活性、茜素红染色情况

a、b. 光学显微镜观察成骨细胞迁移（培养 1 天）；c、d. 光学显微镜观察 ALP 活性，代表成骨细胞分化程度（培养 7 天）；e、f. 光学显微镜观察茜素红染色，代表成骨细胞形成的矿化结节（培养 14 天）

　　由此可见，将固态血浆基质碎片、液态血浆基质及颗粒状植骨材料混合制成的血浆基质骨块在机械强度、生物学性能上具明显的优势。照这种方式制备的血浆基质骨块凝固时间短、操作流程简便明确，产物机械强度出色，对抗拉力/应力均能维持形态，且能够保持较长时间不降解。

　　更重要的是，血浆基质骨块能够有效招募成骨相关细胞向骨再生区域聚集，并促进各类细胞的成骨向分化。这些生物学表现让我们看到了材料在骨诱导能力上可能存在的潜力。在应对复杂骨缺损、大范围骨缺损和垂直向骨缺损时，还可向骨块的配方中加入以骨刨刮取的活细胞多、再生能力强的自体骨屑，辅之以骨块中原本就富含的各类生长因子和骨块的骨诱导潜力，能够更好地实现骨再生。

三、血浆基质骨块在 GBR 的临床应用

　　将固态血浆基质剪碎，与颗粒状植骨材料混合均匀，注射液态血浆基质可获得血浆基质骨块。如前所述，这种配方能将散在的颗粒状骨粉变成具有机械强度、块状体积和再生活性的骨块。在实际应用过程中，应注意其制备的方法，并在制备完成后检测其基本性能。

（一）血浆基质骨块的各成分的要求

1. 颗粒状植骨材料与血浆基质的配比

　　我们推荐，每 0.25g 骨粉混入 1 张血浆基质膜碎片，当抽血程序正常操作，患者血液检查无异常时，每支采血管的标准采血量为 9mL，此时，1 张膜的碎片正好与 0.25g 骨粉匹配；当无法获得 9mL 血液时，我们推荐优先满足采血管配平原则，减少每支管采血量，确保对角两侧的管中的采血量一致，此时可根据获得的固态血浆基质压膜大小来决定配比，原则上，膜碎片的体积应明显小于骨粉颗粒的体积。当需要骨块变大，使用更多骨粉时，应当按照上述配比等比例扩大，即 0.5g 骨粉配 2 张膜，以此类推。按此配比制作出的骨块各方面性能最好。若 0.5g 骨粉混合少于 1 张膜（抽血正常时），则获得的骨块各方面性能均无法达到前述的机械强度及生物学评价标准。

2. 颗粒状植骨材料的选择

　　制备血浆基质可选择大颗粒骨粉或小颗粒骨粉。因小颗粒材料粒径更小更

致密，因此两者相比，小颗粒骨粉制备获得的骨块强度更高，在临床上应用更广。但即便如此，大颗粒骨粉也能制备出符合前述要求的骨块。大颗粒骨粉制备的骨块多用于上颌窦底提升。从植骨材料的分类来说，各种类型的植骨材料均能制备成骨块，但从操作便利性及制备效果来评价，血浆基质骨块更青睐降解速度慢、亲水性能好的材料。因此，目前我们更多地选择低替代率的异种颗粒状植骨材料。目前，我们要避免使用疏水的植骨材料。未来，随着植骨材料再生性能和理化特点的发展和变化，我们还会推出更好的血浆基质骨块配方。

3. 向骨块中混入自体骨

当面对多颗牙缺损的骨缺损、垂直向骨缺损及大范围骨缺损时，骨再生变得更加困难，此时常常需要向植骨材料中添加自体骨提高材料的骨诱导和骨形成能力。当自体骨用量小时，我们推荐使用骨刨在植骨区域及邻近区域刮取自体骨屑，在注射液体前与骨粉及膜碎片混匀；当自体骨用量大时，我们推荐除了在原位取骨之外，另在口内其他部位用取骨钻取骨，获得自体骨屑。当向血浆基质骨块中添加自体骨后，制成的骨块成骨活性会添加，但骨块的机械强度会有所下降。

（二）增加骨块强度的操作技巧

1. 人员配合

我们的研究表明，当抽血时间超过 2 分钟时，获得的血浆基质凝块大小会显著减小，因此，我们强调从抽血开始至离心开始的时间应该越短越好。这要求抽血团队密切配合，分工合理。我们推荐采血团队由 2 人组成，一人负责在椅旁抽血，另一人蹲在一侧更低的位置，负责传递和收集血管，一旦采用完成，必须尽快放入离心机开始离心。抽血顺序应先抽蓝色采血管，再抽红色血管。

2. 骨块制作

当骨粉与膜碎片混合后，第一次注射液体即可获得具有一定强度的骨块。此时骨块的形态不规则，内部结构松散，骨块缺少厚度，为平摊的一块，若想要加强骨块强度，可将初步形成的骨块折叠，做类似"揉面团"的动作，将骨块塑形成为自己想要的形态和大小，之后再将液态血浆基质注射于骨块。如此操作，可以提高骨块的强度。多次重复这样的操作，可以反复塑造和成型骨块。此外，无论何时注射液态血浆基质时，应缓慢将液体滴入，一滴一滴流入骨块，避免一过性快速注射。

（三）制备骨块的临床检查

血浆基质骨块的制备完成后，在临床使用之前应确认其临床使用性能，具体来说，包括以下几种。

1. 确认成分

骨块必须包括固态血浆基质膜碎片、骨粉和液态血浆基质，3种成分缺一不可。

2. 骨块弹性

骨块的弹性检测包括两个项目。第一个项目是用两支镊子夹持骨块两头，向两端拉伸骨块，骨块有拉伸弹性可回弹至初始状态；第二个项目是将骨块用手铺在平板上，将骨块折叠，折叠后骨块会恢复为原状。若无法完成项目，即为骨块制备不合格。

3. 骨块裁剪

若骨块强度不足，骨块可直接用器械分离；若强度达标，则应满足可裁剪的要求，即可用剪刀将一整块骨块剪成若干小块，手感清晰有回弹感。

4. 骨块负重

这是临床检验骨块器械强度的重要手段。用一支平头镊夹持骨块一头，在另一头可用血管钳或持针器夹住骨块，垂直悬于空中。强度符合要求的骨块，一定能至少负重一把器械。

第四节　影响 GBR 的关键因素

一、手术者

手术者是治疗方案的设计者和实施者，对最终的治疗结果负责。在临床实践中，手术者需要评估和挑选合适的患者，为植骨方案选择合适的生物材料和手术方法，最终为患者提供可预计的治疗结果。不同的手术者会带来完全不一样的治疗结果。

想要实现 GBR 的良好临床效果，手术者需要接受系统的教育和长期的训练。这需要病例经验的积累。在手术实施过程中，需要面临诸多困难，包括以下几种：

（1）如何进行翻瓣，尤其是大范围骨缺损时如何设计翻瓣形状、范围，如何实施技术。

（2）如何获得大量的自体骨，使用块状自骨体还是自体骨面；自体骨从何而来，口内取骨还是口外刮骨；使用何种取骨技术，乃至使用何种取骨工具。

（3）如何稳定屏障膜，使用何种缝合技术固定屏障膜；直接使用膜钉，还是钛钉。

（4）如何确保移植材料的稳定，特别是颗粒状植骨材料在愈合过程中如何保持稳定。

（5）如何实现无张力创口关闭，选择何种减张切口，如何实现微创，是否能保证无张力。

（6）如何纠正植骨术后黏膜位置的改变和角化黏膜的缺失等。

更重要的是，将血浆基质骨块用于 GBR 手术中，会增加许多额外的技术挑战——如何制备血浆基质骨块，如何加强骨块的机械强度，如何缩短凝结成块的时间，不同类型骨缺损的骨块如何选择等。

因此，我们强调，手术者需要接受有针对性的系统培训，在患者口内真实操作前反复进行体外训练，掌握血浆基质的特性和操作技巧，熟练制备血浆基质骨块，运用到 GBR 手术之中。

二、风险评估

全面的检查和分析让医生能够准确评估患者存在的风险。大量循证医学证据表明，吸烟、牙周病史和不良的菌斑控制是种植体周组织长期稳定的风险因素。口腔卫生差的患者更容易发生生物并发症。患者应该每 3～6 个月进行常规的牙周维持治疗来获取长期成功。

需要详细了解患者的系统健康情况和既往史。高龄患者越来越多，应对不同年龄的患者应考虑多种风险因素，推荐患者接受系统检查和多种医疗手段治疗。慢性病如高血糖和风湿性疾病会改变骨代谢的过程，这将会影响骨结合的结果和长期的骨稳定。比如，糖尿病患者的白细胞功能和胶原代谢均受到抑制，种植体周围炎发生概率增加 50%。此外，免疫功能减退，出血功能障碍，急慢性炎症，影响骨代谢的疾病均会影响 GBR 治疗的效果。

牙周炎和吸烟也是风险因素。牙周炎患者更容易患种植体周围炎，吸烟将会对种植体周组织的稳定性产生致命的影响，因为吸烟会降低中性粒细胞功能、局部血供和抗体产生和纤维活性。重度吸烟患者（每天多于 10 根）种植手术 5~10 年后发生种植体周围炎概率比正常人高，修复并发症、黏膜缺损更高。所以重度吸烟患者要避免做大范围的骨增量手术。

三、局部解剖形态

位点局部的解剖形态和骨缺损类型影响手术方案的制定、再生材料选择、手术实施，几乎从根本上决定了手术难度，是影响 GBR 局部解剖形态结果的重要因素，具体内容见第五节。

四、种植体植入的位点要求

种植体植入的准确三维位置有以下几种。

（1）近远中向。种植体距离相邻天然牙至少 1.5mm，相邻种植体之间至少间隔 3mm。

（2）冠根向。种植体肩台距离邻牙釉牙骨质界 3mm。

（3）颊腭（舌）向。种植体颊侧边缘位于邻牙切缘连线腭（舌）向 1.5~2mm。此外，种植体植入的角度应确保种植体长轴从修复体合适的位置穿出。

三维位置不准确会导致牙龈乳头消失、种植体周软组织退缩、骨吸收等美学灾难，甚至还会因为咬合受力、感染等原因引起种植体周围炎。种植体植入务必确保精准的三维位置。在后牙区，只有准确植入的种植体才能保证修复后正确的咬合关系。

种植体的生物学并发症大都始发于种植体表面被细菌污染。微粗糙的种植体表面暴露在牙槽嵴区域为细菌定植和菌斑生物膜形成提供了理想的环境，如果不加以干预，将会引起一系列生物学改变，最终危害种植体长期的成功和存留。因此要确保种植体骨结合完成时，种植体四周完全被骨环绕（唇侧骨厚度不低于 1.5mm）是预防的第一道防线。当原位骨的宽度和高度不足时应进行

GBR 确保充足的骨量。

五、软组织

软组织厚度对于骨再生及种植成功具有关键的作用。在 GBR 等骨增量操作中，软组织过薄将会大大增加术后组织开裂、术区暴露和感染的风险。种植体植入后，牙槽嵴顶软组织厚度不足会影响有效生物学宽度的形成，增加种植体同软组织退缩、种植体暴露的风险。软组织厚度不足需在组织增量手术前予以纠正。

角化黏膜缺失目前尚不能作为种植体周围炎发生的促进因素，但角化黏膜宽度减少会增加患者口腔清洁的难度，角化黏膜的减少往往伴随着口腔卫生不佳和增高的菌斑指数。当角化黏膜不足时，患者常会自述刷牙时会感到不适，因没有清洁通道而更难维持口腔卫生。此外，角化黏膜不足还会影响其他解剖结构，它常会伴随变浅的前庭沟。在进行 GBR 操作时需要考虑角化黏膜的影响，我们推荐在种植体唇侧保留 2mm 角化黏膜。

第五节　基于血液基质应用的
骨缺损分类

局部解剖形态是决定手术方案的重要因素。在传统 GBR 中，根据缺损的范围和方向可以将局部骨缺损的形态分为水平向和垂直向两大类。成骨需要的成血管和成骨细胞的最主要来源是相邻的骨髓腔，缺损形态决定血凝块和植骨材料的稳定性。

目前临床上应对不同骨缺损有不同的再生策略，采用不同的缺损分类、术式、材料和方法，以期实现 GBR 成功所需的膜保护屏障、植骨区的有效支撑和长期稳定。

然而目前的分类方式存在诸多问题，一部分分类复杂，将骨缺损分为若干类，其中一些类型中还有若干亚类，每一类对应着不同的治疗方法，不同方法之间缺乏关联，临床医生记忆与实施起来均有难度。另一部分分类则基于解剖和影像学表现，但缺少对应的临床解决方案，有"为了分类而分类"之嫌，无法指导临床实践。实际上缺损形态影响的是种植体植入的时机与组织再生的策略。

因此,我们提出基于血浆基质应用的新的水平骨缺损及垂直骨缺损的形态分类,将分类与操作应用及临床指南结合起来,帮助广大医生更好地进行骨增量操作。

一、种植时机与骨增量

在需要进行 GBR 等骨增量手术的骨缺损位点中,因形态不利,再生难度大,需要骨增量完成后,延期植入种植体,另一部分缺损位点则因为形态有利,再生结果可预期,可以同期植入种植体。决定种植体能否同期植入的标准如下。

(1) 种植体植入是否能够获得初期稳定性。

(2) 种植体是否能够按照修复为引导的位置植入到合适的三维位置。

(3) 骨缺损的形态对于同期植入有利。

(一) 同期植入

同期植入的优势明显,患者能够一次完成手术,减少术后并发症,减少治疗时间和费用。

有利型骨缺损特点如下。

(1) 种植位点有足够的牙槽嵴宽度,在骨愈合后种植体需要环绕在牙槽骨中,最小骨宽度要达到种植体直径+2mm。

(2) 骨缺损形态能够提供充足的移植稳定性,种植体螺纹在骨性封套(bony envelope)以内,植入的种植体在牙槽骨轮廓之内,能够实现高度可预计的成功的再生结果。

(3) 邻间隙骨高度未丧失。

(二) 延期植入

延期 GBR 在进展型水平骨吸收、大范围骨吸收、垂直向骨吸收多见,种植体植入在牙槽骨轮廓之外,缺损形态对种植体植入和再生不利。

如果同期植入,修复引导的种植体植入的准确三维位置难以获得,减少再生成功的可能性。

二、水平骨缺损及治疗

水平骨缺损分类如图 3-5 所示。

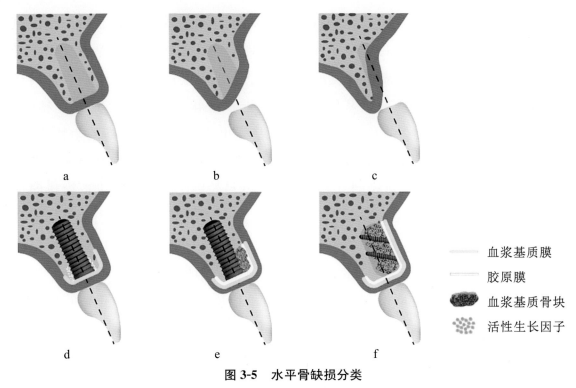

图右侧图例：

血浆基质膜

胶原膜

血浆基质骨块

活性生长因子

图 3-5　水平骨缺损分类

a. 一类水平骨缺损形态；b. 二类水平骨缺损形态；c. 三类水平骨缺损形态；

d. 一类水平骨缺损的应对策略；e. 二类水平骨缺损的应对策略；f. 三类水平骨缺损的应对策略

（一）一类水平骨缺损

缺牙位点骨量可供植入理想尺寸的种植体，且种植体周围无骨开裂，但牙槽骨轮廓比非缺牙区凹陷的情况。对于此类骨缺损，可在种植开始前抽取患者血液，制作血浆基质膜。术中在牙槽骨轮廓凹陷区域充填颗粒状骨粉，再使用固态血浆基质膜替代可吸收胶原膜覆盖缺损区，可轻度过充填，以补偿骨再生过程中材料的吸收及可能发生的轻度移位现象。血浆基质在此区域可缓释生长因子，促进骨充填材料的血管化，其内部的干细胞可在此处发挥再生作用。并且血浆基质含有的白细胞具有抗炎和抗菌的作用，可减少术后水肿、疼痛、感染等的可能性。

（二）二类水平骨缺损

缺牙位点骨量如果根据未来修复体位置确定的种植位点植入理想尺寸种植体后，种植体三侧均有骨，但颊侧骨壁存在骨开裂（骨开裂长度小于种植体长度的 50%）的情况。对于此类骨缺损，可在种植开始前抽取患者血液，制作血浆基质骨块。在骨缺损区的皮质骨表面制备滋养孔，将血浆基质骨块放置在骨缺损区。在血浆基质骨块表面覆盖可吸收胶原膜，再覆盖固态血浆基质膜后进行缝合。在此类缺损中，血浆基质骨块相比于颗粒状骨粉而言，具有完整性、便于操作性、不容易移位等优点，并且血浆基质也赋予了材料更高的生物活性。在可吸收胶原膜表面覆盖一层固态血浆基质膜能够进一步促进软组织再生，减少术后不适。如图 3-6 所示病例，术前即可见骨弓轮廓凹陷，口腔锥形束投照计算机重组断层影像（cone beam CT，CBCT）显示患者牙槽骨高度尚可，但 11 处宽度仅 7mm，21 处宽度为 6.5mm，按照未来修复方向植入种植体则无法保证唇侧骨厚度。在植入后，可见 11 处唇侧无骨开裂，但唇侧轮廓不够饱满，属于一类水平骨缺损，21 处唇侧存在骨开裂，但种植体周围有骨，骨开裂的长度不超过种植体长度的 1/2，因此属于二类水平骨缺损。术中制备血浆基质骨块，将其覆盖在骨缺损处，在表面盖上固态血浆基质膜后缝合。术后 6 个月 CBCT 显示唇侧骨量大于 2mm。植入术后 22 个月可见口内美学效果良好。

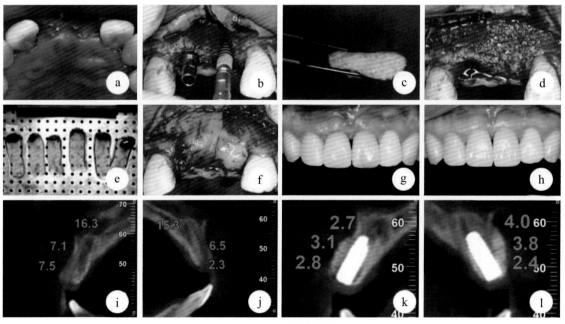

图 3-6 二类水平骨缺损的治疗

a. 术前口内照可见组织缺损明显；b. 植入种植体后，可见 11 属于一类水平缺损，21 属于二类水平缺损；c. 制备血浆基质骨块；d. 血浆基质骨块充填于缺损区域；e. 血浆基质膜；f. 覆盖胶原膜及血浆基质膜；g. 临时修复口内照；h. 永久修复口内照；i、j. 骨增量 6 个月后位点骨再生效果良好，轮廓完全恢复；k、l. 种植体植入后，唇侧骨量充足，轮廓良好

（三）三类水平骨缺损

缺牙位点骨量不足以在理想位置植入理想尺寸的种植体，需要先行植骨恢复骨量以利于种植体植入的情况。对于此类骨缺损，需要先行骨增量手术，待骨增量完成后延期进行种植操作。可在手术开始前抽取患者血液，制作血浆基质骨块。在骨缺损区的皮质骨表面制备滋养孔，将血浆基质骨块放置在骨缺损区，采用钛钉等方式支撑血浆基质骨块。血浆基质骨块表面再覆盖可吸收胶原膜，并在可吸收胶原膜的表面覆盖固态血浆基质膜。在此类缺损中使用血浆基质骨块，避免了自体骨供给量有限的问题，还能够规避受取自体骨块给患者带来的不适、疼痛和感染等风险。血浆基质骨块制备完成后，具有一定的机械强度，可代替自体骨块对缺损区起到支撑作用，还能够根据患者骨缺损区的形态进行塑形。另外，在术前还可提前设计数字化植骨导板，根据导板形态塑形血浆基质骨块，更好地实现以修复为导向的水平骨增量。如图 3-7 所示病例，术前即可见骨弓轮廓凹陷，CBCT 显示患者牙槽骨高度尚可，但 11 处牙槽嵴顶宽度仅 3.3mm，22 处宽度为 3.2mm，按照未来修复方向植入种植体则无法维持种植体稳定，因此属于三类水平骨缺损。术中制备血浆基质骨块，将其覆盖在骨缺损处，用钛钉进行固定，使用胶原膜覆盖后缝合。术后 6 个月进行种植体植入，植入后 3 个月 CBCT 显示唇侧骨量大于 2mm。

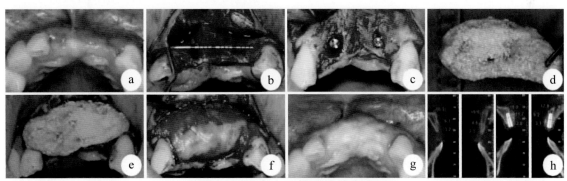

图 3-7　三类水平骨缺损的治疗
a. 术前口内照可见软硬组织缺损明显，轮廓塌陷；b. 切开翻瓣可见三类水平缺损；c.11 及 21 缺牙位点植入两颗钛钉支撑植骨区域，钛钉位于牙槽嵴顶边缘转折的位置，避免愈合过程中组织压力导致此区域的塌陷；d. 制备好的血浆基质骨块，注意骨块的尺寸，需足以覆盖整个植骨区域，并保持足够的厚度；e. 血浆基质骨块充填于植骨区，近远中范围超过植骨区 1 个牙位，根方直抵前庭沟，厚度约 4mm；f. 血浆基质骨块表面覆盖胶原膜，膜边缘超过植骨材料 1.5mm，当膜能均匀平整地盖好后，表面覆盖血浆基质膜；g. 骨增量 6 个月后口内照显示组织轮廓充盈，软组织形态质地良好；h. 术前、术后 CBCT 对比，术前为平坦菲薄的牙槽嵴，种植体植入 3 个月后显示组织轮廓丰满，种植体唇侧骨厚度超过 2mm

三、垂直骨缺损分类及治疗

垂直骨缺损分类如图 3-8 所示。

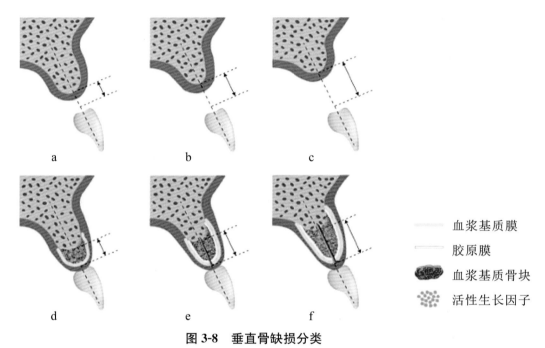

图 3-8　垂直骨缺损分类

a. Ⅰ类垂直骨缺损（＜4mm）；b. Ⅱ类垂直骨缺损（4～8mm）；c. Ⅲ类垂直骨缺损（＞8mm）；d. Ⅰ类垂直骨缺损应对策略：血浆基质骨块＋血浆基质膜；e. Ⅱ类垂直骨缺损应对策略：血浆基质骨块＋钛钉＋胶原膜＋血浆基质膜；f. Ⅲ类垂直骨缺损应对策略：血浆基质骨块＋钛钉＋1∶1自体骨屑/生长因子＋胶原膜＋血浆基质膜

（一）Ⅰ类垂直骨缺损

Ⅰ类垂直骨缺损是指缺牙位点牙槽嵴需要的垂直骨增量高度小于 4mm 的情况（测量沿未来预期修复体长轴方向）。此类垂直骨缺损需要的骨增量范围较小，目前许多循证医学证据表明，普通的 GBR 在此类缺损即可获得较好的垂直骨增量效果，可于 6 个月后行种植体植入手术。

对于此类骨缺损，在植骨手术开始前抽取患者血液，收集血浆基质膜和液态血浆基质，与低替代率颗粒状异种骨替代材料混合制作血浆基质骨块。在骨缺损区域的表面制备滋养孔，将血浆基质骨块放置在骨缺损区的上方，再用血浆基质膜进行覆盖，无张力缝合固定。在此类骨缺损中，采用血浆基质制备成骨块，使颗粒状骨替代材料成为一个有一定强度的整体，从而便于材料的固定和缝合。血浆基质膜可起到促进软组织愈合的作用，减少患者术后不适。

（二） II 类垂直骨缺损

II 类垂直骨缺损是指缺牙位点牙槽嵴需要的垂直骨增量高度介于 4～8mm 的情况（测量沿未来预期修复体长轴方向）。此类垂直骨缺损需要的骨增量范围进一步增大，目前研究表明，多种垂直骨增量的术式最终能获得的骨增量均在 4～8mm。在此种情况下，建议行 GBR 进行垂直骨增量，6～9 个月后评估获得了满意的骨再生效果后再行种植体植入。

对于此类骨缺损，在植骨手术开始前抽取患者血液，收集血浆基质膜和液态血浆基质，与低替代率颗粒状异种骨替代材料混合制作血浆基质骨块。在骨缺损区域的表面制备滋养孔，将血浆基质骨块放置在骨缺损区的上方，在此类骨缺损中，由于骨缺损较大，因此制备的血浆基质骨块也较大，需要采用钛钉支撑、可吸收胶原膜进行覆盖，再用血浆基质膜进行覆盖，无张力缝合固定。另外，血浆基质膜覆盖在可吸收胶原膜表面可进一步促进软组织再生，减少膜暴露、术后肿胀等反应。目前循证医学证据表明，加入血浆基质后，在此类骨缺损中 GBR 垂直骨增量可获得较好的效果。

（三） III 类垂直骨缺损

III 类垂直骨缺损是指缺牙位点牙槽嵴需要的垂直骨增量高度大于 8mm 的情况（测量沿未来预期修复体长轴方向）。此类垂直骨缺损需要的骨增量范围极大，在临床上非常有挑战性，即使是采用牵张成骨、骨块移植等方式通常也难以获得良好的骨再生效果，并且这些手术在此类大范围缺损中出现并发症的概率极大。在此种情况下，建议行 GBR 进行垂直骨增量，6～9 个月后评估获得了满意的骨再生效果后再行种植体植入。另外，这一类型的垂直骨增量通常难以通过一次植骨获得满意的效果，通常需要分期植骨才能获得满意的效果。

对于此类骨缺损，采用单纯的血浆基质骨块难以获得满意的效果。可在种植开始前抽取患者血液，收集血浆基质膜和液态血浆基质，混合低替代率颗粒状异种骨替代材料，同时加入自体骨屑（1∶1），或是加入骨形成蛋白-2（bone morphogenetic protein-2，BMP-2）等生长因子，混合均匀，制成复合血浆基质骨块。在骨缺损区域的表面制备滋养孔，将血浆基质骨块放置在骨缺损区的上方，并按照理想的牙槽嵴轮廓进行塑形。在此类骨缺损中，由于骨缺损较大，因此制备的血浆基质骨块也较大，建议采用钛钉辅助支撑，再覆盖可吸收胶原膜、血浆基质膜后，无张力缝合固定。在此类型的骨缺损中，生长因子和自体骨屑的加入均是为了提高材料的骨再生效果。在此类病例中加入血浆基质尤为必要，因为垂直骨增量高度受到的限制也来源于血供的限制，促进新生血管形成可提高骨增量效果（图 3-9）。

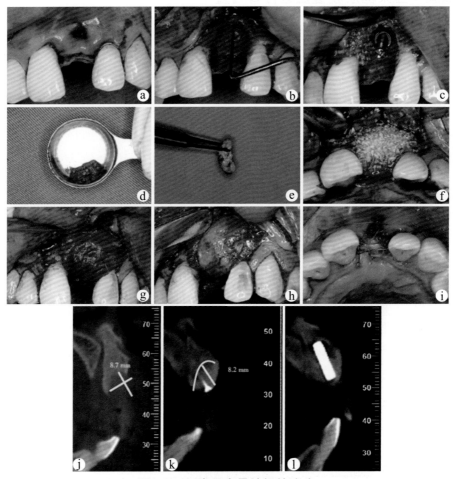

图 3-9 Ⅲ类垂直骨缺损的治疗

a. 术前口内照显示，缺牙位点轮廓塌陷明显，软硬组织大范围缺损，唇侧缺损正中区域可见未愈合的软组织瘢痕；b. 切开翻瓣后可见垂直骨缺损的深度超过 10mm；c. 植入钛钉后在唇侧正中牙槽嵴顶到唇侧的转角处支撑整个植骨区域；d. 制备的血浆基质骨块，将 2 片固态血浆基质膜碎片、DBBM 骨粉（0.25g）、自体骨屑（位点根方及邻近翻瓣区域用骨刨刮取，与 DBBM 比例为 1 : 1）充分混合均匀，注射液态血浆基质形成骨块；e. 成型的血浆基质骨块；f. 血浆基质骨块充填于缺损区；g. 覆盖胶原膜；h. 覆盖血浆基质膜；i. 严密缝合，关闭创口；j. 术前 CT，显示靠近切牙管位置垂直向缺损超过 8mm；k. 植骨术后 9 个月可见骨增量效果明显，轮廓恢复良好；l. 种植体植入 3 个月后可见种植体位置良好，种植体用骨量充足

第六节　典型病例

【病例1】　美学区唇侧水平骨缺损，种植体植入同期应用血浆基质骨块充填，胶原膜＋血浆基质膜覆盖进行骨增量

（1）术前口内检查。如图 3-10 所示，可见 21 缺牙区牙槽骨吸收明显，唇侧组织轮廓凹陷，唇侧角化龈位置向冠方移动，牙槽嵴顶远中可见残余牙片。

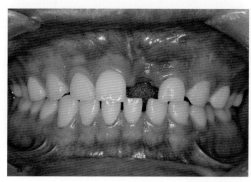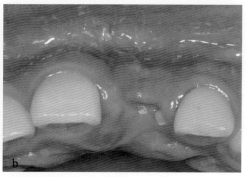

图 3-10　术前口内前查

a. 正面观；b. 殆面观

（2）术前影像学检查。如图 3-11 所示，可见 21 唇侧骨板缺失（垂直向范围超过 8mm），拔牙窝未愈合，邻间隙骨高度维持，根尖可用骨量充足。

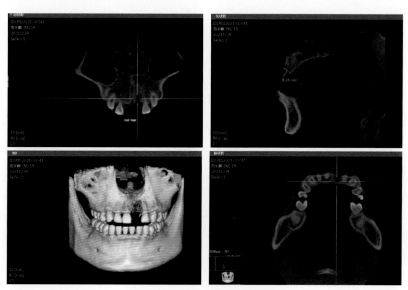

图 3-11　术前影像学检查

（3）切开翻瓣，缺牙间隙近中及远中均做垂直松弛切口，近中延伸至11远中，远中延伸至22远中，做松弛切口，根方翻瓣至前庭沟，充分暴露术区骨面，分离腭侧黏膜至牙槽嵴顶根方5～10mm。在翻瓣完成后，再从近中垂直切口到远中垂直切口唇侧瓣膜根方行骨膜松弛切口，充分松解黏膜，拉伸至能够实现无张力缝合。可见21拔牙窝未愈合痕迹，唇侧骨面凹陷明显（图3-12）。

（4）骨刨在根方及近远中邻牙唇侧骨面刮取自体骨屑（图3-13）。

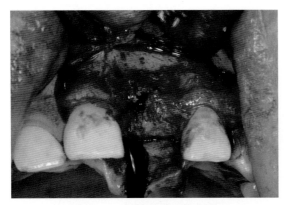
图3-12　唇侧骨面凹陷明显

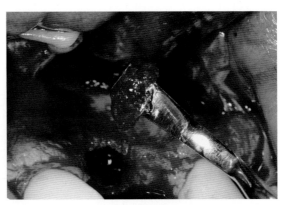
图3-13　骨刨刮取自体骨屑

（5）唇侧骨板吸收，近远中缺失范围达到10mm（图3-14）。

（6）近远中邻牙骨高度存留，根尖可见大量炎性肉芽组织，唇侧牙槽骨轮廓丧失（图3-15）。

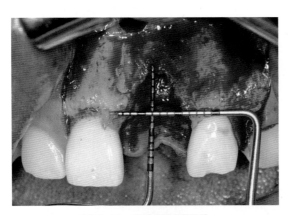
图3-14　唇侧骨板吸收

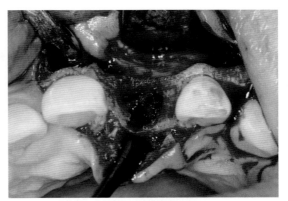
图3-15　唇侧牙槽骨轮廓丧失

（7）将自体骨屑、固态血浆基质膜碎片和颗粒状异种骨替代材料（Bio-oss小颗粒，0.50g）混合，注射液态血浆基质，制备的血浆基质骨块，长度×宽度×高度=25mm×10mm×8mm（图3-16）。

（8）种植体植入到准确的三维位置（图 3-17）。

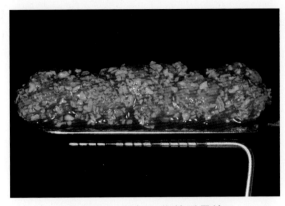

图 3-16　制备血浆基质骨块

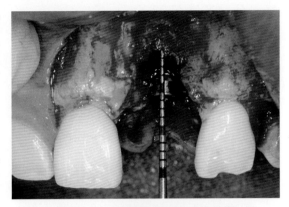

图 3-17　种植体植入的三维位置

（9）腭侧插入胶原屏障膜，植入血浆基质骨块。应注意过量充填，牙槽嵴轮廓恢复至正常牙弓轮廓以外，牙槽嵴顶宽度超过 12mm。充填血浆基质骨块应注意压实材料，使之与缺损形态完全匹配，压实后可二次注射液态血浆基质使血浆基质骨块二次成型，再次注射液态血浆基质除了能够让骨块二次成型增加骨块的机械强度，形

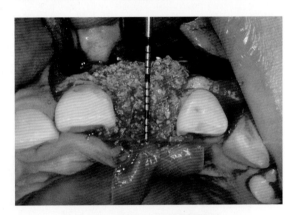

图 3-18　植入血浆基质骨块

成具有均一强度的骨块表面以外，还能够增强植骨区域的抗炎能力（图 3-18）。

（10）在植骨区覆盖胶原屏障膜，注意根方覆盖范围应超过植骨边缘 1.5mm，表面覆盖血浆基质膜（图 3-19）。

（11）严密关闭创口（图 3-20）。

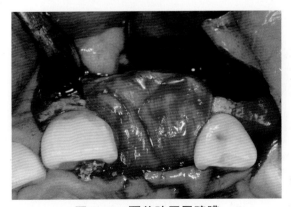

图 3-19　覆盖胶原屏障膜

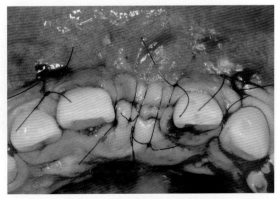

图 3-20　严密缝合，关闭创口

（12）植骨术后 4 个月复查口内检查。如图 3-21 所示，可见软组织愈合良好，牙弓轮廓恢复。

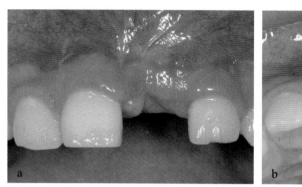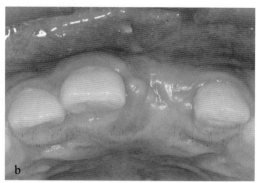

图 3-21　植骨术后 4 个月复查口内检查
a. 正面观；b. 殆面观

（13）种植术后 3 个月复查影像学检查。CBCT 显示种植体植入位置良好，种植体唇侧骨厚度充足，种植体骨结合良好（图 3-22）。

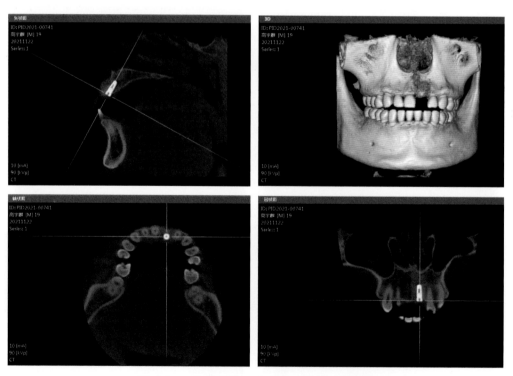

图 3-22　种植术后 3 个月复查影像学检查

（14）戴牙后牙片显示基台与种植体连接紧密，修复体就位良好，种植体骨结合良好（图 3-23）。

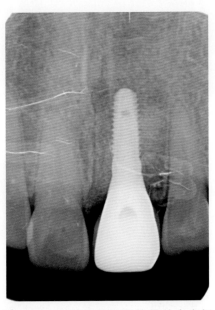

图 3-23 牙片显示种植体骨结合良好

【病例 2】 美学区唇侧水平骨缺损，种植体植入同期应用血浆基质骨块充填，胶原膜＋血浆基质膜覆盖进行骨增量

（1）术前口内检查。如图 3-24 所示，可见 21 缺牙区牙槽骨吸收，唇侧组织轮廓凹陷明显，唇侧角化龈位置向冠方移动。

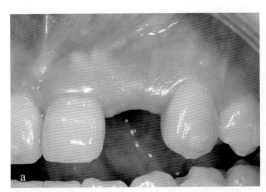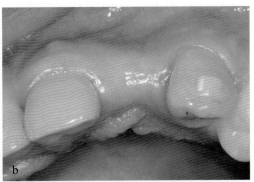

图 3-24 术前口内检查
a. 正面观；b. 𬌗面观

（2）术前口内影像学检查。如图 3-25 所示，可见牙槽嵴顶骨宽度剩余 2mm，唇侧皮质骨丧失，越过牙槽嵴顶唇侧骨凹陷明显。

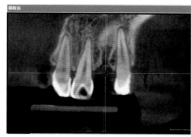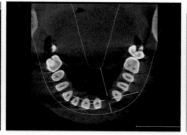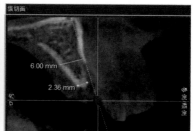

图 3-25　术前口内影像学检查

（3）切开翻瓣，缺牙间隙近中及远中均做垂直松弛切口，近中延伸至 21 近中，做保留龈乳头的松弛切口，远中延伸至 24 远中，在 23、24 间隙保留龈乳头，24 远中做垂直松弛切口。根方翻瓣至前庭沟，充分暴露术区骨面，分离腭侧黏膜至牙槽嵴顶根方 5～10mm。可见 21 拔牙窝未愈合痕

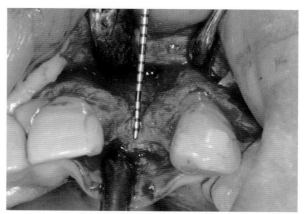

图 3-26　嵴顶宽度约 2mm，唇侧骨凹陷明显

迹，唇侧骨面凹陷明显，牙槽嵴顶最窄处仅 1mm（图 3-26）。

（4）唇侧骨缺损最低点垂直向达到 3mm（图 3-27）。

（5）在翻瓣完成后，再从近中垂直切口到远中垂直切口唇侧瓣膜根方行骨膜松弛切口，充分松解黏膜，组织瓣边缘可拉伸至超越牙槽嵴顶 10mm，能够实现无张力缝合（图 3-28）。

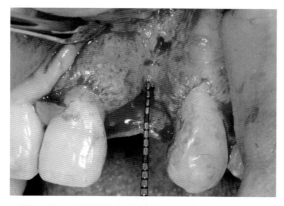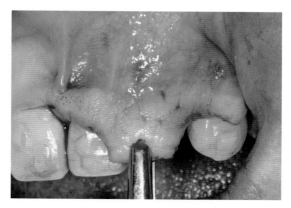

图 3-27　唇侧骨缺损最低点垂直向达到 3mm　　　　图 3-28　行骨膜松弛切口

（6）预备种植窝洞，如图 3-29 所示，唇侧骨板边缘预备滋养孔。

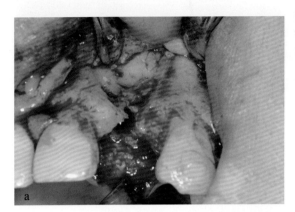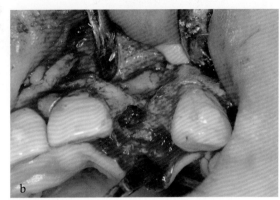

图 3-29　预备种植窝洞
a. 唇面观；b. 殆面观

（7）骨刨在根方及近远中邻牙收集自体骨屑（图 3-30）。

（8）可见唇侧大范围骨缺损，近远中邻牙骨板存留，种植体偏腭侧植入，种植体边缘距离邻牙切缘连线超过 2mm（图 3-31）。

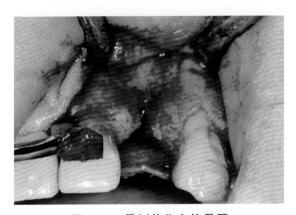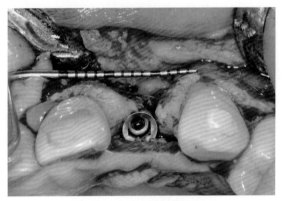

图 3-30　骨刨收集自体骨屑　　　**图 3-31　种植体偏腭侧植入**

（9）种植体植入后可见唇侧螺纹暴露，种植体植入到准确的三维位置，种植体植入到龈缘以下约 3.5mm（图 3-32）。

（10）将自体骨屑、颗粒状异种骨替代材料（Bio-oss 小颗粒，0.50g）及固态血浆基质碎片混合，注射液态血浆基质制备血浆基质骨块。形成的骨块具有一定机械强度，是一块可剪裁，并根据缺损形态塑造的块状植骨材料，将血浆基质骨块切割成一大一小两块，大块用于唇侧充填，小块用于腭侧充填。用液态血浆基质润湿可吸收胶原膜（图 3-33）。

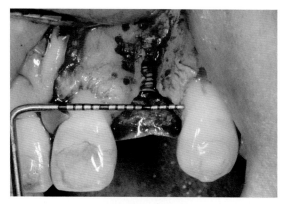

图 3-32　种植体植入的准确三维位置

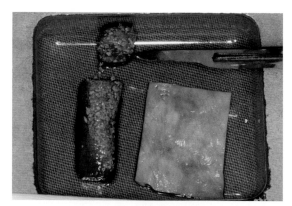

图 3-33　用液态血浆基质润湿可吸收胶原膜

（11）剪裁胶原膜使之符合缺损大小，先将膜边缘塞入腭侧黏膜（图 3-34）。

（12）在腭侧充填小块血浆基质骨块，修复腭侧骨凹陷（图 3-35）。

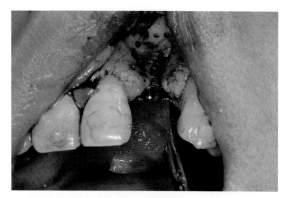

图 3-34　将胶原膜边缘塞入腭侧黏膜

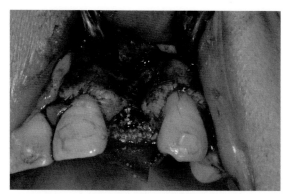

图 3-35　充填小块血浆基质骨块在腭侧

（13）将大块血浆基质骨块充填在唇侧骨缺损（图 3-36）。

（14）将在腭侧塞好的胶原膜覆盖到唇侧，从近中到远中的方向覆盖第二块胶原膜（图 3-37）。

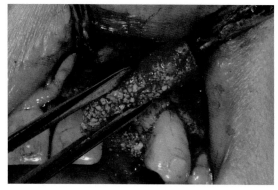

图 3-36　充填大块血浆基质骨块于颊侧

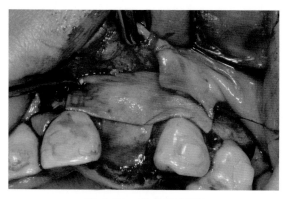

图 3-37　覆盖胶原膜

（15）在胶原膜表面覆盖血浆基质膜（图 3-38）。

（16）严密缝合，关闭创口（图 3-39）。

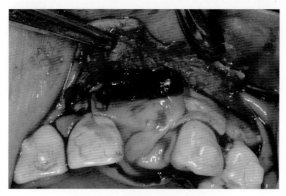 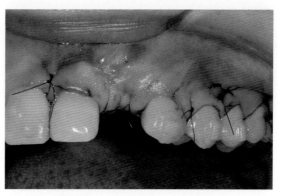

图 3-38　覆盖血浆基质膜　　　　　　　　图 3-39　严密缝合，关闭创口

（17）术后即刻 CBCT 检查，可见种植体植入位置良好，种植体根方位于原位骨中，唇侧被血浆基质骨块覆盖，牙槽嵴顶唇侧骨宽度达到 8mm，种植体唇侧厚度超过 3mm（图 3-40）。

（18）术后 3 个月 CBCT 检查，种植体骨结合良好，新生骨与原位骨结合良好，种植体位于理想的三维位置，牙槽嵴顶骨骨宽度超过 5mm，种植体唇侧厚度达到 2mm（图 3-41）。

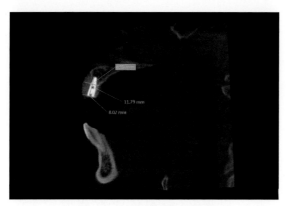 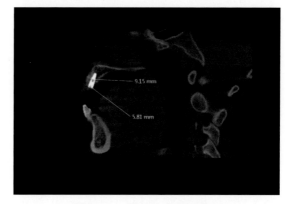

图 3-40　术后即刻 CBCT　　　　　　　　　图 3-41　术后 3 个月 CBCT

（19）术后 3 个月口内检查。如图 3-42 所示，可见 22 缺牙位点唇侧组织轮廓恢复，软组织愈合良好，角化黏膜充足。

（20）在 22 根尖区行水平切口，查看根尖成骨情况，探查可见新生的骨质结构，具有一定强度，探针不易穿透（图 3-43）。

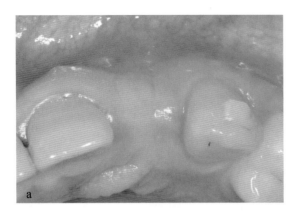
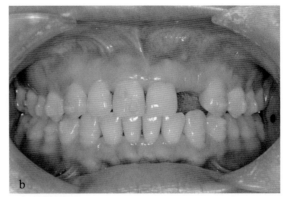

图 3-42　术后 3 个月口内检查

a. 𬌗面观；b. 正面观

（21）牙槽嵴顶偏腭侧做水平切口，近远中向唇侧做垂直切口，保留龈乳头，形成一个"U"形瓣，用 15c 刀片将牙槽嵴顶的黏膜表面区上皮化，翻开分离黏膜，取出封闭螺丝，连接愈合基台，将牙槽嵴顶去上皮化的一层黏膜用愈合基台挤压固定在种植体唇侧（图 3-44）。

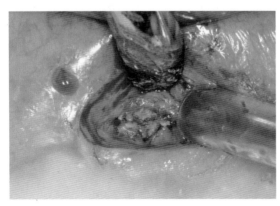
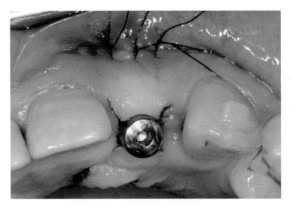

图 3-43　查看成骨　　　　　　　**图 3-44　连接愈合基台**

（22）最终修复口内情况。如图 3-45 所示，可见 22 修复体螺丝通道位于腭侧中央，形态与牙列匹配，种植体周组织健康，近远中龈乳头丰满，角化黏膜充足，种植体唇侧轮廓丰满，与邻牙和谐一致，修复体咬合良好。

（23）戴牙当日牙片，显示种植体与基台连接紧密，修复体就位良好，种植体骨结合良好（图 3-46）。

（24）戴牙 1 个月复查，种植体周组织良好，未见其他异常（图 3-47）。

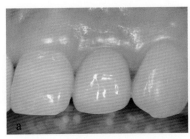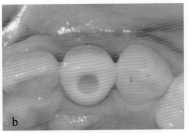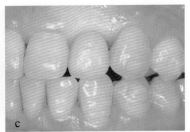

图 3-45 最终修复口内情况

a. 正面观；b. 粉面观；c. 咬合状况

（25）戴牙 3 个月复查，种植体周骨组织在负载后进一步成熟，未见其他异常（图 3-48）。

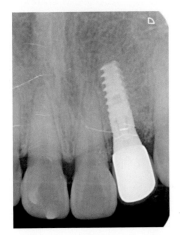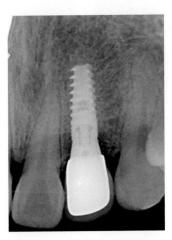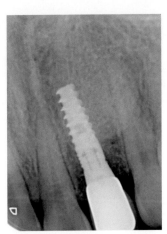

图 3-46 戴牙当日牙片　　　图 3-47 戴牙 1 个月牙片　　　图 3-48 戴牙 3 个月牙片

【病例 3】 左上后牙水平骨缺损，种植体植入同期应用血浆基质骨块充填，胶原膜＋血浆基质膜覆盖进行骨增量

（1）术前口内检查。如图 3-49 所示，可见 25 缺牙区牙槽骨吸收，唇侧组织轮廓凹陷，系带位置向牙槽嵴顶移动，角化黏膜变窄。

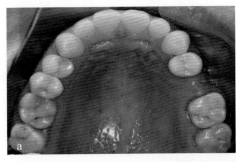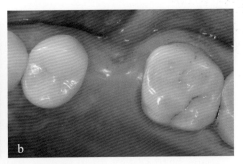

图 3-49 术前口内检查

a. 全口粉面观；b. 局部粉面观

（2）术前口内影像学检查。可见牙槽嵴顶骨宽度剩余 4mm，唇侧骨凹陷明显（图 3-50）。

（3）切开翻瓣。牙槽嵴顶水平切口，24 近中做保留龈乳头松弛切口，23 远中行垂直松弛切口，27 沿龈沟内翻开；根方分离黏膜至膜龈联合以上，在翻开组织瓣根方行骨膜松弛切口，充分减张至能够实现无张力缝合（图 3-51）。

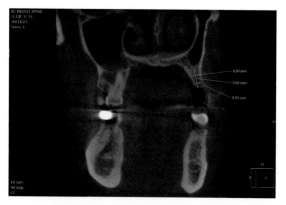

图 3-50　术前口内影像学检查

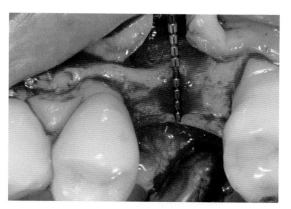

图 3-51　颊舌向宽度约 4mm

（4）获取的自体骨屑、固态血浆基质膜碎片和颗粒状异种骨替代材料（Bio-oss 小颗粒，0.25g）（图 3-52）。

（5）将上述材料混合后，注射液态血浆基质，形成血浆基质骨块（图 3-53）。

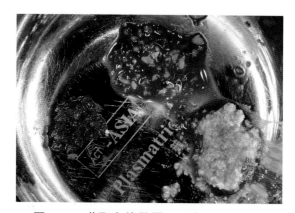

图 3-52　获取自体骨屑、固态血浆基质膜
碎片和颗粒状异种骨替代材料

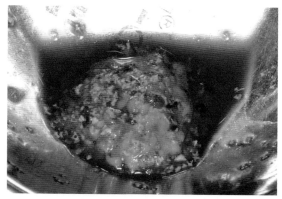

图 3-53　制备血浆基质骨块

（6）预备种植窝洞，可见唇侧轮廓凹陷明显（图 3-54）。

（7）唇侧凹陷骨板表面钻滋养孔（图 3-55）。

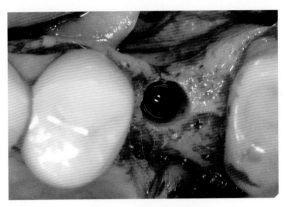

图 3-54　预备种植窝洞

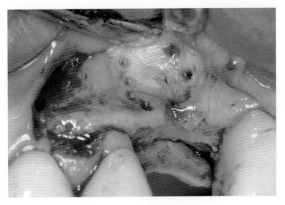

图 3-55　制备滋养孔

（8）制备好的血浆基质骨块，尺寸约为长度×宽度×高度＝20mm×8mm× 8mm（图 3-56）。

（9）植入种植体后，将血浆基质骨块充填覆盖于唇侧骨板，压实血浆基质骨块，使之与缺损形态完全贴合，最终实现骨块对缺损轮廓的过量修复，充填完成后再次注射液态血浆基质，实现血浆基质骨块的二次成型；在血浆基质骨块之上覆盖胶原膜（图 3-57）。

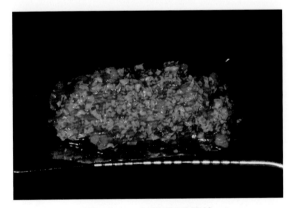

图 3-56　血浆基质骨块

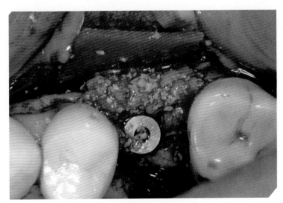

图 3-57　血浆基质骨块的二次成型

（10）胶原膜上覆盖双侧血浆基质膜，应将膜从腭侧到唇侧全程覆盖（图 3-58）。

（11）无张力关闭创口，严密缝合。注意 24 龈乳头位点为避免对龈乳头的压迫造成软组织退缩，应选择垂直褥式缝合（图 3-59）。

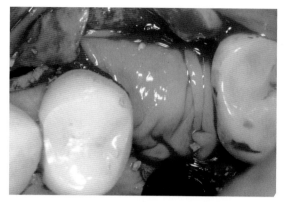

图 3-58　覆盖双层血浆基质膜

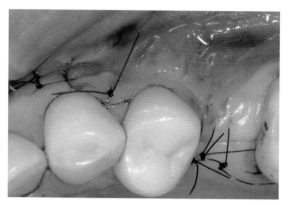

图 3-59　无张力关闭创口

（12）愈合 4 个月后复查口内检查。软组织愈合良好，颊侧组织轮廓恢复（图 3-60）。

（13）愈合 4 个月后复查影像学检查。种植体三维位置准确，种植体周骨结合良好，种植体颊侧有充足骨量，牙槽嵴顶骨宽度达到 9mm（图 3-61）。

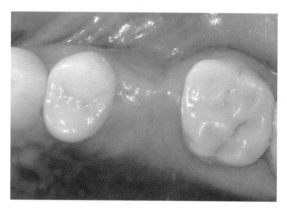

图 3-60　4 个月后口内检查

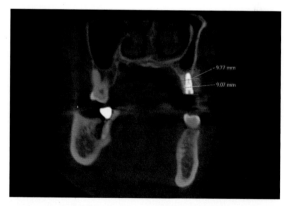

图 3-61　4 个月后影像学检查

（14）戴牙即刻，口内𬌗面可见修复体螺丝孔位于𬌗面中央窝，邻间隙紧密，组织轮廓恢复良好（图 3-62）。

（15）戴牙即刻，牙片显示种植体与基台连接紧密，修复体就位良好，种植体周骨组织充盈（图 3-63）。

（16）戴牙 3 个月后，牙片显示负载后种植体周骨质进一步成熟，种植修复结构连接紧密（图 3-64）。

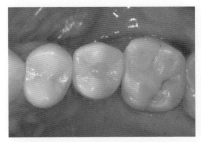
图 3-62　戴牙即刻𬌗面

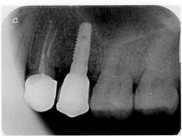
图 3-63　戴牙即刻牙片

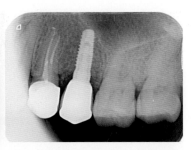
图 3-64　戴牙 3 个月后牙片

【病例 4】　多颗上前牙缺失，种植体植入同期应用血浆基质骨块充填，胶原膜＋血浆基质膜覆盖进行骨增量

（1）患者慢性牙周炎，上前牙美学区 11 缺失，12、21 松Ⅱ～Ⅲ，拟拔除（图 3-65）。

（2）系统牙周治疗后，拔除 12、21，自然愈合 2 个月后复查。如图 3-66 所示，牙槽嵴顶可见拔牙窝愈合痕迹，唇侧组织轮廓塌陷。

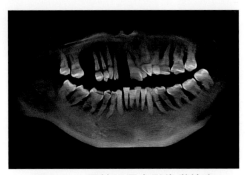
图 3-65　慢性牙周炎影像学检查

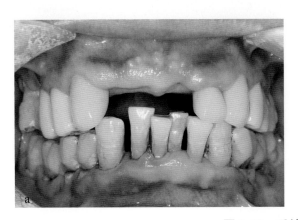
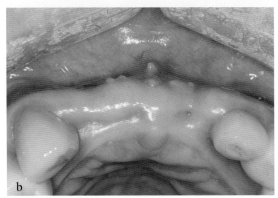
图 3-66　系统牙周治疗后
a. 唇面观；b. 𬌗面观

（3）植骨术前影像学检查。唇侧牙槽骨水平吸收明显，唇侧剩余骨宽度 4mm（图 3-67）。

（4）切开翻瓣。缺牙区牙槽嵴顶水平切口，13、22 龈沟内切口，在 13、22 远中做垂直松弛切口，根方分离黏膜至膜龈联合以上，腭侧黏膜分离 10mm。在

翻开组织瓣根方做骨膜松弛切口，充分减张至能够实现无张力缝合。可见牙槽
嵴顶骨宽度尚可，越过牙槽嵴顶唇侧骨板可见上颌前牙去唇侧牙槽骨呈现明显
凹陷（图 3-68）。

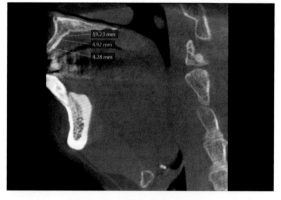

图 3-67　术前影像学检查

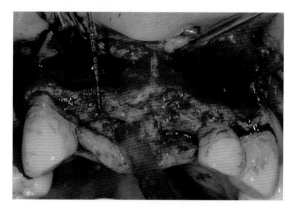

图 3-68　切开翻瓣，颊舌向牙槽嵴宽度约 4mm

（5）用骨刨在唇侧骨板表面刮取自体骨屑（图 3-69）。

（6）在正中鼻嵴隆起处的两侧用取骨钻钻取自体骨屑（图 3-70）。

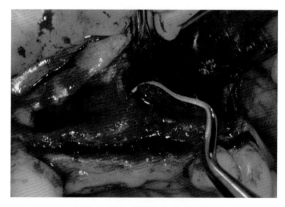

图 3-69　刮取自体骨屑

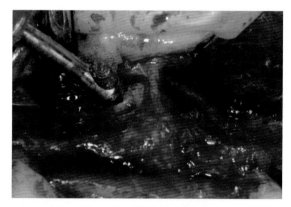

图 3-70　钻取自体骨屑

（7）将获得的自体骨屑、固态血浆基质膜碎片和颗粒状异种骨替代材料
（Bio-oss 小颗粒，0.50g）充分混合，注射液态血浆基质，形成血浆基质骨块
（图 3-71）。

（8）预备 12、21 种植窝洞，预备完成后，可见牙槽嵴顶皮质骨在窝洞唇侧
仍然有 2mm 厚度，然而从𬌗面观察，窝洞根方种植体预植入的方向上唇侧骨缺
损明显（图 3-72）。

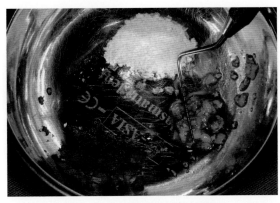

图 3-71　制备血浆基质骨块

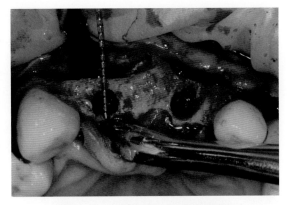

图 3-72　偏腭侧预备种植窝洞

（9）种植体植入后，12 种植体根方 1/2 种植体螺纹暴露，21 种植体颈部螺纹暴露，在唇侧骨板种植体植入的远中预备滋养孔（图 3-73）。

（10）12 种植体植入后𬌗面观。可见种植体植入位置理想，种植体唇侧边缘位于切牙连线腭侧 2mm 以上，12 种植体植入后牙槽嵴顶骨宽度充足，21 牙槽嵴顶唇侧骨缺损明显（图 3-74）。

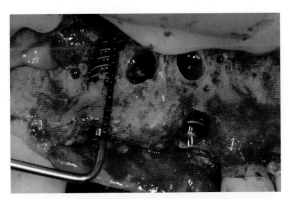

图 3-73　21 种植体根端约 6mm 螺纹暴露

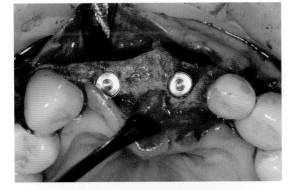

图 3-74　种植体植入后𬌗面观

（11）制备完成的血浆基质骨块，尺寸约为长度×宽度×高度＝20mm×8mm×8mm，用探针将血浆基质骨块勾起悬挂，可见骨块具有出色的拉伸强度和机械强度，骨块表面形成了均质统一的表面形态（图 3-75）。

（12）将血浆基质骨块分为两份，分别充填于鼻嵴两侧（图 3-76）。

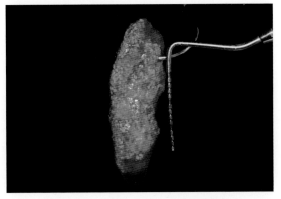

图 3-75　制作好的血浆基质骨块

（13）第一块血浆基质骨块位于右侧上前牙骨缺损区（图3-77）。

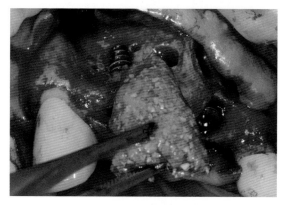

图3-76　血浆基质骨块分成2份

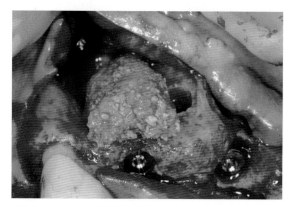

图3-77　一块骨块充填于右侧上前牙骨缺损区

（14）第二块血浆基质骨块填充于左侧骨缺损区，两块血浆基质骨块充填完毕之后，充分压实，使骨块完全贴合缺损表面形态，另一方面要考虑到过量充填，应使骨块充填后唇侧轮廓超出原有骨弓轮廓。在压实骨块后，血浆基质骨块会出现一定程度的松散，此时可注射液态血浆基质，使血浆基质二次固化，重新获得初始的机械强度（图3-78）。

（15）液态血浆基质浸润可吸收胶原膜，将胶原膜覆盖在骨缺损处表面，应将胶原膜边缘插于翻起的腭侧黏膜边缘，全程覆盖缺损区域，直至唇侧，胶原膜边缘需覆盖超过血浆基质骨块2mm（图3-79）。

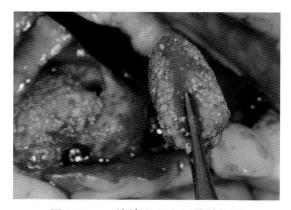

图3-78　一块填充于左侧骨缺损区

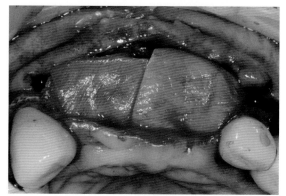

图3-79　胶原膜覆盖植骨材料表面

（16）胶原膜表面覆盖双层血浆基质膜（图3-80）。

（17）无张力严密缝合创口。在牙槽嵴顶，应先使用水平褥式缝合初期关闭创口，牙槽嵴顶及远中垂直切口对位缝合（图3-81）。

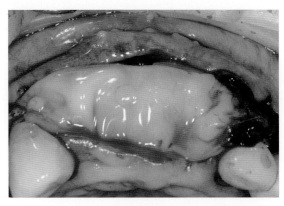

图 3-80　胶原膜表面覆盖双层血浆基质膜

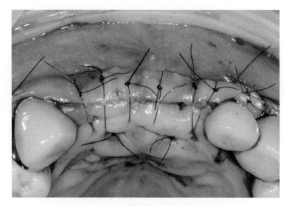

图 3-81　无张力严密缝合创口

（18）术后 6 个月影像学检查，如图 3-82 所示，CBCT 显示两颗种植体位置良好，种植体唇侧骨量充足，骨厚度超过 3mm。

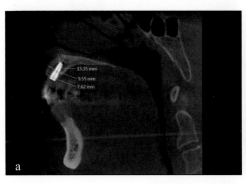

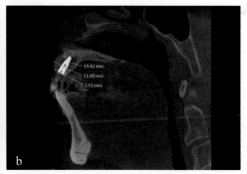

图 3-82　术后 6 个月影像学检查

a. 12 种植体；b. 21 种植体

（19）术后 6 个月复查口内检查，如图 3-83 所示，缺牙区软组织愈合良好，未见黏膜撕裂及植骨材料暴露等并发症，缺牙区唇侧轮廓恢复。

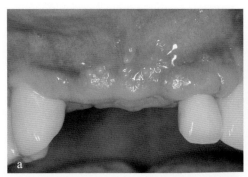

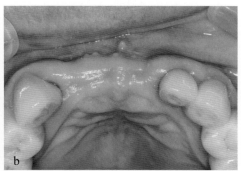

图 3-83　术后 6 个月复查口内检查

a. 唇面观；b. 𬌗面观

（20）戴牙后影像学检查，如图 3-84 所示，可见种植体周骨结合良好，种植体与基台连接紧密，修复体就位良好，戴牙 3 个月后，种植体周骨组织稳定，未见边缘骨吸收。

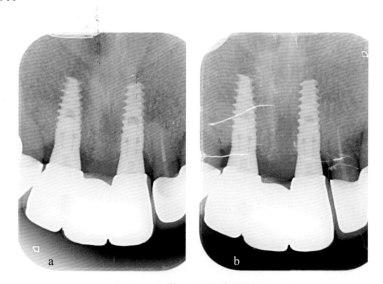

图 3-84　戴牙后影像学检查

a. 戴牙即刻；b. 戴牙 3 个月复查

【病例 5】　右下后牙缺失，种植体植入同期应用血浆基质骨块充填，胶原膜＋血浆基质膜覆盖进行骨增量

（1）患者右下后牙牙体大范围缺损，拔牙前曲面断层显示 46 根尖暗影，拟拔除（图 3-85）。

（2）46 拔除自然愈合 2 个月后口内检查，殆面照可见软组织愈合良好，唇侧组织轮廓塌陷（图 3-86）。

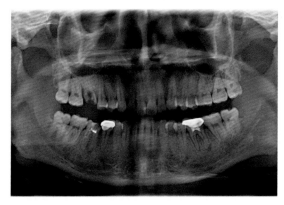

图 3-85　拔牙前

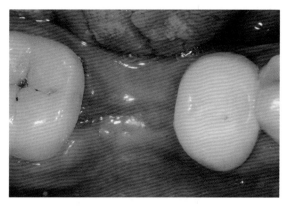

图 3-86　术前口内殆面照

（3）46 拔除自然愈合 2 个月后影像学检查。可见 46 明显拔牙窝痕迹，近中唇侧牙槽骨水平吸收明显（图 3-87）。

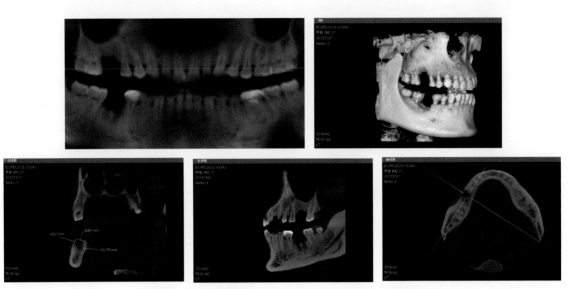

图 3-87　46 拔除后自然愈合 2 个月影像学检查

（4）切开翻瓣。46 牙槽嵴顶水平切口，45、47 龈沟内切口，45 近中做保留龈乳头的松弛切口，根方分离黏膜至膜龈联合以上，腭侧黏膜分离 10mm。在翻开组织瓣根方行骨膜松弛切口，充分减张至能够实现无张力缝合。可见牙槽嵴顶骨宽度充足，拔牙窝未愈合，拔牙窝唇侧可见明显骨缺损（图 3-88）。

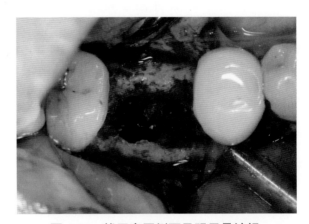

图 3-88　拔牙窝唇侧可见明显骨缺损

（5）预备种植窝洞过程中收集自体骨屑，将其与固态血浆基质膜碎片和颗粒状异种骨替代材料（Bio-oss 小颗粒，0.25g）充分混合，注射液态血浆基质，形成血浆基质骨块，尺寸约为长度×宽度×高度＝20mm×5mm×4mm，用探针将血浆基质骨块勾起悬挂，可见骨块具有出色的拉伸强度和机械强度，骨块表面形成了均质统一的表面形态（图 3-89）。

（6）种植体植入后，可见唇侧骨宽度不足，唇侧骨缺损明显，种植体近中有深达 12mm 的骨内缺损（图 3-90）。

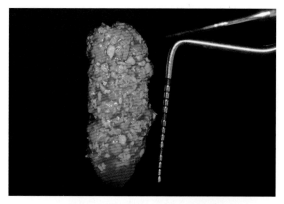

图 3-89　制血好的血浆基质骨块

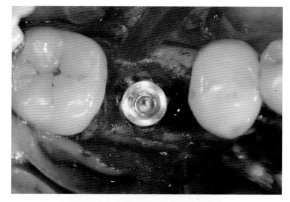

图 3-90　种植体周骨内缺损

（7）近中种植体螺纹暴露，可见骨内缺损中出血明显，唇侧骨宽度不足（图 3-91）。

（8）将制备的血浆基质骨块充填于骨内缺损及唇侧骨缺损区域（图 3-92）。

（9）血浆基质骨块充填完成，将骨块完全遮盖住种植体，并过量补充唇侧塌陷的轮廓（图 3-93）。

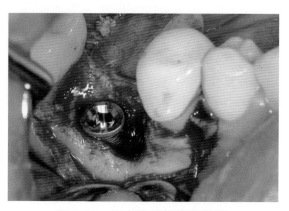

图 3-91　近中种植体螺纹暴露

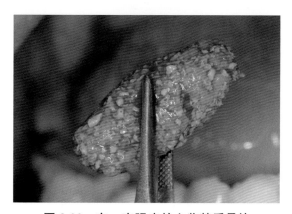

图 3-92　有一定强度的血浆基质骨块

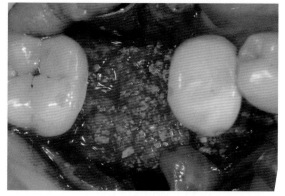

图 3-93　血浆基质骨块完全覆盖骨缺损区

（10）血浆基质骨块表面覆盖可吸收胶原膜，从腭侧穿越牙槽嵴顶直至颊侧根方（图 3-94）。

（11）在胶原膜表面覆盖固态血浆基质膜，可见水平离心获得的固态血浆基质，纤维质地均匀，膜中未见大量红细胞侵袭进入（图 3-95）。

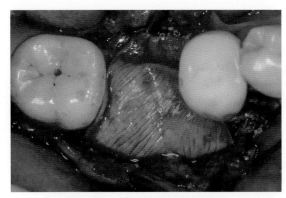

图 3-94　覆盖可吸收胶原膜

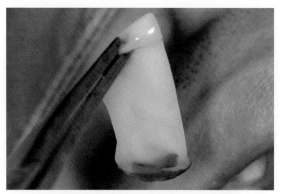

图 3-95　制备好的固态血浆基质膜

（12）第二层血浆基质膜覆盖整个植骨区（图 3-96）。

（13）无张力严密关闭创口（图 3-97）。

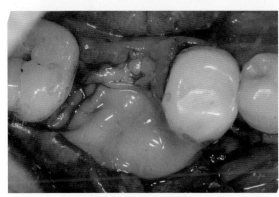

图 3-96　覆盖血浆基质膜

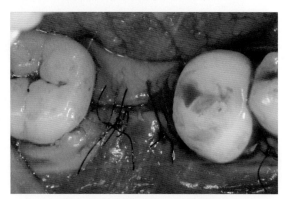

图 3-97　严密缝合，关闭创口

（14）术后 6 个月复查口内检查。𬌗面观可见软组织愈合良好，46 缺牙位点牙槽骨轮廓恢复，唇侧组织丰满（图 3-98）。

（15）术后 6 个月复查 CBCT，显示种植体位置良好，唇侧骨缺损得以修复，组织轮廓恢复（图 3-99）。

（16）最终修复完成口内𬌗面观察，可见修复体与邻牙接触紧密，唇侧轮廓丰满（图 3-100）。

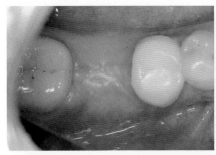

图 3-98　术后 6 个月复查口内检查

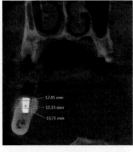

图 3-99　术后 6 个月
复查 CBCT

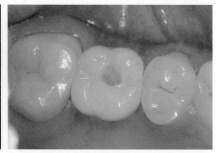

图 3-100　最终修复完成口内𬌗面观

【病例6】 下前牙缺失，唇侧凹陷状水平骨缺损，种植体植入同期应用血浆基质骨块充填，胶原膜＋血浆基质膜覆盖进行骨增量

（1）术前口内检查，如图3-101所示，患者慢性牙周炎，31缺牙区及邻牙可见明显的附着丧失，下前牙牙槽骨垂直高度丧失约4mm，缺牙区唇侧轮廓凹陷，水平骨吸收明显，缺牙区近远中间隙增大约2mm。

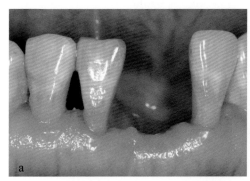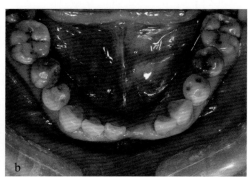

图3-101　术前口内检查

a. 唇面观；b. 殆面观

（2）术前影像学检查。31缺牙区牙槽骨唇侧骨板最窄处仅2mm，下颌唇侧可见明显凹坑状缺损（图3-102）。

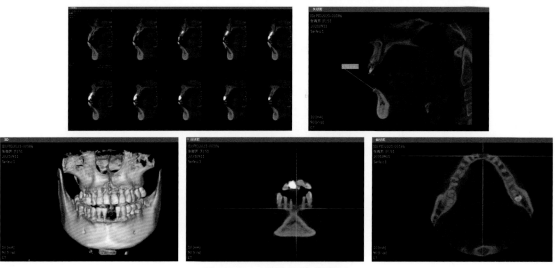

图3-102　术前影像学检查

（3）切开翻瓣。牙槽嵴顶偏唇侧水平切口，双侧做龈沟内切口，延伸到32及42远中，做垂直松弛切口，腭侧分离黏膜至牙槽嵴顶根方10mm，唇侧分离至膜龈联合根方，沿着唇侧瓣膜根方做骨膜松弛切口，从近中延伸到远中，充

分减张获得超过 15mm 的黏膜推进，得以实现无张力创口关闭（图 3-103）。

（4）制备血浆基质骨块。如图 3-104 所示，从骨缺损根方和近远中邻牙唇侧骨面用骨刨刮取自体骨屑（图 3-104a）；获得的自体骨屑和颗粒状异种骨替代材料（Bio-oss，小颗粒，0.25g）（图 3-104b）；将上一步骤

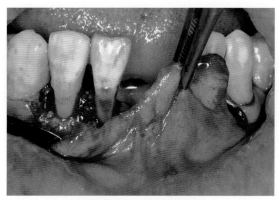

图 3-103 切口翻瓣

获得的材料及固态血浆基质碎片充分混合，注射液态血浆基质，制备成血浆基质骨块（图 3-104c）；将制备的血浆基质骨块用探针勾起，可见血浆基质骨块形成了表面均一的、具有一定机械强度和拉伸强度的块状骨替代材料，尺寸约为长度×宽度×高度＝20mm×5mm×4mm（图 3-104d）。

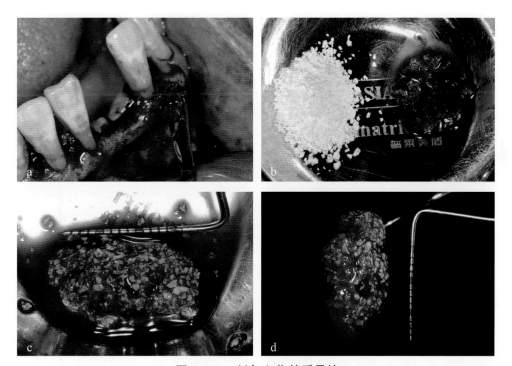

图 3-104 制备血浆基质骨块

（5）预备种植窝洞，预备完成后，可见唇侧骨缺损，窝洞唇侧牙槽嵴顶骨宽度约 1.5mm（图 3-105）。

（6）种植体植入后，安装封闭螺丝，可见种植体颈部以下约 1/2 长度螺纹暴露，种植体周制备滋养孔（图 3-106）。

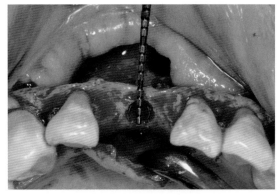

图 3-105　预备种植窝洞

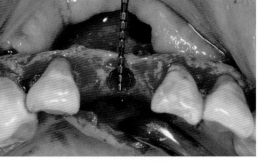

图 3-106　制备滋养孔

（7）将制备好的血浆基质骨块充填唇侧缺损区域，按压血浆基质骨块，充分压实，使之完全匹配缺损表面形态，同时过量充填超出下前牙固有的组织轮廓（图 3-107）。

（8）将可吸收胶原膜覆盖在血浆基质骨块表面（图 3-108）。

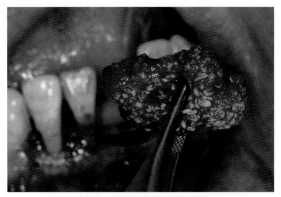

图 3-107　充填血浆基质骨块

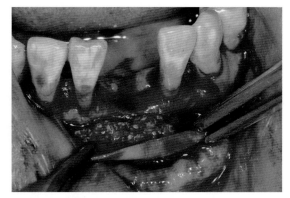

图 3-108　覆盖可吸收胶原膜

（9）在胶原膜表面覆盖双侧固态血浆基质膜（图 3-109）。

（10）无张力严密关闭创口（图 3-110）。

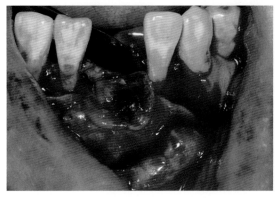

图 3-109　覆盖双侧固态血浆基质膜

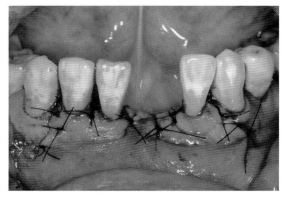

图 3-110　关闭创口

（11）术后 2 个月复查，口内检查。如图 3-111 所示。可见 31 缺牙区软组织愈合良好，组织轮廓恢复，唇侧轮廓丰满。

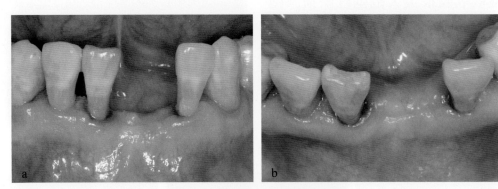

图 3-111　术后 2 个月口内检查
a. 唇面观；b. 殆面观

（12）术后 2 个月复查，影像学检查。可见种植体根部位于原位骨中，种植体植入位置准确，种植体唇侧骨厚度超过 2mm（图 3-112）。

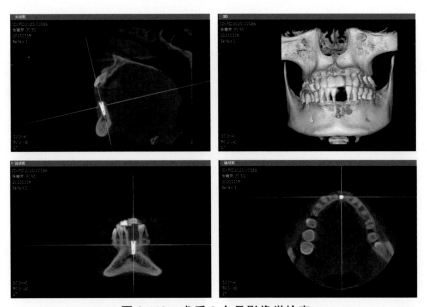

图 3-112　术后 2 个月影像学检查

【病例 7】 美学区囊肿摘除后大范围骨缺损，应用血浆基质骨块充填，胶原膜＋血浆基质膜覆盖进行骨增量

（1）术前口内检查。正面观，可见缺损区域近缘种范围达到 20mm（图 3-113）。

（2）术前影像学检查。如图 3-114 所示，术前曲面断层片显示 11 及 21 可见桩核冠及根尖大范围骨缺损（图 3-114a）；11 术前 CBCT 检查可见根尖缺损深度达到 17mm，直达鼻底，唇侧仅剩一层不足 1mm 的菲薄皮质骨板（图 3-114b）；21 术前 CBCT 检查可见缺牙位点囊状骨缺损（图 3-114c）。

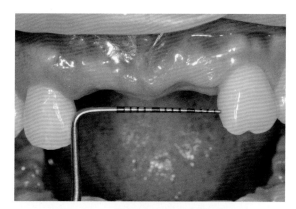

图 3-113　术前口内检查正面观

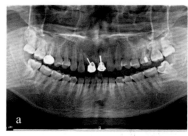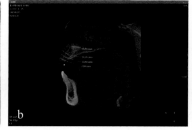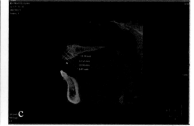

图 3-114　术前影像学检查

（3）切开翻瓣，11 及 21 缺牙位点牙槽嵴顶偏唇侧横行切口，12 及 22 行唇侧保留龈乳头切口，延伸至双侧尖牙近中龈缘中点位置，做向远中方向的松弛切口，根方翻瓣至前庭沟，充分暴露术区骨面，可见 11 及 21 位点菲薄骨板，按压可触及有波动感囊性物，同时应注意充分分离腭侧黏膜至牙槽嵴顶根方 5～10mm。在翻瓣完成后，在唇侧瓣膜根方行骨膜松弛切口，充分松解黏膜，拉伸至能够实现无张力缝合（图 3-115）。

（4）超声骨刀掀开 11 唇侧骨板（图 3-116）。

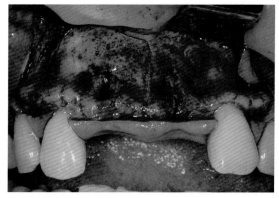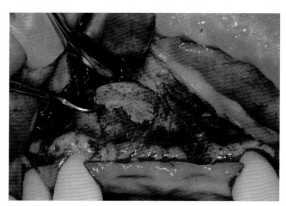

图 3-115　切开翻瓣　　　　　　　　图 3-116　掀开 11 唇侧骨板

（5）暴露 11 位点囊肿，可见囊肿冠根向波及范围超过 15mm（图 3-117）。

（6）摘除 11 囊肿，可见囊肿近远中波及范围超过 10mm，累及 22 根尖（图 3-118）。

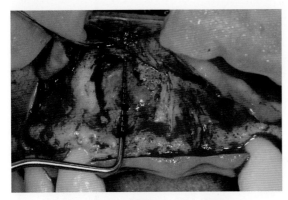

图 3-117　暴露 11 位点囊肿

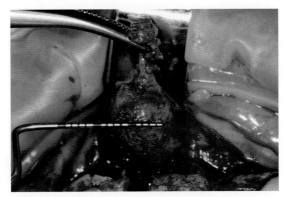

图 3-118　摘除 11 囊肿

（7）摘除的 11 囊肿，可见囊壁完整（图 3-119）。

（8）囊肿摘除后可见 11 根方大范围骨缺损（图 3-120）。

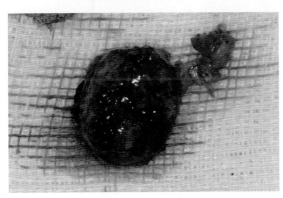

图 3-119　11 囊肿

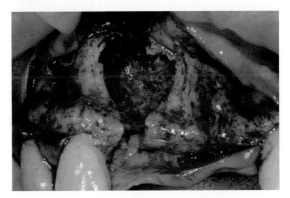

图 3-120　11 根方大范围骨缺损

（9）超声骨刀掀开 21 唇侧骨板（图 3-121）。

（10）摘除的 21 囊肿，可见囊壁完整（图 3-122）。

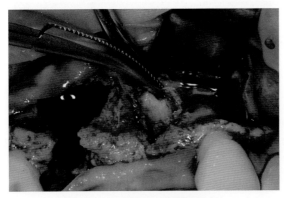

图 3-121　掀开 21 唇侧骨板

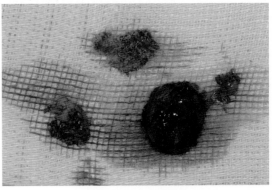

图 3-122　21 囊肿

（11）超声骨刀清理囊壁，去除残留肉芽组织（图3-123）。

（12）囊肿摘除后，11垂直向缺损超过15mm（图3-124a）；11及21缺损近远中范围超过20mm（图3-124b）；缺损唇侧骨壁完全丧失，对比11位点，21位点牙槽骨轮廓凹陷（图3-124c）。

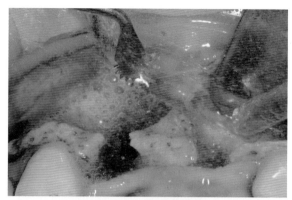

图3-123　清理囊壁

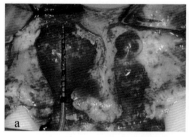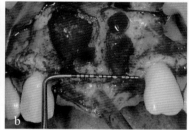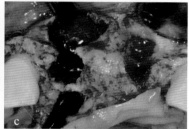

图3-124　囊肿摘除后

（13）应用自体骨钻在鼻嵴及缺损远中取自体骨，应避免冲冷却水，避免降低获取自体骨屑的成骨能力，采取200r/min的低速取骨（图3-125）。

（14）将0.5g异种颗粒状骨替代材料（Bio-oss）、收集的自体骨屑（0.5g）及剪碎的血浆基质膜碎片混合后，注射液态血浆基质，制备成块状的血浆基质骨块，制备的骨块长×宽×高约为20mm×10mm×5mm（图3-126）。

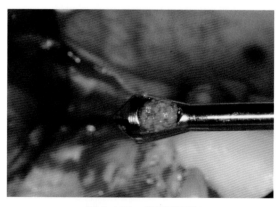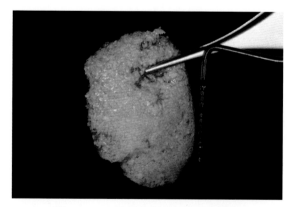

图3-125　低速取骨　　　　　　　图3-126　制备好的血浆基质骨块

（15）如图3-127所示，可见11位点骨缺损被完全充填，21位点骨块充填后唇侧轮廓超出固有皮质骨板范围，弥补21位点的轮廓缺损。充填血浆基质骨块应注意压实材料，使之与缺损形态完全匹配，压实后可二次注射液态血浆基质使血浆基质骨块二次成型。

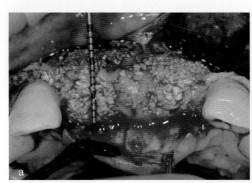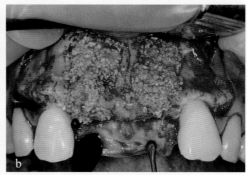

图 3-127　血浆骨质骨块充填后

a. 殆面观；b. 唇面观

（16）血浆基质骨块表面覆盖屏障膜（图 3-128）。

（17）植骨区域覆盖血浆基质膜（图 3-129）。

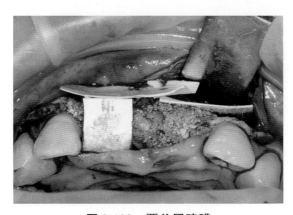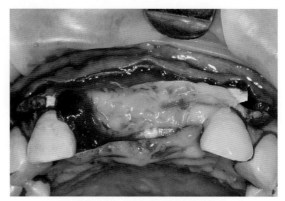

图 3-128　覆盖屏障膜　　　　　　　　图 3-129　覆盖血浆基质膜

（18）水平褥式缝合，应用这种方式将屏障膜及血浆基质膜固定在植骨区域，同时进行创口的拉拢，为最终实现无张力缝合创造条件。首先，将腭侧瓣上的 A、D 两点需为后续的创口关闭预留空间，位于切缘的腭侧 5～10mm，此时术区根方骨膜未被翻起，仍与根方骨面紧密贴合，于骨膜上 B、C 两点一次穿针，能起到加强固定的作用（如图 3-130b）。位于骨替代材料和胶原膜根方的骨膜上，而不在唇侧的半厚瓣上，能减少胶原膜与具有动度的颊侧半厚瓣的联系，进一步减少运动牵拉对膜位置的影响，且两侧最边缘的缝线需距离屏障膜边缘 2mm，保证胶原膜边缘不翻起，有效隔离骨替代材料和软组织。其次，应用水平内褥

式缝合按照 $A{\rightarrow}B{\rightarrow}C{\rightarrow}D$ 的顺序进出针并打结，实现创口初期关闭（图 3-130c）。

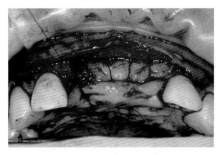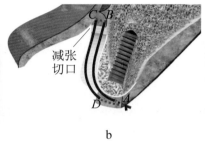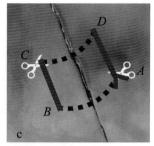

图 3-130　水平内褥式缝合
a. 唇面观；b. 水平内褥式固定屏障膜于 AB、CD 线段下方；c. 水平内褥式缝合

（19）创口关闭，如图 3-131 所示，间断缝合关闭牙槽嵴顶及远中松弛切口，垂直褥式缝合关闭 12 及 22 龈乳头切口。

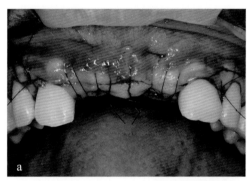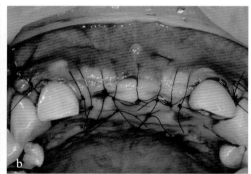

图 3-131　创口关闭
a. 唇面观；b. 殆面观

（20）术后 6 个月复查口内情况，如图 3-132 所示，可见软组织愈合良好，骨再生效果明显，唇侧轮廓丰满。

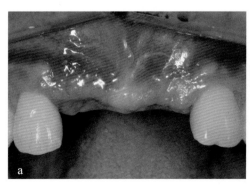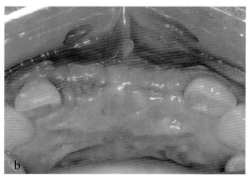

图 3-132　术后 6 个月复查
a. 唇面观；b. 殆面观

（21）术后 6 个月 CBCT 检查。如图 3-133 所示，可见骨缺损区域轮廓恢复明显。

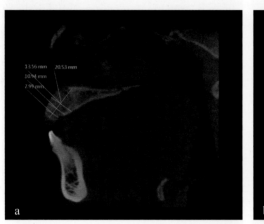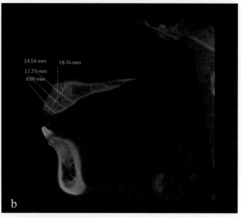

图 3-133　术后 6 个月 CBCT 检查

a. 11 位点；b. 21 位点

【病例 8】 美学区囊肿摘除后大范围骨缺损，应用血浆基质骨块充填，胶原膜＋血浆基质膜覆盖进行骨增量

（1）术前口内检查。如图 3-134 所示，可见缺牙位点轮廓凹陷。

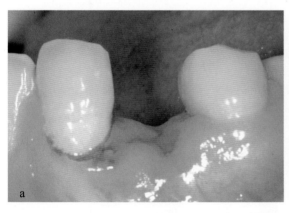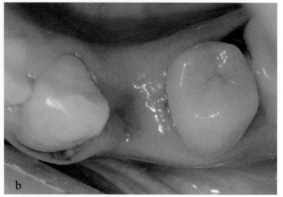

图 3-134　术前口内检查

a. 唇面观；b. 殆面观

（2）术前影像学检查。曲面断层片，34 缺失，根尖可见低密度影像（图 3-135a）；CBCT 影像，可见拔牙窝未愈合影像，根尖存在约 6mm×8mm 骨缺损，唇侧骨板完全缺失（图 3-135b、c、d）。

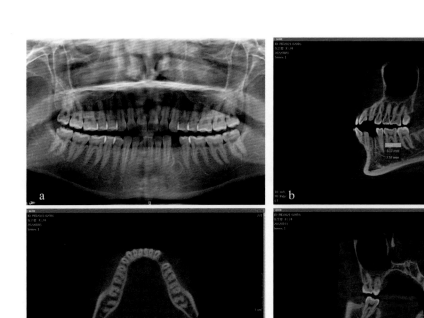

图 3-135　术前影像学检查

（3）切开翻瓣。牙槽嵴顶偏唇侧水平切口，33 近中及 35 远中做垂直松弛切口，避开龈乳头及龈缘最低点，根方翻瓣至膜龈联合位置，腭侧黏膜剥离 10mm，从近中垂直切口到远中垂直切口做骨膜松弛切口，充分剪张至可以实现无张力缝合（图 3-136）。

（4）翻瓣后𬌗面观。可见拔牙窝未愈合，根尖有大量炎性肉芽组织（图 3-137）。

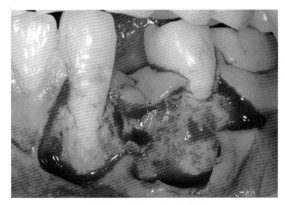

图 3-136　切开翻瓣

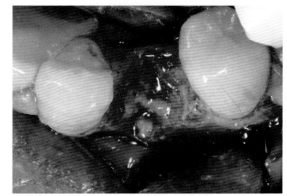

图 3-137　翻瓣后𬌗面观

（5）取自体骨屑。取骨钻取自体骨屑（图 3-138a）；可见取骨部位位于 35、

36 之间（图 3-138b）。

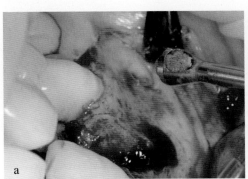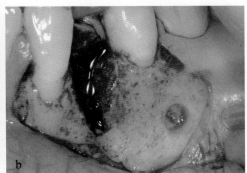

图 3-138 取自体骨屑

（6）清理拔牙窝炎性肉芽组织（图 3-139）。

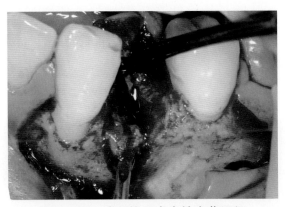

图 3-139 清理拔牙窝炎性肉芽组织

（7）暴露骨缺损区域。如图 3-140 所示，可见唇侧骨板缺失 12mm，缺损根方可见大范围骨缺损，深度超过 7mm。

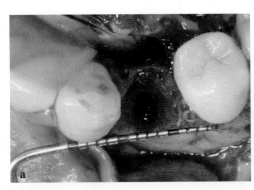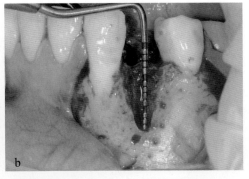

图 3-140 暴露骨缺损区域

a. 𬌗面观；b. 唇面观

（8）将异种颗粒状骨替代材料（Bio-oss 小颗粒，0.25g）、收集的自体骨屑及剪碎的血浆基质膜碎片混合后，注射液态血浆基质，制备成块状的血浆基质骨块，制备与缺损深度及牙槽嵴顶缺损宽度相匹配的长×宽×高约为 30mm×7mm×5mm 的长条块血浆基质骨块（图 3-141）。

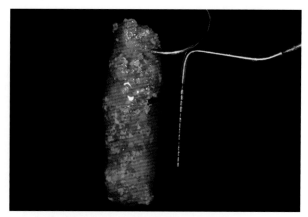

图 3-141　长条块血浆基质骨块

（9）血浆基质骨块充填。将血浆基质骨块充填至缺损区域（图 3-142a）；血浆基质骨块将缺损区域完全充填，同时弥补了唇侧凹陷的轮廓，牙槽嵴顶宽度达到 10mm。充填血浆基质骨块应注意压实材料，使之与缺损形态完全匹配，压实后可二次注射液态血浆基质使血浆基质骨块二次成型（图 3-142b）。

（10）覆盖胶原屏障膜（图 3-143）。

（11）覆盖血浆基质膜（图 3-144）。

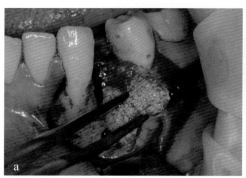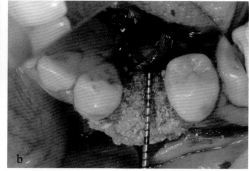

图 3-142　血浆基质骨块充填

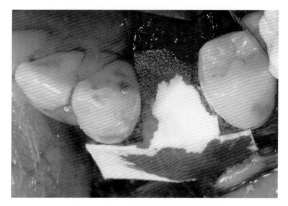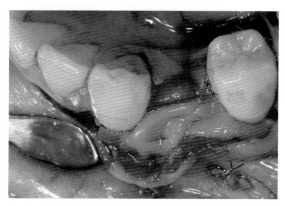

图 3-143　覆盖胶原屏障膜　　　　　图 3-144　覆盖血浆基质膜

（12）水平褥式缝合固定屏障膜及血浆基质膜，初步拉拢创口（图 3-145）。

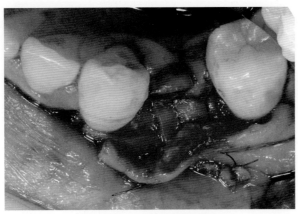

图 3-145 水平褥式缝合

（13）无张力关闭创口（图 3-146）。

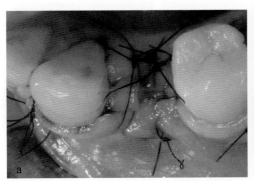 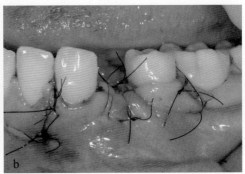

图 3-146 无张力关闭创口

a. 𬌗面观；b. 唇面观

（14）术后 2 周拆线（图 3-147）。

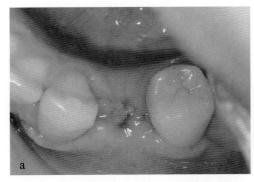 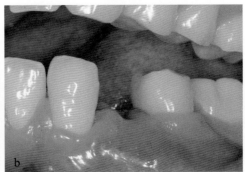

图 3-147 术后 2 周拆线

a. 𬌗面观；b. 唇面观

（15）术后 4 个月口内检查（图 3-148）。

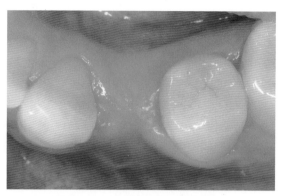

图 3-148　术后 4 个月口内检查

（16）术后 4 个月影像学检查。可见缺损区域骨充填明显，牙槽骨轮廓丰满（图 3-149）。

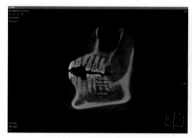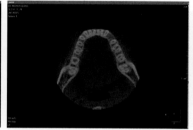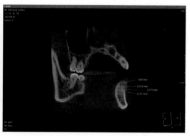

图 3-149　术后 4 个月影像学检查

（17）切开翻瓣。可见牙槽嵴顶骨宽度达到 7mm，唇侧轮廓丰满（图 3-150）。

（18）植骨区域取骨柱（图 3-151）。

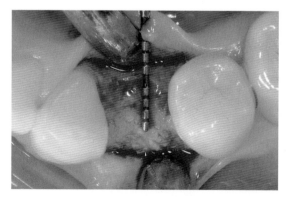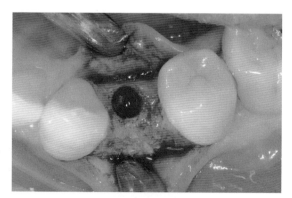

图 3-150　切开翻瓣　　　　　　　**图 3-151　植骨区域取骨柱**

（19）骨柱尺寸为 3.5mm×8mm，可见骨质致密（图 3-152）。

（20）植入种植体后𬌗面观（图 3-153）。

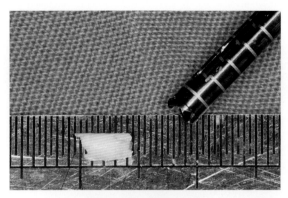

图 3-152 骨柱尺寸

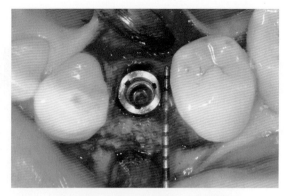

图 3-153 植入种植体（殆面观）

（21）放置愈合基台非埋入式愈合，关闭创口（图 3-154）。

（22）术后 3 个月复查口内检查，可见组织轮廓丰满，软组织愈合良好（图 3-155）。

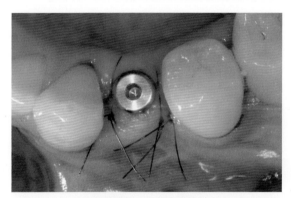

图 3-154 关闭创口

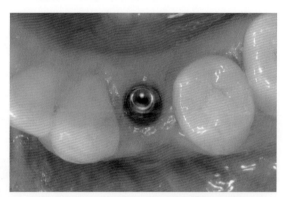

图 3-155 术后 3 个月复查口内检查

（23）术后 3 个月复查影像学检查，可见种植体骨结合良好，种植体唇侧骨厚度超过 3mm，牙槽骨轮廓丰满，再生区域形成稳定新骨，唇侧可见皮质骨线（图 3-156）。

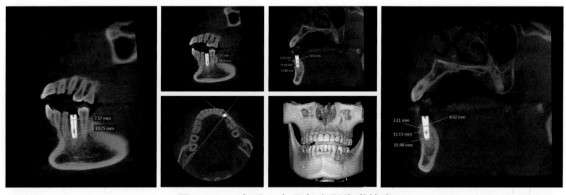

图 3-156 术后 3 个月复查影像学检查

【病例9】 左上后牙区垂直骨缺损，应用血浆基质骨块充填，帐篷钉支撑，胶原膜＋血浆基质膜覆盖进行骨增量

（1）术前口内检查。如图 3-157 所示，可见 26 牙槽嵴顶唇侧轮廓凹陷明显，软硬组织缺损。

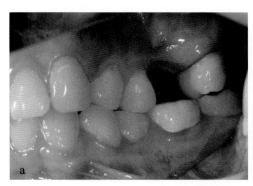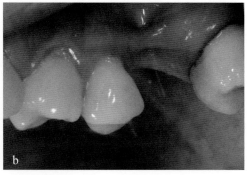

图 3-157　术前口内检查

a. 侧面咬合；b. 颊面观

（2）术前影像学检查。如图 3-158 所示，可见拔牙窝未愈合痕迹，25 牙槽骨垂直缺损，唇侧及腭侧骨吸收明显。

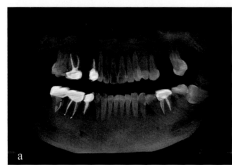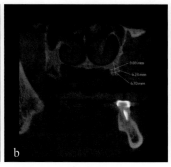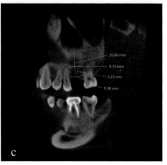

图 3-158　术前影像学检查

a. 曲面断层；b、c. CBCT 影像

（3）切开翻瓣。如图 3-159 所示，牙槽嵴顶偏唇侧水平切口，近中延伸至 24 近中做垂直剪张切口，避开龈乳头及龈缘最低点，根方翻瓣至膜龈联合位置，腭侧黏膜剥离 10mm，从近中垂直切口到远中垂直切口做骨膜松弛切口，充分剪张至可以实现无张力缝合。可见牙槽嵴顶剩余骨宽度不足 4mm，缺牙间隙近远中距离达到 10mm。

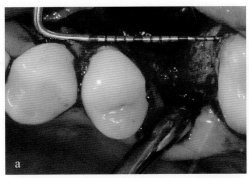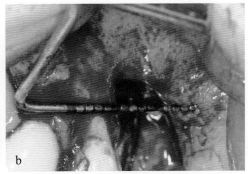

图 3-159 切开翻瓣
a. 殆面观；b. 颊面观

（4）翻瓣范围及骨缺损形态及范围。可见 26 缺损区垂直骨吸收大于 5mm
（图 3-160）。

（5）取骨钻获取自体骨屑（图 3-161）。

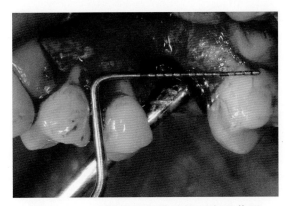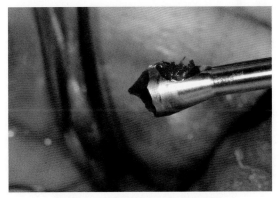

图 3-160 翻瓣范围及骨缺损形态及范围 **图 3-161 取骨钻获取自体骨屑**

（6）自体骨屑供区。在 36、37 之间获取自体骨（图 3-162）。

（7）收集的自体骨屑及颗粒状异种骨替代材料（Bio-oss 小颗粒，0.50g）
（图 3-163）。

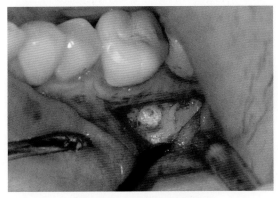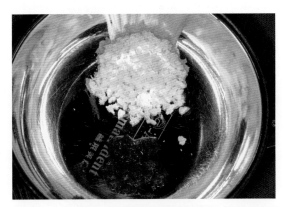

图 3-162 自体骨屑供区 **图 3-163 收集的自体骨屑及颗粒状异种骨替代材料**

（8）将自体骨屑、颗粒状骨替代材料、固态血浆基质膜碎片混合（图 3-164）。

（9）缺牙区牙槽嵴顶正中位置植入帐篷钉，确保帐篷钉顶部不高于邻间隙骨高度（图 3-165）。

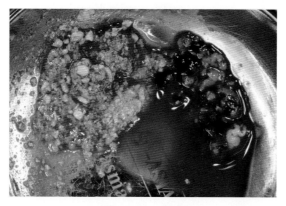

图 3-164　混合

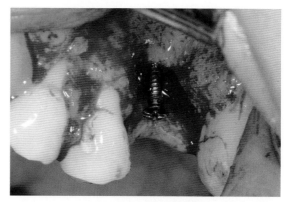

图 3-165　植入帐篷钉

（10）将图 3-166 中的混合物调拌到一起后，注射液态血浆基质，制备成血浆基质骨块。

（11）将胶原膜边缘置于颊侧根方，充填血浆基质骨块。充填血浆基质骨块应注意压实材料，使之与缺损形态完全匹配，压实后可二次注射液态血浆基质使血浆基质骨块二次成型（图 3-167）。

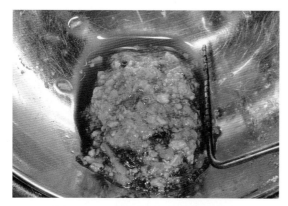

图 3-166　制备好的血浆基质骨块

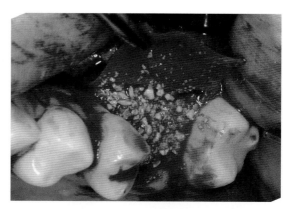

图 3-167　血浆基质骨块二次成型

（12）覆盖胶原膜（图 3-168）。

（13）严密关闭创口（图 3-169）。

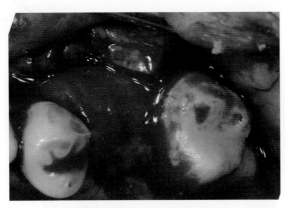

图 3-168　覆盖胶原膜

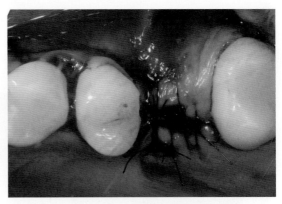

图 3-169　严密关闭创口

（14）术后拆线 CBCT 检查，可见植入的帐篷钉，缺牙区牙槽嵴骨高度及宽度得以恢复（图 3-170）。

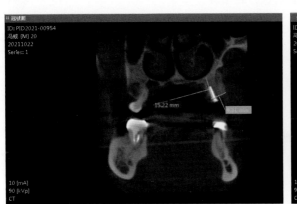
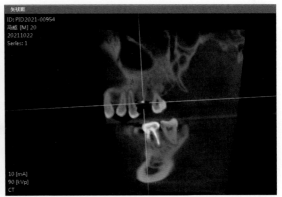

图 3-170　术后拆线 CBCT 检查

（15）植骨术后 5 个月口内恢复情况，可见软组织愈合良好，唇侧轮廓得以恢复（图 3-171）。

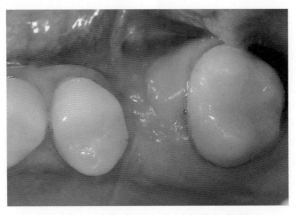

图 3-171　植骨术后 5 个月口内恢复情况

（16）植骨术后 5 个月影像学检查，可见骨宽度及高度恢复，牙槽嵴顶宽度达到 7mm（图 3-172）。

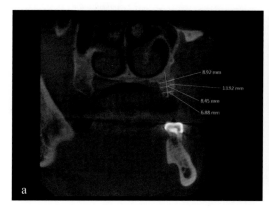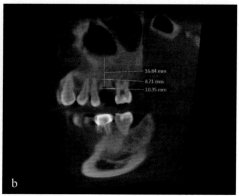

图 3-172　去除钛钉后拍摄

（17）种植体植入手术，切开翻瓣，可见牙槽嵴顶新生骨，可见血浆基质骨块表层形成的丰富微血管，在 25 近中行保留龈乳头的垂直剪张切口，翻瓣过程应注意务必小心操作，新生骨表面脆弱，往往需要更长的时间及负载的刺激逐渐成熟，应避免骨膜玻璃器插入过深，破坏新生骨表面（图 3-173）。

（18）预备种植窝洞，可见窝洞中冒出的血液（图 3-174）。

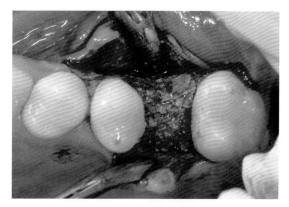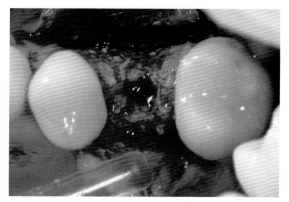

图 3-173　切开翻瓣　　　　　　　　图 3-174　预备种植窝洞

（19）种植体植入殆面观，种植体唇侧及腭侧骨宽度充足（图 3-175）。

（20）种植体连接愈合基台，进行非埋入式愈合，为了恢复颊侧的丰满轮廓，在种植体颊侧再次充填血浆基质骨块进行轮廓扩增（图 3-176）。

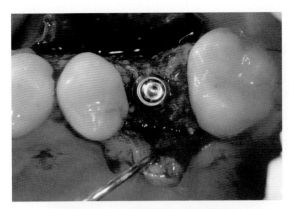

图 3-175 种植体植入殆面观

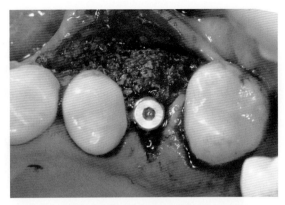

图 3-176 再次充填血浆基质骨块进行轮廓扩增

（21）血浆基质骨块表面覆盖胶原膜，腭侧牙槽嵴顶切口转瓣，增厚愈合基台周软组织厚度（图 3-177）。

（22）创口关闭（图 3-178）。

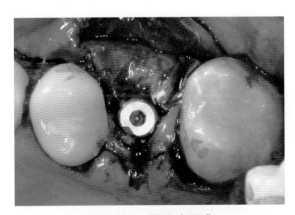

图 3-177 覆盖胶原膜

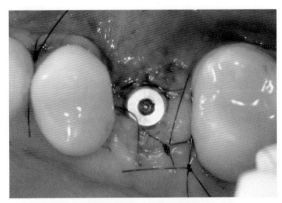

图 3-178 创口关闭

（23）术后 CBCT 显示种植体周骨量充足，种植体植入的三维位置准确（图 3-179）。

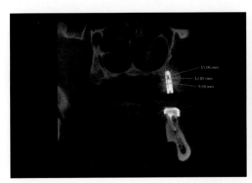

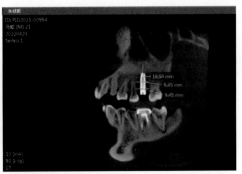

图 3-179 术后 CBCT

【病例10】 右下后牙区垂直骨缺损，应用血浆基质骨块充填，帐篷钉支撑，胶原膜＋血浆基质膜覆盖进行骨增量组织学切片

（1）治疗前口内状况。46 松Ⅱ，叩（-），根分叉处可见大量软垢，唇侧软组织退缩至根分叉以下（图3-180）。

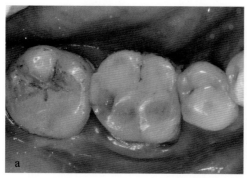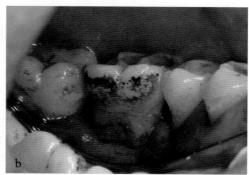

图3-180 治疗前口内状况
a. 𬌗面观；b. 正面观

（2）治疗前影像学检查。可见46牙槽骨垂直向吸收至根尖，近中根周围可见大范围阴影（图3-181）。

（3）拔除46，拔牙窝内未见出血，拔牙窝内大量炎性软组织，搔刮清除软组织，大量盐水冲洗后，注射液态血浆基质充满拔牙窝，浸润1分钟后，充填固态血浆基质膜，等待拔牙窝炎症清除，软组织愈合（图3-182）。

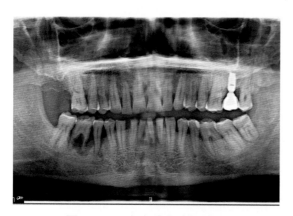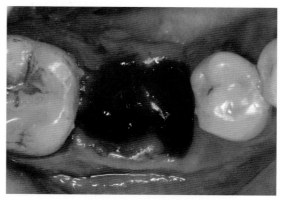

图3-181 治疗前影像学检查　　　　　**图3-182 拔除46**

（4）拔牙愈合2个月后，软组织愈合，但牙槽嵴顶依然可见拔牙窝愈合痕迹，组织塌陷明显，唇侧轮廓欠丰满（图3-183）。

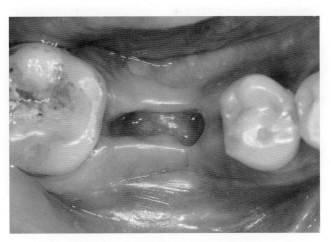

图 3-183　拔牙愈合 2 个月后情况

（5）植骨术前影像学检查。如图 3-184 所示，可见 46 缺牙位点骨组织垂直
向缺损，垂直缺损最深处达到 10mm，近远中骨缺损范围达到 17mm，颊舌向骨
缺损范围达到 13mm，在最低点紧邻下颌神经管上壁。

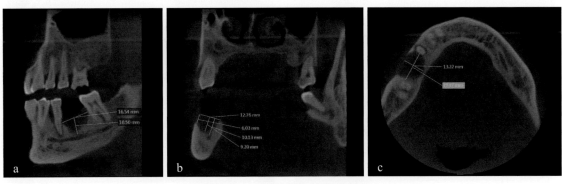

图 3-184　植骨术前影像学检查

（6）水平切口设计。牙槽嵴顶愈合的拔牙窝表面新生的软组织菲薄，若将
切口设计在牙槽嵴顶，骨增量术后这块新生的菲薄、脆弱的软组织将作为瓣膜
边缘，愈合过程中软组织撕裂、植骨区暴露的风险将大大增加，因此将水平切
口设计在牙槽嵴顶偏颊侧的位置（图 3-185）。

（7）远中沿 47 龈沟分离软组织，近中在 45 近中做垂直松弛切口，将腭侧组
织分离至牙槽嵴顶根方 10mm。翻瓣未见拔牙窝炎性组织，牙槽间隔完全破坏，
拔牙窝存在明显垂直向骨吸收，近中根尖骨破坏范围更广（图 3-186）。

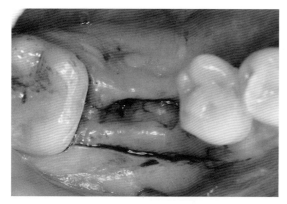

图 3-185　水平切口设计

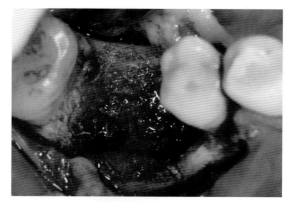

图 3-186　拔牙窝存在明显垂直向骨吸收

（8）在牙槽间隔偏远中舌侧的位置用取骨钻取自体骨屑。在颊侧牙槽间隔剩余骨壁植入帐篷钉，支撑植骨区域高度和牙槽嵴顶边缘的空间（图 3-187）。

（9）将自体骨屑、固态血浆基质膜碎片和颗粒状异种骨替代材料（Bio-oss 小颗粒，0.50g）混合，注射液态血浆基质，制备血浆基质骨块（图 3-188）。

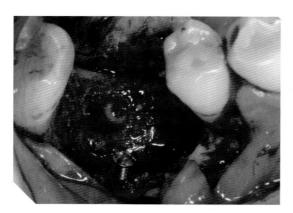

图 3-187　钻取自体骨屑

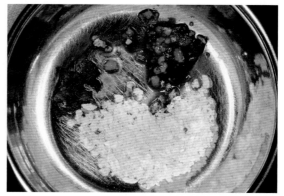

图 3-188　制备血浆基质骨块

（10）制备好的血浆基质骨块，长×宽×厚＝25mm×15mm×10mm（图 3-189）。

（11）向骨缺损区域充填血浆基质骨块，利用血浆基质骨块的强度和可塑性，完全恢复 46 位点牙槽嵴轮廓。充填完成后牙槽嵴轮廓丰满，骨高度和宽度得以恢复。充填血浆基质骨块应注意压实材料，使之与缺损形态完全匹配，压实后可二次注射液态血浆基质使血浆基质骨块二次成型，再次注射液态血浆基质除了能够让骨块二次成型增加骨块的机械强度，形成具有均一强度的骨块表面以外，还能够增强植骨区域的抗炎能力（图 3-190）。

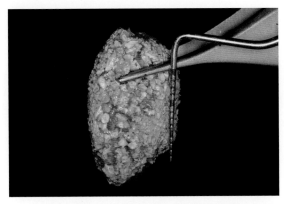

图 3-189　制备好的血浆基质骨块

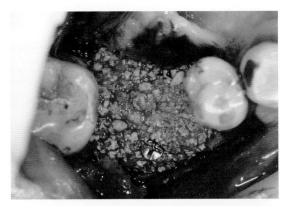

图 3-190　向骨缺损区域充填血浆基质骨块

（12）植骨区域覆盖可吸收胶原膜，先从舌侧插入胶原膜，再越过牙槽嵴顶到颊侧。应注意黏膜边缘应超越植骨材料 1.5～2mm（图 3-191）。

（13）在胶原膜表面覆盖双层固态血浆基质膜（图 3-192）。

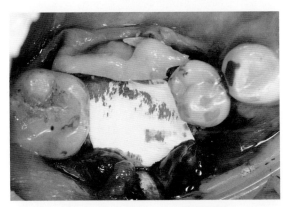

图 3-191　覆盖可吸收胶原膜

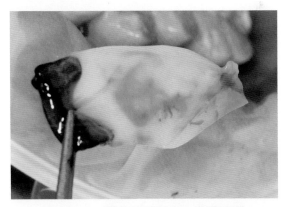

图 3-192　覆盖双层固态血浆基质膜

（14）第一层血浆基质膜折叠成双层后覆盖在牙槽嵴顶，第二层血浆基质膜从舌侧到颊侧覆盖胶原膜（图 3-193）。

（15）无张力严密关闭创口（图 3-194）。

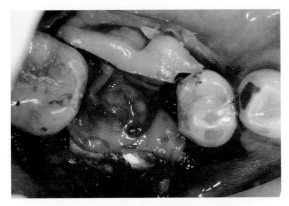

图 3-193　两层血浆基质膜的覆盖

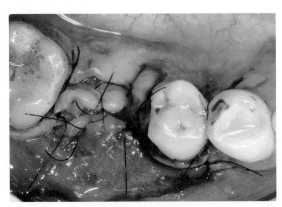

图 3-194　关闭创口

（16）术后 2 周拆线，口内检查愈合状况，近中保留了一根缝线 3 周拆除，软组织愈合良好，未见黏膜红肿及创口裂开（图 3-195）。

（17）术后 6 个月复查，口内检查软组织愈合状况良好，牙槽嵴唇侧轮廓恢复明显，拟进行种植体植入手术（图 3-196）。

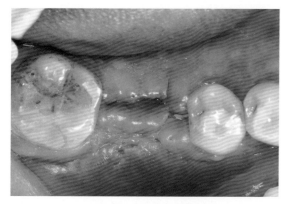
图 3-195　术后 2 周拆线

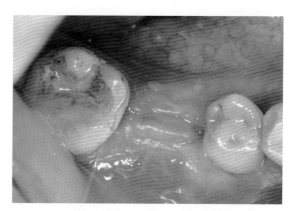
图 3-196　术后 6 个月复查

（18）愈合 6 个月影像学检查。CBCT 显示骨缺损区域骨充填完整，可用骨高度超过 10mm（图 3-197）。

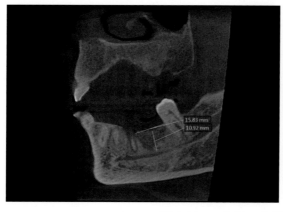
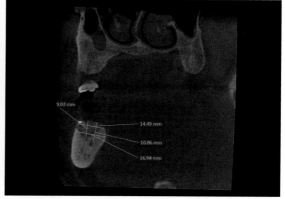
图 3-197　术后 6 个月影像学检查（矢状面）

（19）种植体植入手术，沿牙槽嵴顶切口，翻瓣。可见 46 位点牙槽骨宽度充足，骨宽度及骨宽度完全恢复（图 3-198）。

（20）取出帐篷钉后，用环钻在拟种植位点取骨（图 3-199）。

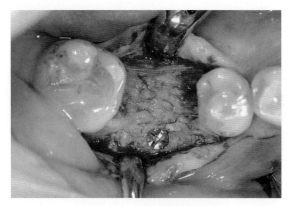

图 3-198　沿牙槽嵴顶切口

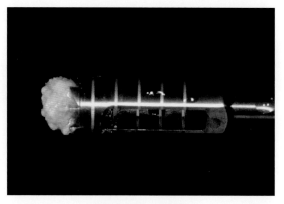

图 3-199　取骨

（21）种植窝洞预备完成（图 3-200）。

（22）植入种植体后，可见种植体周围有充分的骨量（图 3-201）。

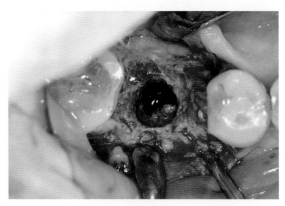

图 3-200　种植窝洞预备完成

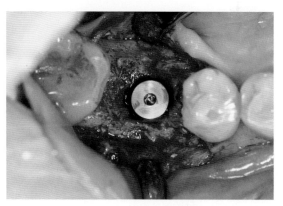

图 3-201　植入种植体

（23）严密关闭创口（图 3-202）。

（24）2 周后拆线，软组织愈合良好（图 3-203）。

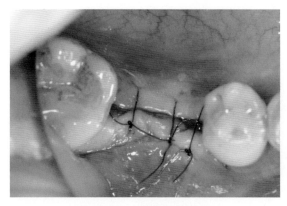

图 3-202　严密关闭创口

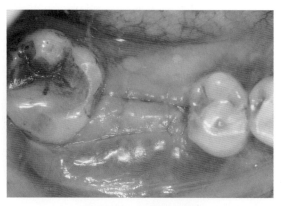

图 3-203　2 周后拆线

【病例 11】 刘某上前牙垂直骨缺损，应用血浆基质骨块充填并支撑植骨区，胶原膜＋血浆基质膜覆盖进行骨增量

（1）治疗前状况。可见 12 根尖脓肿，远中牙周破坏明显（图 3-204）。

（2）拔除 12 后，可见根尖软组织破溃，流出脓性液体（图 3-205）。

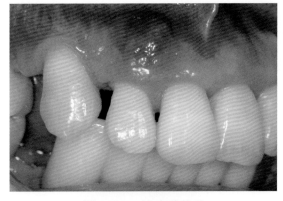

图 3-204　治疗前状况

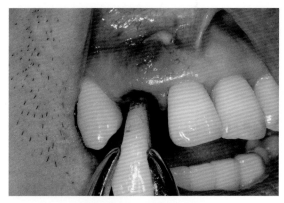

图 3-205　拔除 12 后

（3）根尖软组织穿孔。搔刮清理拔牙窝中炎性组织，大量生理盐水冲洗，向拔牙窝注射液态血浆基质，浸润 1 分钟，增加拔牙窝抗炎能力，充填 3 片固态血浆基质，等待拔牙窝软组织愈合（图 3-206）。

（4）拔牙窝愈合 2 个月后口内检查。软组织良好，唇侧根方软组织有凹陷，牙槽嵴顶软组织封闭形成，可见拔牙窝愈合痕迹（图 3-207）。

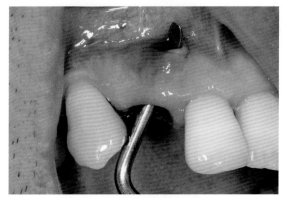

图 3-206　根尖软组织穿孔

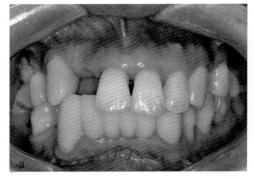
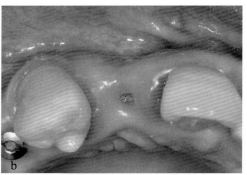

图 3-207　拔牙窝愈合 2 个月后口内检查
a. 正面观；b. 𬌗面观

（5）拔牙窝愈合 2 个月后影像学检查。可见牙槽嵴顶剩余骨宽度约 4mm，越过牙槽嵴顶在缺牙位点唇侧可见明显凹坑状骨缺损，在该区域组织轮廓塌陷明显，缺损区为不利型骨缺损（图 3-208）。

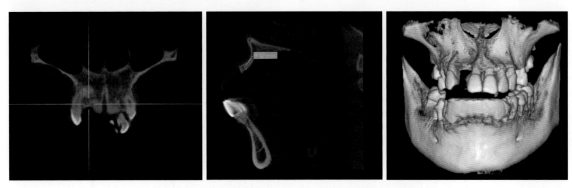

图 3-208　拔牙窝愈合 2 个月后影像学检查

（6）切开翻瓣。牙槽嵴顶偏唇侧水平切口，避开拔牙窝愈合的位置。沿 11 及 13 唇侧龈沟分离软组织至 11 近中及 13 远中，做垂直松弛切口，根方分离软组织至膜龈联合根方。分离腭侧黏膜至牙槽嵴顶腭侧 10mm（图 3-209）。

（7）在缺损区根方用骨刨取自体骨屑，从𬌗面观察，牙槽嵴顶仅剩余条索状骨柱，唇侧为大范围凹坑状骨缺损（图 3-210）。

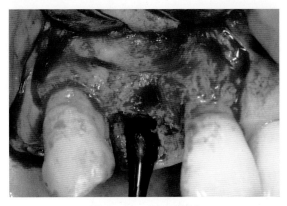
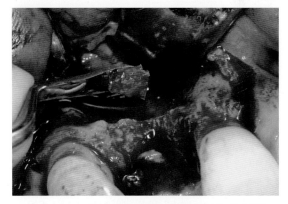

图 3-209　切开翻瓣　　　　　　图 3-210　在缺损区根方用骨刨取自体骨屑

（8）剩余牙槽嵴顶距理想牙槽嵴顶位置约 4mm（垂直向骨吸收 4mm），唇侧根方达大范围骨缺损（图 3-211）。

（9）在翻开黏膜的根方，从一侧垂直松弛切口向另一侧垂直松弛切口做骨膜松弛切口，确保能够实现无张力缝合（图 3-212）。

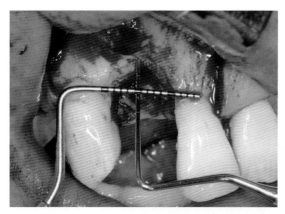

图 3-211　剩余牙槽嵴顶距理想牙槽嵴顶位置

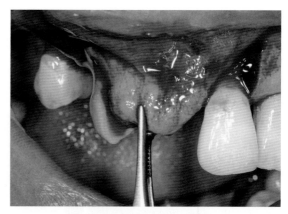

图 3-212　做骨膜松弛切口

（10）骨刨获取的自体骨屑、颗粒状异种骨替代材料（Bio-oss 小颗粒，0.50g）、固态血浆基质膜及液态血浆基质润湿的胶原膜（图 3-213）。

（11）将自体骨屑、颗粒状异种骨替代材料及剪碎的固态血浆基质膜混合，注射液态血浆基质制备成血浆基质骨块，血浆基质骨块的尺寸长×宽×高＝20mm×10mm×8mm。液态血浆基质润湿的可吸收胶原膜及完整的固态血浆基质膜备用（图 3-214）。

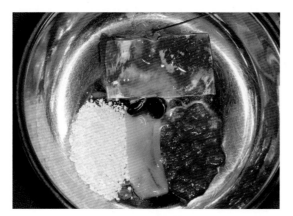

图 3-213　自体骨屑、颗粒状异种骨替代材料
及剪碎的固态血浆基质膜

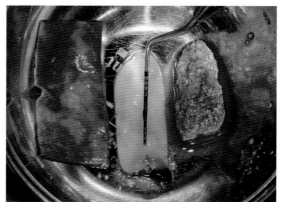

图 3-214　制备好的血浆基质骨块

（12）将胶原膜剪裁至缺损形态，插入腭侧黏膜（图 3-215）。

（13）在缺损区域插入血浆基质骨块，过量恢复塌陷的唇侧组织轮廓，利用血浆基质骨块的机械强度撑起牙槽嵴顶垂直向骨缺损，恢复牙槽嵴顶宽度至9mm（图 3-216）。

（14）缺损区域覆盖胶原膜，加入唇侧根方骨膜松弛切口下，在唇侧覆盖第二层胶原膜，在胶原膜表面覆盖血浆基质膜（图 3-217）。

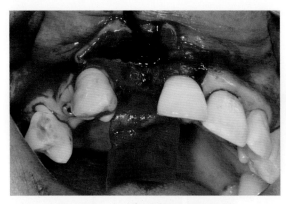

图 3-215 胶原膜插入腭侧黏膜

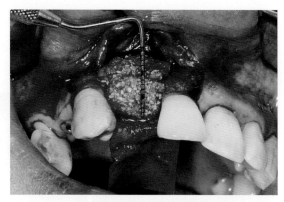

图 3-216 在缺损区域插入血浆基质骨块

（15）无张力严密关闭创口。此处应注意在缺牙位点牙槽嵴顶远中部分，因拔牙窝新生的软组织菲薄脆弱，缝合后可见组织边缘撕裂与退缩。此时并未选择进一步减张实现黏膜的完全关闭，避免因软组织位置移动过大导致后期美学并发症，选择留有一块宽度不超过 2mm 的间隙，软组织下方的血浆基质膜暴露于口腔，血浆基质膜加速软组织愈合及抗炎作用能够帮助创口尽快愈合（图 3-218）。

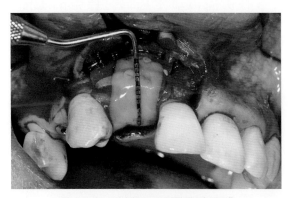

图 3-217 缺损区域覆盖胶原膜

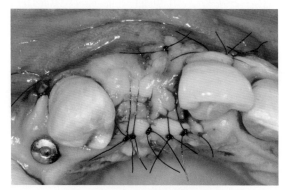

图 3-218 无张力严密关闭创口

（16）愈合 6 个月后口内检查情况，软组织愈合良好，唇侧牙槽骨轮廓完全恢复，角化龈充足，未见其他不适症状（图 3-219）。

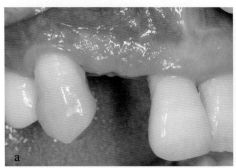

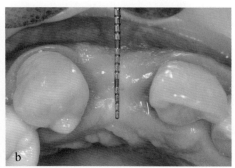

图 3-219 愈后 6 个月
a. 唇面观；b. 𬌗面观

（17）愈合 6 个月后口内检查情况，CBCT 显示唇侧及牙槽嵴顶有大量新生骨，牙槽嵴顶骨宽度超过 7mm（图 3-220）。

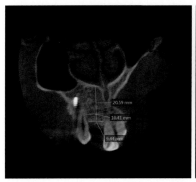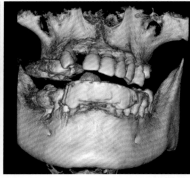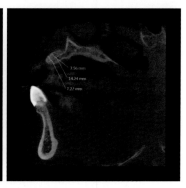

图 3-220 愈合 6 个月后口内检查 CBCT

（18）种植体植入手术，切开翻瓣，牙槽嵴顶宽度超过 7mm，唇侧牙槽骨轮廓完全恢复，可见血浆基质骨块形成的新生骨表面形成了均一、稳定的表面，新生骨血供丰富（图 3-221）。

（19）种植窝洞预备（图 3-222）。

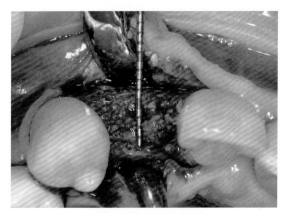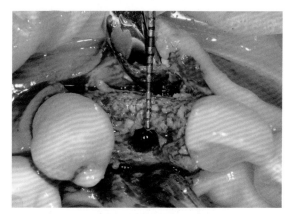

图 3-221 切开翻瓣　　　　　　　　图 3-222 种植窝洞预备

（20）种植体植入到准确的三维位置。种植体唇侧骨厚度超过 2mm，种植体唇侧边缘位于邻牙切缘连线腭侧 2mm（图 3-223）。近远中位于缺牙位点中央，种植体肩台位于龈缘以下 4mm（图 3-224）。

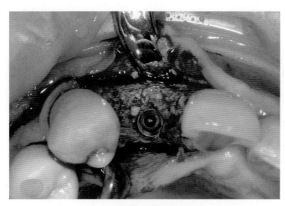

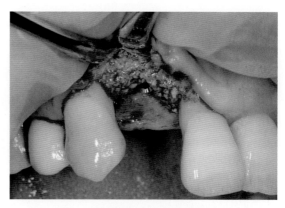

图 3-223　种植体唇侧边缘位于邻牙
切缘连线腭侧 2mm

图 3-224　种植体肩台位于龈缘以下 4mm

（21）种植体连接愈合基台，选择非埋入式愈合（图 3-225）。

（22）牙槽嵴顶黏膜行 U 形切口，去角化后利用愈合基台将牙槽嵴顶黏膜固定在唇侧，增加唇侧黏膜厚度，无张力关闭创口（图 3-226）。

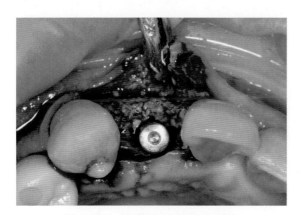

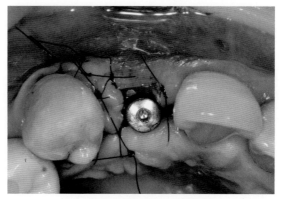

图 3-225　种植体连接愈合基台

图 3-226　无张力关闭创口

（23）种植体植入 2 周后拆线影像学检查，种植体位置良好，种植体周骨量充足（图 3-227）。

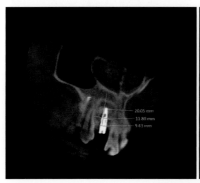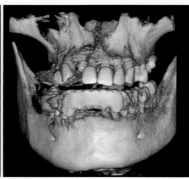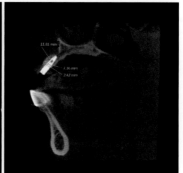

图 3-227　种植体植入 2 周后拆线影像学检查

【病例 12】　左上后牙水平骨缺损，应用血浆基质骨块充填，胶原膜＋血浆基质膜覆盖进行骨增量

（1）因牙齿松动拔除 26 后愈合 1 个月影像学检查，牙片示缺牙区存在明显骨缺损（图 3-228）。

（2）系统牙周治疗后，患者软组织健康，颜色、质地正常；可见 26 缺牙区牙槽嵴顶软组织愈合存在瘢痕，唇侧轮廓凹陷，角化黏膜位置向冠方移动（图 3-229）。

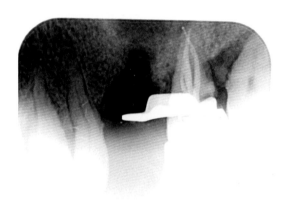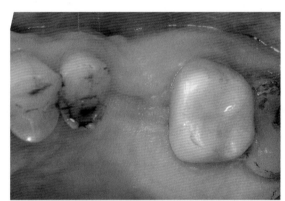

图 3-228　拔牙后牙片　　　　　　　　图 3-229　系统牙周治疗后

（3）术前影像学检查，CBCT 示 26 大范围水平骨缺损，靠近上颌窦底位置存在穿通的颊腭向缺损，唇侧骨轮廓彻底丧失，近远中邻牙邻间隙骨尚存，上颌窦底未穿孔，上颌窦黏膜正常（图 3-230）。

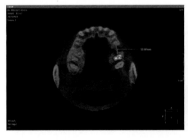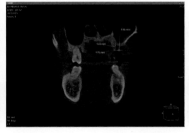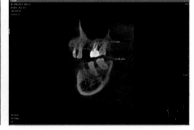

图 3-230　术前影像学检查

（4）切开翻瓣。牙槽嵴顶水平切口，近中做龈沟内切口，延伸到 24 近中做垂直松弛切口，远中沿 27 龈沟内切口，翻瓣至膜龈联合以下；可见牙槽嵴顶下方 3mm 存在穿通的颊腭向开窗骨缺损；腭侧翻瓣至开窗骨缺损根方，充分减张，使组织瓣能够实现无张力关闭（图 3-231）。

（5）缺损骀面可见在 26 缺牙位点的牙槽骨靠近冠方 1/2，颊侧存在一个开窗缺损，腭侧可见腭根拔除后未愈合的坑状骨缺损，在牙槽骨根方 1/2，可见颊侧牙槽骨完全吸收，轮廓丧失，形成一个凹坑状骨陷窝（图 3-232）。

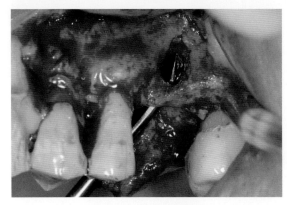

图 3-231　切开翻瓣

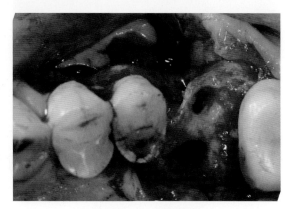

图 3-232　缺损骀面

（6）获取自体骨屑。在 24、25 之间根方用自体骨钻获取自体骨屑，用骨刨在翻开的皮质骨表面刮取自体骨屑（图 3-233）。

（7）将获取的自体骨屑、固态血浆基质膜碎片和颗粒状异种骨替代材料（Bio-oss 小颗粒，0.25g）充分混合后，注射液态血浆基质制备血浆基质骨块，尺寸约为长度×宽度×高度＝25mm×8mm×8mm（图 3-234）。

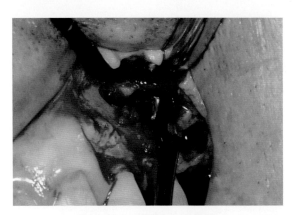

图 3-233　获取自体骨屑

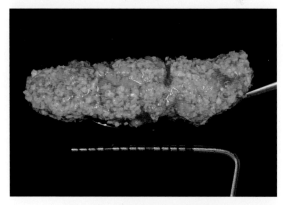

图 3-234　制备血浆基质骨块

（8）将生物膜塞至唇侧翻起的瓣膜根方，向骨缺损区充填血浆基质骨块（图 3-235）。

（9）将制备的血浆基质骨块一分为二，一块充填于颊侧，一块充填于腭侧（图 3-236）。

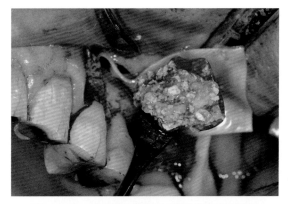

图 3-235　向骨缺损区充填血浆基质骨块

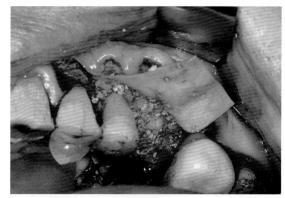

图 3-236　将血浆基质骨块一分为二后分别充填于颊侧和腭侧

（10）充填完成后，在血浆基质骨块表面覆盖胶原膜（图 3-237）。

（11）在胶原膜表面覆盖血浆基质膜（图 3-238）。

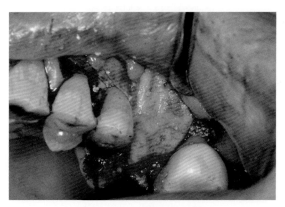

图 3-237　覆盖胶原膜

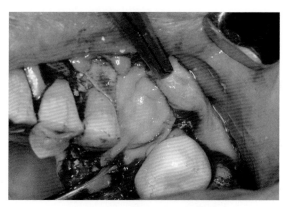

图 3-238　覆盖血浆基质膜

（12）无张力严密缝合创口（图 3-239）。

（13）植骨术后 3 个月复查口内检查。𬌗面可见软组织愈合良好，未见黏膜撕裂或植骨区暴露（图 3-240）。

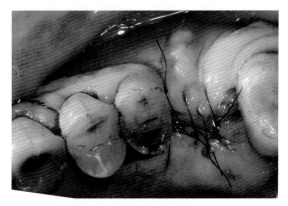

图 3-239　无张力严密缝合创口

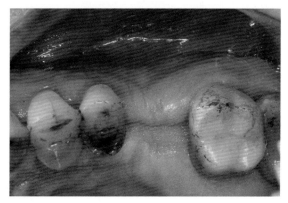

图 3-240　植骨术后 3 个月复查口内检查

（14）植骨术后 6 个月复查影像学检查。CBCT 显示骨缺损区域被完全充填，唇侧及腭侧轮廓完全恢复，新生骨与原位骨融合为一体（图 3-241）。

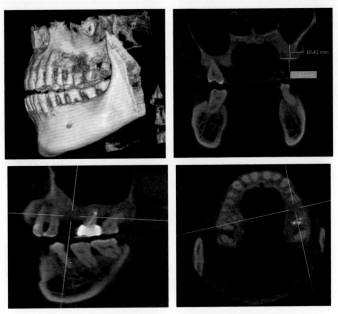

图 3-241 植骨术后 6 个月复查影像学检查

（15）导板引导下种植体植入手术。植骨位点先锋钻预备后，可见新生骨的骨质致密（图 3-242）。

（16）预备种植窝洞，可见窝洞中新生骨血供良好，新生骨形成了均匀的表面（图 3-243）。

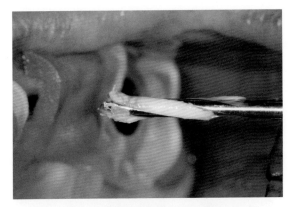

图 3-242 导板引导下种植体植入手术

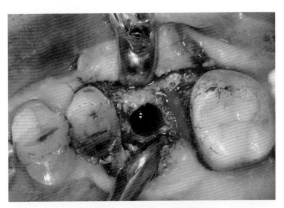

图 3-243 预备种植窝洞

（17）植入种植体（图 3-244）。

（18）牙槽嵴顶进行 U 形切口，牙槽嵴顶黏膜去角化，利用愈合基台将牙槽嵴顶软组织固定于颊侧，无张力严密缝合创口（图 3-245）。

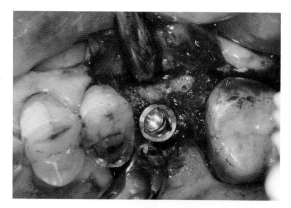
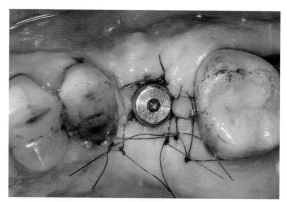

图 3-244　植入种植体　　　　　图 3-245　无张力严密缝合创口

（19）种植手术后 4 个月 CBCT 检查，显示种植体周骨量充足，颊侧骨厚度大于 2mm（图 3-246）。

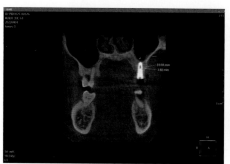
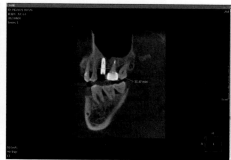

图 3-246　种植手术后 4 个月 CBCT 检查

（20）最终修复殆面照。可见修复体螺丝孔开口位于殆面中央窝，26 颊侧组织轮廓完全恢复（图 3-247）。

（21）戴牙即刻牙片显示种植体与基台连接紧密，修复体就位良好（图 3-248）。

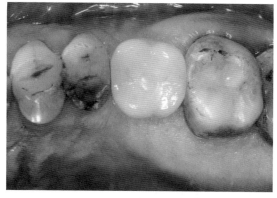
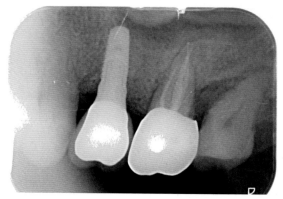

图 3-247　最终修复殆面照　　　　　图 3-248　戴牙即刻牙片

（22）戴牙 3 个月后牙片显示负载后种植体周骨质成熟，种植体周骨量维持良好（图 3-249）。

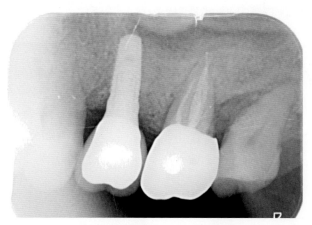

图 3-249　戴牙 3 个月后牙片

【病例 13】　左上后牙缺失，腭侧垂直向骨缺损，应用血浆基质骨块充填，帐篷钉支撑，胶原膜＋血浆基质膜覆盖进行骨增量

（1）术前口内检查，殆面观。可见 26 唇侧轮廓丰满，腭侧组织轮廓塌陷，探查显示腭侧黏膜增厚，黏膜厚度超过 10mm（图 3-250）。

（2）术前影像学检查。可见唇颊侧骨板完整，腭侧骨板缺失，垂直向缺损超过 5mm，骨缺损最高点距上颌窦底 3mm（图 3-251）。

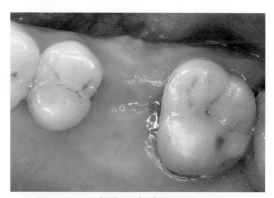

图 3-250　术前口内检查（殆面观）

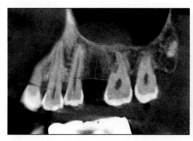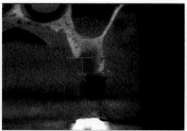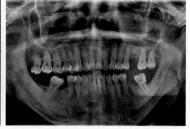

图 3-251　术前影像学检查

（3）切开翻瓣。26 缺牙位点行牙槽嵴顶水平切口。颊侧沿 35、27 做龈沟内切口，25 近中做保留龈乳头的松弛切口，根方翻瓣至膜龈联合上方，做骨膜松

弛切口，充分减张至黏膜能够实现无张力关闭；腭侧翻瓣至缺损边缘以下2mm，腭侧黏膜粘连大量炎性肉芽组织，用刮匙和刀片去除清理干净（图3-252）。

（4）在缺失的腭侧骨板正中轮廓边缘植入帐篷钉，支撑植骨空间（图3-253）。

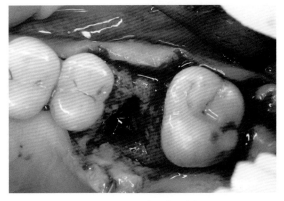
图3-252 切开翻瓣

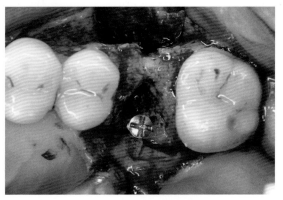
图3-253 植入帐篷钉

（5）在35、36颊侧龈缘根方2mm处做水平切口，翻开后用取骨钻钻取自体骨屑（图3-254）。

（6）取骨钻中获取的自体骨屑（图3-255）。

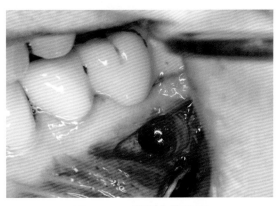
图3-254 钻取自体骨屑

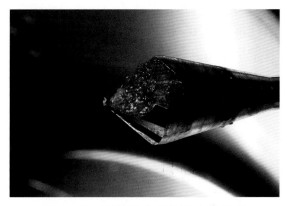
图3-255 取骨钻中获取的自体骨屑

（7）获取的自体骨屑，颗粒状异种骨替代材料（Bio-oss，0.25g）和固态血浆基质碎片（图3-256）。

（8）将上述获得的材料充分混合，注射液态血浆基质形成血浆基质骨块。血浆基质骨块是一种具有一定机械强度和拉伸弹性的、可以剪裁成若干块的块状植骨材料（图3-257）。

（9）将血浆基质骨块充填至腭侧骨缺损处（图3-258）。

（10）血浆基质骨块充填后可见腭侧轮廓完全恢复，血浆基质骨块完全覆盖帐篷钉（图 3-259）。

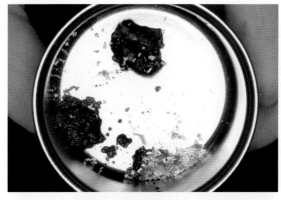

图 3-256 获取的自体骨屑，颗粒状异种骨
替代材料和固态血浆基质碎片

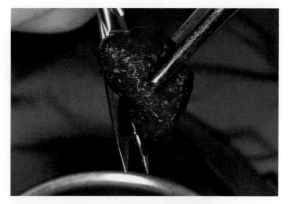

图 3-257 制备血浆基质骨块

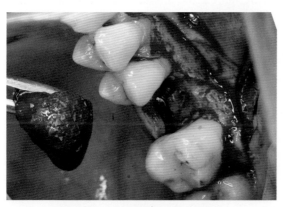

图 3-258 充填血浆基质骨块

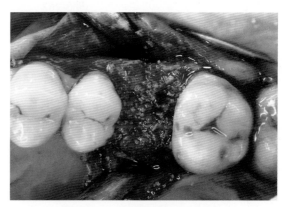

图 3-259 血浆基质骨块充填后

（11）在植骨材料表面覆盖可吸收胶原膜，胶原膜从腭侧翻瓣边缘越过牙槽
嵴顶直达唇侧翻瓣边缘（图 3-260）。

（12）无张力关闭创口（图 3-261）。

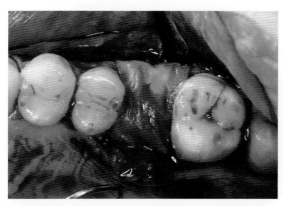

图 3-260 在植骨材料表面覆盖可吸收胶原膜

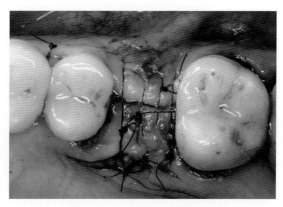

图 3-261 无张力关闭创口

（13）术后即刻影像学检查。CBCT 显示骨缺损区域被充分充填，帐篷钉支撑植骨区腭侧轮廓边缘（图 3-262）。

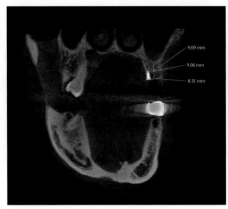
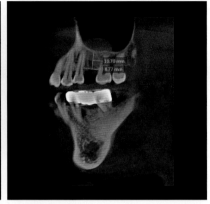

图 3-262　术后即刻影像学检查

（14）植骨术后 5 个月复查，口内照。𬌗面观察显示，26 缺牙区软组织愈合良好，组织轮廓完全恢复（图 3-263）。

（15）植骨术后 5 个月影像学检查。新生骨与原位骨融合，腭侧骨缺损得以修复，牙槽嵴顶宽度达到 9mm，垂直向可用骨高度约 10mm，

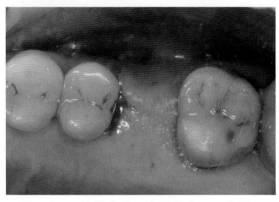

图 3-263　植骨术后 5 个月复查（口内照）

满足种植体植入条件，拟行种植体植入手术（图 3-264）。

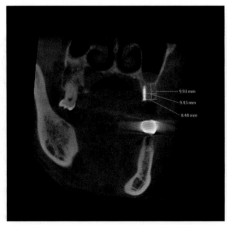
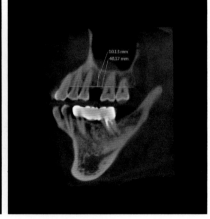

图 3-264　植骨术后 5 个月影像学检查

（16）种植体植入手术切开翻瓣。26缺牙区牙槽嵴顶水平切口，可见腭侧血浆基质骨块成骨良好，表面质地均一，新生骨骨质良好，探针无法插入（图3-265）。

（17）种植窝洞预备完成，显示种植体周各个方向骨量充足（图3-266）。

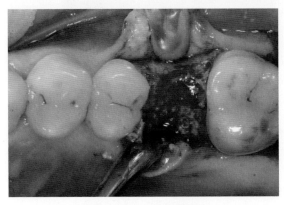

图 3-265　切开翻瓣

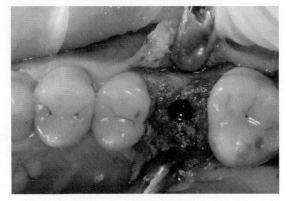

图 3-266　种植窝洞预备完成

（18）植入种植体，连接愈合基台，选择非埋入式愈合，关闭创口（图3-267）。

（19）种植术后即刻影像学检查。CBCT显示种植体植入位置良好，唇侧及腭侧均有充足的骨包绕（图3-268）。

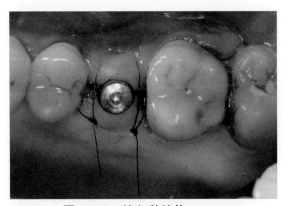

图 3-267　植入种植体

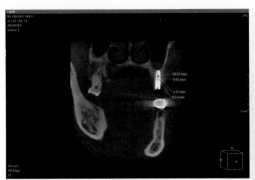

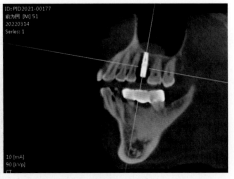

图 3-268　种植后即刻影像学检查

（20）戴牙完成后口内检查，如图3-269所示，可见修复体形态良好、邻接紧密，咬合正常，修复体周组织轮廓丰满。

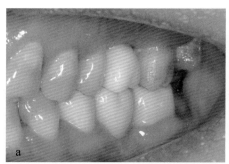
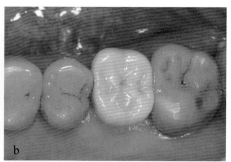

图 3-269　戴牙完成后口内检查

a. 侧面咬合；b. 殆面观

（21）戴牙即刻牙片显示种植体与基台连接紧密，修复体就位良好，种植体骨结合稳定（图 3-270）。

（22）戴牙 3 个月后复查，显示种植体周边缘骨水平稳定（图 3-271）。

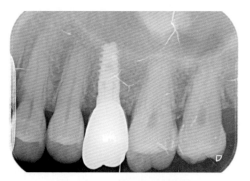
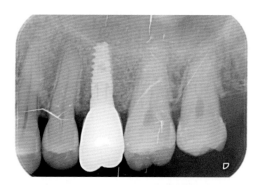

图 3-270　戴牙即刻牙片　　　　　　图 3-271　戴牙 3 个月后复查牙片

【病例 14】　上前牙缺失，唇腭侧贯通骨缺损，唇侧骨吸收严重，应用血浆基质骨块充填，帐篷钉支撑，胶原膜＋血浆基质膜覆盖进行骨增量

（1）术前口内检查。如图 3-272 所示，11 缺牙区唇侧水平骨吸收，软组织轮廓塌陷明显，系带位置向冠方移动。

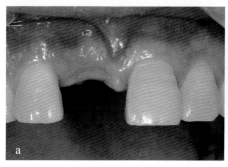
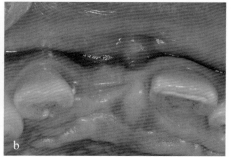

图 3-272　术前口内检查

a. 唇面观；b. 殆面观

（2）术前影像学检查。唇侧牙槽骨缺失，根方基骨内可见明显骨内缺损，腭侧剩余骨厚度不足 2mm（图 3-273）。

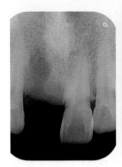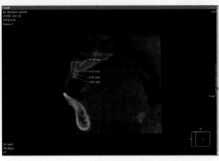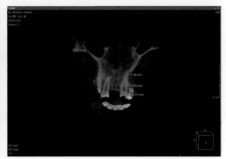

图 3-273 术前影像学检查

（3）切开翻瓣。如图 3-274 所示，牙槽嵴顶偏唇侧行水平切口，近中及远中龈沟内切口至沿 12 及 21 远中做垂直松弛切口。根方翻开黏膜至膜龈联合以上，从近中向远中做骨膜松弛切口，使黏膜充分减张，实现无张力缝合；唇侧牙槽骨吸收明显，剩余骨厚度不足 2mm，缺牙位点从远中向近中，水平骨缺损逐渐加重，在牙槽嵴顶根方 5mm 处可见唇腭向穿通的开窗状骨缺损；腭侧黏膜沿邻牙龈沟做龈沟内切口，根方分离翻开之骨开窗根方。

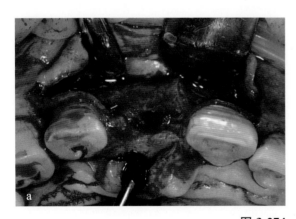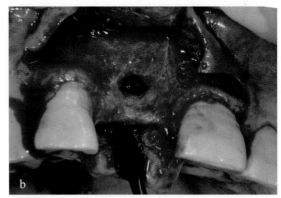

图 3-274 切开翻瓣

a. 殆面观；b. 唇面观

（4）在缺牙位点根方偏远中和近中的两个位点用取骨钻钻取自体骨屑（图 3-275）。

（5）在唇侧牙槽嵴顶以下，骨开窗偏冠方的位置植入帐篷钉，用于支撑牙槽嵴顶部与理想骨弓轮廓平齐（图 3-276）。

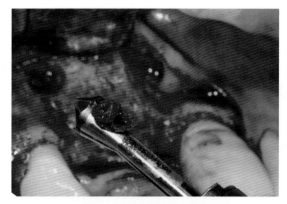

图 3-275　用取骨钻钻取自体骨屑

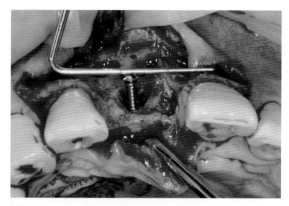

图 3-276　植入帐篷钉

（6）将获取的自体骨屑、固态血浆基质膜碎片和颗粒状异种骨替代材料（Bio-oss，小颗粒，0.50g）混合均匀，注射液态血浆基质，获得血浆基质骨块，可见血浆基质骨块是一种表面均一、有一定机械强度和拉伸弹性的块状骨移植材料，长度超过 15mm（图 3-277）。

（7）将血浆基质骨块分为一大一小两块，大块骨块充填至骨缺损区域，从殆面观察，可见骨块的厚度达到 8mm，骨块充填后轮廓超出原有骨弓轮廓；另一小块骨块充填至腭侧，修复腭侧骨缺损（图 3-278）。

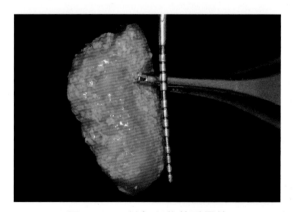

图 3-277　制备血浆基质骨块

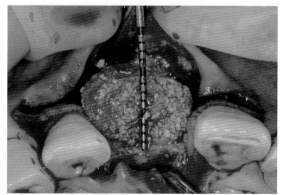

图 3-278　充填血浆基质骨块

（8）血浆基质骨块表面覆盖胶原膜，膜边缘应超出植骨材料 2mm，从腭侧到唇侧全程覆盖到骨块表面（图 3-279）。

（9）在胶原膜表面覆盖血浆基质膜，应用水平内褥式缝合，按照前述缝合固定方法，将胶原膜及血浆基质膜固定在植骨区（图 3-280）。

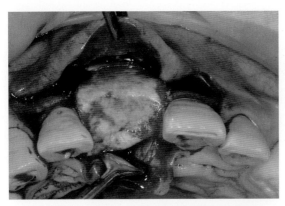

图 3-279　血浆基质骨块表面覆盖胶原膜

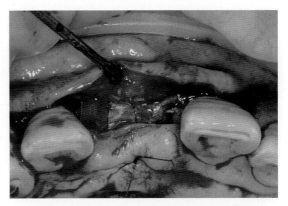

图 3-280　在胶原膜表面覆盖血浆基质膜

（10）无张力严密关闭创口（图 3-281）。

（11）术后 1 个月复查，口内检查可见软组织完全愈合，未见组织撕裂或植骨材料暴露等并发症（图 3-282）。

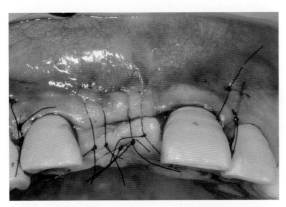

图 3-281　无张力严密关闭创口

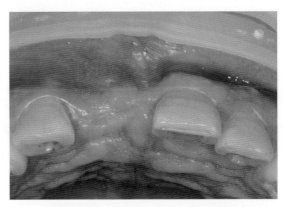

图 3-282　术后 1 个月后口内检查

（12）术后 1 个月影像学复查，CBCT 可见骨缺损区域已被血浆基质骨块完全充填，帐篷钉支撑起牙槽嵴顶宽度，超过 9mm（图 3-283）。

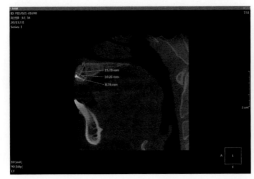
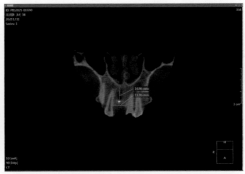

图 3-283　术后 1 个月影像学复查

（13）术后5个月行种植体植入手术，牙槽嵴顶偏腭侧行水平切口，缺牙间隙近远中做保留龈乳头的垂直切口，翻开唇侧黏膜，可见唇侧骨吸收完全修复，血浆基质骨块表面质地均一稳定，唇侧轮廓丰满（图3-284）。

（14）取出帐篷钉，预备种植窝洞，可见种植体唇侧骨厚度达到2mm（图3-285）。

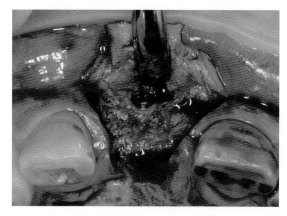

图3-284　术后5个月行种植体植入手术

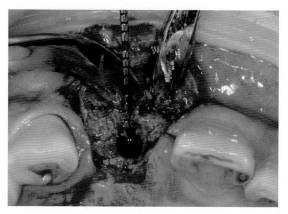

图3-285　预备种植窝洞

（15）种植体连接愈合基台，从12、13腭侧取上皮下结缔组织，水平褥式缝合固定于11唇侧组织瓣下，增加唇侧软组织厚度（图3-286）。

（16）严密缝合关闭创口（图3-287）。

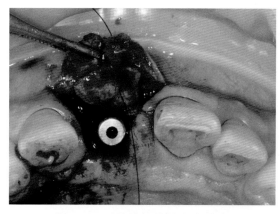

图3-286　种植体连接愈合基台

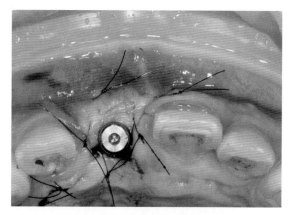

图3-287　严密缝合关闭创口

（17）术后3个月口内检查。如图3-288所示，可见软组织愈合良好，种植体处于精准的三维植入位置，唇侧软组织充足，轮廓丰满。

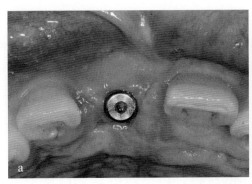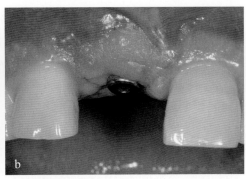

图 3-288　术后 3 个月口内检查
a. 𬃊面观；b. 唇面观

第七节　数字化骨块

数字化骨块是指利用数字化手段，针对缺损区形态和预期骨再生情况设计的个性化骨增量植入材料。对于包括 GBR 在内的牙槽嵴骨增量手术而言，血浆基质骨块具有出色的机械性能和再生活性，可以反复注射成型，将血浆基质骨块与数字化技术结合，进行数据采集、处理和数字化制造，能够在术前或口外准备块状移植材料，减少术中塑形的时间，更精确地适应缺损形态，提高骨增量效果的可预期性。

一、数字化骨块与工作流程

数字化骨块工作流程包括数据采集、数据处理和数字化制造。数据采集是指术前患者的硬组织影像学数据，口内及面部的扫描数据。数据处理是指应用数字化软件对手机的数据进行处理和虚拟设计，获得骨增量所需移植物的体积和尺寸。数字化制造是指应用计算机辅助设计和辅助制作（computer-aided design/computer-aided manufacturing，CAD/CAM），以及采用加法技术的三维打印，获得数字化产物。

二、数字化骨块的实现方式

从分类上说，目前数字化骨块的实现主要方式包括数字化块状骨移植物和数字化骨移植物保护壳。

数字化块状骨移植物是指直接用机器制作符合缺损形态的块状骨移植物，使之符合缺损形态并具备理想外形、固定后便于缝合等。最主要的实现方式是按照骨增量需求，精准地依据数字化设计方案，通过 CAD/CAM 研磨块状骨。这种方式能够让骨移植物与缺损区域的形态贴合，一定程度上实现精准骨增量。然而，研磨的加工方式只能获取形态相似的骨块，却无法提供材料的生物活性。

数字化骨移植物保护壳是指利用数字化手段制作颗粒状骨移植物的保护壳，在进行骨增量手术时利用保护壳固定骨移植材料，再进行缝合，以塑形和固定骨增量区，是目前数字化骨块最常见的实现方法。这种方法可辅助颗粒状骨移植物的定型和定位，并且对植骨材料的种类并无限制。目前临床应用最广泛的是数字化钛网和数字化聚合物保护壳。

数字化骨移植壳内部可以使用的骨移植材料种类不受限制，但这类材料常需要二次手术取出，给患者造成的创伤较大。另一方面，单纯的保护壳无法满足再生需求，还需探索制备可直接体内应用，具备一定可塑性及韧性，并且具有生物活性的数字化骨移植物。

三、血浆基质与数字化骨块

血浆基质骨块具有出色的机械强度、弹性和再生活性，是一种理想的椅旁制作的骨移植材料。应用血浆基质骨块和数字化设计和制作技术结合制备数字化骨块。首先，利用数字化技术制备数字化骨移植物模具，辅助医师在手术过程中制备符合缺损区要求的骨移植物的模具。接下来，在手术过程中，医师先利用模具和血浆基质骨块制备个性化骨移植物，再将骨移植物固定于缺损区，实现精准骨增量（图 3-289）。

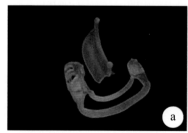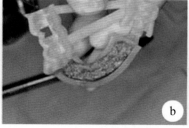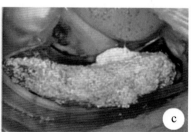

图 3-289　应用血浆基质骨块设计及制作的数字化骨块
a. 数字化设计及 3D 打印的植骨导板，包括固定于口内余留牙的基底和口外制作数字化骨块的模具；
b. 应用血浆基质在体外制备数字化骨块；c. 血浆基质数字化骨块在植骨导板的引导下口内就位

四、数字化骨块病例

将血浆基质与数字化技术结合制备数字化骨块，能够在大范围骨缺损的修复中获得良好的骨增量效果。如图 3-290～图 3-296 所示，一名 28 岁女性患者左侧上颌骨大范围缺损。按照"修复为导向"的设计原则，从美学和功能出发进行修复设计，进而根据修复体的位置和种植体植入原则设计理想的种植体植入位置，最后根据种植体植入位置计算和设计骨增量所需骨块的大小和尺寸——最终实现数字化骨块精准修复骨缺损。

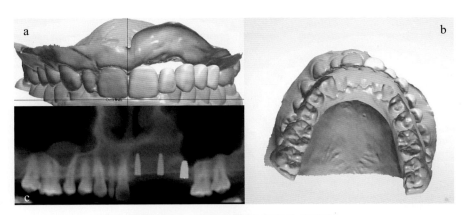

图 3-290　术前资料采集及方案设计

a. 按照美学及功能要求进行修复方案设计（排牙），接下来根据种植体植入原则在 21、23、25 三个位点植入三颗种植体（正面观）；b. 方案设计（拾面观）；c. 数字化设计的种植体植入的位置

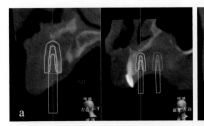
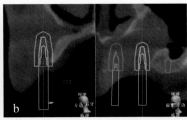
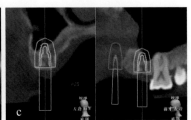

图 3-291　拟种植位点与骨缺损

a. 21 位点，拟植入位点种植体周无骨包绕；b. 23 位点，拟植入位点种植体周无骨包绕；c. 25 位点，拟植入位点种植体根尖深入上颌窦，无骨包绕

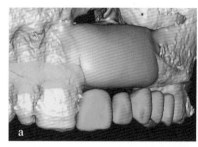 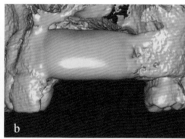 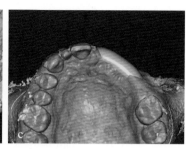

图 3-292 数字化骨块设计过程，按照数字化修复设计及种植体植入位点
设计之后，模拟骨增量范围，设计三维数字化骨块的形态
a. 在修复引导下，骨块的形态；b. 骨块的正面观；c. 骨块的殆面观

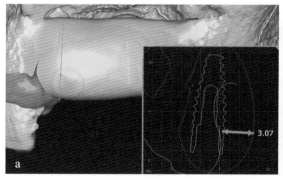 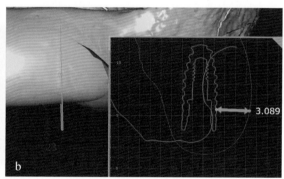

图 3-293 骨缺损及所需移植的数字化骨块大小
a. 21 位点骨缺损范围；b. 23 位点骨缺损范围

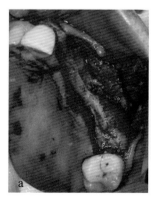 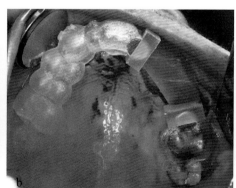 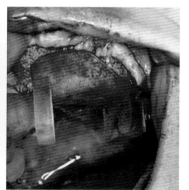

图 3-294 数字化骨块的口内应用
a. 大范围骨缺损殆面观；b. 植骨导板基底口内就位；c. 数字化骨块及植骨导板完全就位

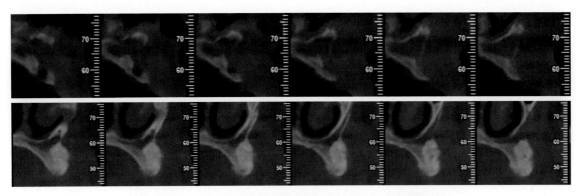

图 3-295　21～25 位点植骨术前及术后 6 个月骨量对比
a. 植骨术前骨缺损范围；b. 植骨术后 6 个月上颌骨轮廓丰满

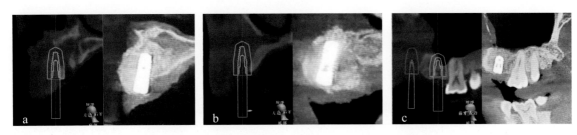

图 3-296　植骨术前及种植体植入 4 个月后骨量对比
a. 21 位点术前术后对比；b. 23 位点术前术后对比；c. 25 位点术前术后对比

第八节　小　　结

　　GBR 是最常用的骨增量技术，目前 GBR 的临床应用中，植骨材料的强度、骨诱导能力和骨形成能力亟须提高，从而提升骨增量的效果。

　　血浆基质产物包括固态血浆基质、液态血浆基质和血浆基质骨块。固态血浆基质和液态血浆基质能够单独应用于口腔软硬组织再生的多种临床场景。将固态血浆基质膜碎片、液态血浆基质和颗粒状植骨材料混合能够制备成血浆基质骨块。与其他自体血液提取物制备的黏性骨相比，血浆基质骨块制备的方案凝固时间短、操作流程明确、骨块机械性能强、降解时间长、再生活性更高。血浆基质骨块的制备需要椅旁团队的密切配合，血液采集、离心制备等操作流程是否符合规程将直接影响骨块制备的质量。当面对大范围骨缺损时，需要添加自体骨屑或者生长因子，增加骨块的再生性能。

利用数字化技术辅助个性化的牙槽嵴骨增量术，一方面实现了以最终修复和美学为导向进行骨增量手术，利于后期的种植修复；另一方面也让植骨材料与缺损区的形态完全匹配，从而增加材料在缺损区的稳定性。此外，血浆基质数字化骨块还能减少医师的口内操作的难度和手术时间，降低并发症的风险，改善患者体验和提高治疗效果的可预期性。

有关血浆基质骨块用于骨增量的临床研究仍然处在早期阶段，目前的报道多为病例报告，仍需要随机对照研究和更加长期的随访获得更多有效数据。此外，如何进一步提高骨块的机械强度和再生活性，是今后血浆基质领域研究的方向。

参 考 文 献

［1］ DANIAL BUSER. 30 Years of Guided Bone Regeneration ［M］. 3rd edition. Berlin：Quintessence Publishing，2022.

［2］ 张玉峰. 血浆基质制品的前世今生 ［J］. 中华口腔医学杂志，2021，56(8)：740-746. DOI：10.3760/cma.j.

［3］ FENG M，WANG Y，WEI Y，et al. Preparation，characterization and biological properties of a novel bone block composed of platelet rich fibrin and a deproteinized bovine bone mineral［J］. Fundamental Research，2022(002)：002.

［4］ 张玉峰，王宇蓝. 血浆基质在口腔种植水平骨增量中的应用［J］. 口腔疾病防治，2022，30(3)：7. DOI：10.12016/j.

［5］ 张玉峰，王宇蓝. 血浆基质在口腔种植垂直骨增量中的应用［J］. 口腔疾病防治，2022，30(12)：837-843.

［6］ MIRON R J，ZHANG Y. Next-Generation Ion Incorporation into Bone Grafts for Bone and Periodontal Regeneration［M］. Berlin：Quintessence Publishing，2019.

［7］ 张玉峰. 数字化骨块在骨增量中的应用 ［J］. 中华口腔医学杂志，2023，58(4)：312-317. DOI：10.3760/cma.j.

第四章
血浆基质在牙槽嵴保存中的应用

牙列缺损通常是由牙周炎、外伤、牙隐裂、根尖周炎等疾病所致。我国86.2％的成年人至少缺失一颗牙齿[1]。牙齿缺失后，牙槽骨将会发生一系列以骨吸收为主要表现的改建，原有的牙槽嵴轮廓最终被破坏。良好的牙槽嵴轮廓才能保证种植体放置在合适的三维位置，越来越极致的美学需求，也对牙槽骨轮廓提出了更高的要求。为了帮助患者获得更好的种植修复效果，需要最大程度维持拔牙后牙槽嵴的轮廓。许多生物材料都被用于拔牙窝，以维持其三维轮廓，血浆基质在牙槽嵴保存中应用的效果，也得到了大量研究的证实。下面从拔牙后牙槽窝的轮廓改变开始，介绍血浆基质在牙槽嵴保存中的应用。

第一节 拔牙后牙槽嵴的轮廓改变

牙槽嵴是围绕完全萌出的牙齿的骨组织。牙槽嵴外侧是板层骨结构的牙槽骨，主要由骨板和骨髓腔构成。牙槽嵴内侧主要由束状骨构成，束状骨是厚度0.2~0.4mm 的板层骨，并有大量的沙比纤维穿通，沙比纤维连接牙骨质和牙槽嵴，是牙齿依赖性结构。牙槽嵴唇（颊）侧的骨板厚度与牙位以及距离牙槽嵴顶的深度有关。在前牙区，唇侧骨板的厚度通常小于 1mm，平均厚度约为0.5mm。这些较薄的骨板主要由束状骨构成，在拔牙后会很快吸收，继而出现显著的轮廓塌陷（图 4-1）。

关于拔牙窝形态改变的研究始于 20 世纪 60 年代[2]。犬动物模型的研究表明，拔牙后牙槽骨的形态改变非常明显，在第二周时拔牙窝骨壁内就能观察到多核的破骨细胞样细胞。而第八周时牙槽窝内出现了明显的骨吸收，尤其是在骨壁较薄的颊侧。早期研究认为，牙槽骨的吸收是缺牙后的自然骨改建过程，以适应新的环境；近年研究认为，颊侧骨壁明显更多吸收的原因是颊侧骨壁的冠方主要由束状骨构成，随着拔牙后牙周膜的丧失，束状骨的血供大量减少，继而出现明显的吸收[3,4]。

关于人的临床研究表明，40%～60%的水平和垂直骨吸收发生在拔牙后的头两年，其中2/3的吸收发生在拔牙后的3个月内，拔牙窝骨改建也主要发生在拔牙后的前3个月[5-7]。另一项研究表明，在第八周的时候，颊侧骨板高度平均会降低5.2mm[8]。这种程度明显吸收对将来种植极为不利。

通常来说拔牙窝的自然愈合遵循这样一个过程[9-14]：在最开始的24小时内，拔牙窝充满了血液，在细胞和血小板的作用下形成纤维蛋

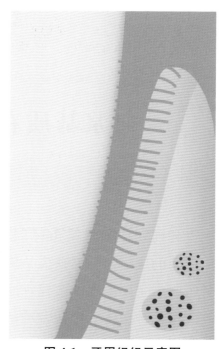

图 4-1　牙周组织示意图

白网络，并形成血凝块。随后中性粒细胞和巨噬细胞进入血凝块，消化拔牙窝内的组织碎片，释放生长因子调控间充质细胞在血凝块内的活动。在2～4天时，血凝块在纤维蛋白酶的作用下逐渐分解，拔牙窝继而被间充质细胞增殖产生的肉芽组织填充。在1周时拔牙窝内形成血管网，在2～3周时拔牙窝边缘被富含血管网和炎症细胞的结缔组织覆盖。在4～8周时拔牙窝内形成编织骨，拔牙窝上的软组织完成角化。在4～6个月时多层板状骨沉积在之前的编织骨之上。

第二节　拔牙窝的处理决策

一、影响拔牙窝处理决策的要素

在制定拔牙窝的处理决策前，通常需要考虑以下要素。

（1）拔牙窝是否完整。对于前牙区，在不完整的拔牙窝中进行即刻种植会增加并发症的风险。

（2）颊（唇）侧骨板的厚度。颊（唇）侧骨板常会发生显著吸收，而对于厚度大于 1mm 的骨板，骨板吸收量显著减少。

（3）釉牙骨质界根方 3mm 处牙槽骨宽度。这是种植体植入的平台位置。

（4）根方骨量。根方骨为种植体提供初期稳定性，当遇到腭侧骨板较薄、根尖骨破坏、鼻腭孔异常等情况时，需要慎重考虑拔牙窝的处理决策。

（5）拔牙窝是否有感染。当拔牙窝存在脓性分泌物时，是即刻种植的禁忌证。

（6）其他要素。包括是否在美学位点、牙龈生物型、患者全身情况等。

二、拔牙窝的治疗方案

（1）即刻种植。可以获得理想的美学效果，当患者有完整的颊（唇）侧骨壁、厚龈生物型，且根尖骨量充足时，可以考虑进行即刻种植。在美学区，当患者唇侧骨壁不足时，束状骨的吸收会导致唇侧轮廓变平坦，影响美学效果，甚至出现软组织退缩等并发症。而根尖骨量不足时，则难以获得足够的初期稳定性。

（2）根盾技术。是保留拔牙窝颊侧一部分牙根，避免束状骨吸收影响美学效果。这项技术要求有完整的颊侧骨壁，对于骨壁的厚度没有要求，它有较高的技术敏感性，根片和种植体之间是否成骨，还需要更多的研究证据进行支持。

（3）牙槽嵴保存。是拔牙后进行 GBR 植骨封闭拔牙窝的操作，目的是减少局部牙槽嵴的吸收。对于无法进行即刻种植的患者，通常会选择这项操作来维持牙槽嵴的轮廓，通常在牙槽嵴保存 4～6 个月后进行种植。

（4）拔牙窝的自然愈合。拔牙窝的自然愈合被证明会出现明显的轮廓丧失，仅建议在非美学区且剩余骨量充足的位点考虑这一方案。

第三节　牙槽嵴保存的概念和效果

牙槽嵴保存是为了最大程度维持拔牙窝愈合后牙槽嵴形态轮廓而采取的一种手术方法，通常在拔牙术中或拔牙术后一段时间内进行[15]。从手术方式来看，牙槽嵴保存的方法主要有 3 种：①仅使用骨替代材料保存拔牙窝；②仅使用屏障膜封闭拔牙窝；③同时应用骨替代材料和屏障膜保存拔牙窝（GBR）。目前应用最为广泛的是第三种方法，它的临床手段通常是：微创拔牙以减少牙槽嵴的破坏；彻底清理拔牙窝；填入植骨材料，覆盖屏障膜；部分或完全关闭拔牙窝。

　　GBR 在牙槽嵴保存中的应用获得了较好的效果。研究表明，采用 GBR 的术式可以将牙槽嵴的水平和垂直骨吸收控制在 0.5～1mm[16]。这是因为植骨材料可以维持拔牙窝的轮廓以防止软硬组织塌陷，屏障膜可以隔绝生长较快的上方软组织侵入拔牙窝。尽管如此，目前没有任何办法可以完全地保存牙槽嵴轮廓[17]。

　　当拔牙窝存在较大的骨缺损、拔牙窝存在炎症等情况时，单纯应用低替代率植骨材料进行牙槽嵴保存，效果欠佳。这是因为低替代率植骨材料缺乏骨诱导能力，且这类植骨材料无抗炎、杀菌等效果。植骨材料通常是粉末状，这导致其在术区的固定效果较差，容易发生移位，甚至引起软组织炎症或是充填区轮廓塌陷。GBR 术后反应较大，常伴有疼痛和术区水肿等。如何解决上述问题是牙槽嵴保存的研究热点。

第四节　血浆基质在牙槽嵴
保存中应用的基础

　　血浆基质是一类自体血液提取物的总称，其主要成分包括蛋白因子、纤维蛋白和活细胞。通过特制机器和制备套装进行离心和制备，获得固态血浆基质和液态血浆基质[18-20]。将固态血浆基质压制成膜，剪碎后，与一定质量的低替代率异种颗粒状骨替代材料均匀混合，可获得血浆基质骨块。血浆基质骨块为一个块状骨移植物，作为一个整体，一方面，它既具有机械强度，又具有拉伸弹性，可根据缺损区形态和需求进行塑形；另一方面，血浆基质骨块中富含血浆基质中的有效生物成分，具有加速愈合、抗菌抑炎、促进组织再生的功能。

　　如前所述，牙槽骨是一种牙齿依赖性的结构，在拔牙后由于失去牙周膜的血供，束状骨将发生显著吸收，继而引起牙槽骨轮廓改变。血浆基质骨块的这些结构和生物学特点，使之在牙槽嵴保存中具有广泛应用前景。血浆基质骨块具有黏性和可塑性，大大降低了牙槽嵴保存中移植物充填拔牙窝操作的难度。

将块状材料充填进拔牙窝，注射液态血浆基质进行骨块的二次塑形，能够使之匹配拔牙窝的形态，更好地维持骨再生空间。同时，将移植材料包裹在骨块中，避免了颗粒状材料脱落出拔牙窝及穿透黏膜，引起软组织并发症。此外，血浆基质骨块富含各类生长因子，招募骨再生所需的各类细胞，加速骨再生[21]。

当拔牙位点唇侧存在骨缺损时，需要进行牙槽嵴增量。血浆基质骨块有一定的机械强度，充填拔牙窝后能够对缺损区起到支撑作用，维持骨再生区域的稳定空间，配合引导骨组织再生技术能够在拔牙位点进行有效的骨增量。血浆基质能够根据患者骨缺损区的形态进行塑形，运用数字化手段设定移植骨块的体积与形态，提供个性化骨增量方案[22-24]。

临床研究结果表明，血浆基质成分能维持牙槽嵴的轮廓，减少二次植骨的可能，从种植位点取骨柱进行组织学分析结果表明，血浆基质能促进新骨形成。血浆基质成分能促进术后的前4周术区软组织的愈合效果，减少术后疼痛。

第五节　血浆基质用于牙槽嵴保存的临床路径

一、拔牙窝的分类

根据拔牙窝骨缺损形态可以做如下分类（图4-2）。

（1）第一类拔牙窝。拔牙窝不存在骨组织缺损，牙槽嵴轮廓可以满足种植的美学需求。

（2）第二类拔牙窝。拔牙窝存在水平向骨缺损，但牙槽嵴轮廓在垂直高度上可以满足种植的美学需求。骨开窗等情况也属于此类。

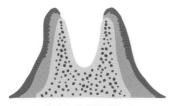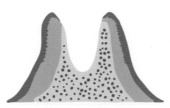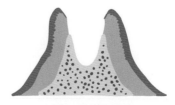

第一类拔牙窝　　　　　　第二类拔牙窝　　　　　　第三类拔牙窝

图4-2　拔牙窝的分类

（3）第三类拔牙窝。拔牙窝存在严重骨缺损，牙槽嵴轮廓在垂直高度上无法满足种植的美学需求。

二、第一类拔牙窝的临床路径

对于此类患者，抽取患者血液制备固态血浆基质和液态血浆基质。微创拔除患牙后，搔刮拔牙窝清创；抽取 5mL 液态血浆基质，对拔牙窝进行反复冲洗；根据需要，按拔牙窝的大小制备血浆基质骨块，将血浆基质骨块填入拔牙窝，再次注射液态血浆基质，使血浆基质骨块二次固化。将双层固态血浆基质膜覆盖拔牙创口，封闭拔牙窝。第一类拔牙窝拔牙后 4～6 个月进行种植（图 4-3）。

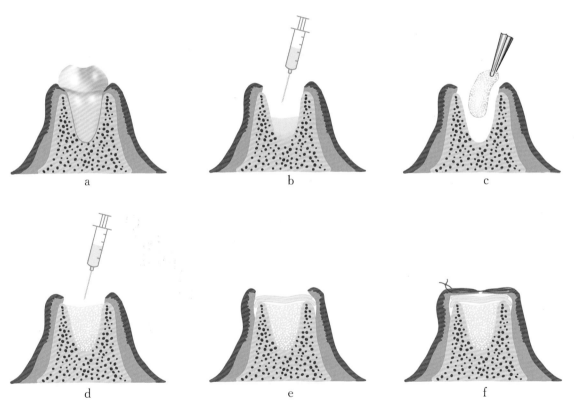

图 4-3 第一类拔牙窝牙槽嵴保存手术示意图
a. 微创拔除患牙；b. 液态血浆基质冲洗；c. 填入血浆基质骨块；
d. 注射液态血浆基质；e. 双层覆盖血浆基质膜；f. 缝合术区

第一类拔牙窝通常可考虑即刻种植。但当根尖存在感染，根尖牙槽骨不足以供种植体植入的初期稳定性，以及拔牙位点软组织菲薄、软组织退缩风险高时，即刻种植风险较大，此时通常会选择拔牙窝天然愈合，3～6个月后进行种植，种植体植入同期进行轮廓扩增，确保美学修复效果。近来也有学者提出，此类情况可在拔牙后进行软组织移植，可增厚位点软组织体积、增宽角化龈宽度。但天然愈合速度慢，对存在感染的拔牙窝炎症清除不彻底，易形成软组织瘢痕，拔牙窝难以成骨，60%的骨宽度会丧失。软组织移植的操作精细、技术敏感性高、患者术后反应大、接受程度低，同时，自体软组织移植物同样缺乏清除炎症、促进愈合的功能。液态血浆基质冲洗拔牙窝能够有效清理炎症，经过浸润后的拔牙窝，抗菌抑炎的能力显著加强；固态血浆基质能够有效封闭窗口、显著加速软组织愈合。

第一类拔牙窝病例示范见图4-4～图4-9。

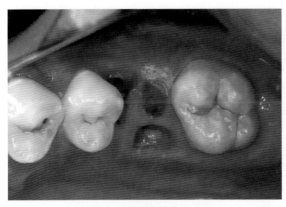

图 4-4 初诊患者 26 残根

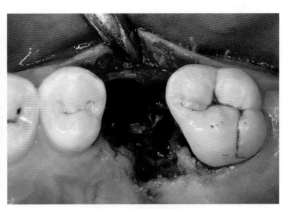

图 4-5 微创拔除残根

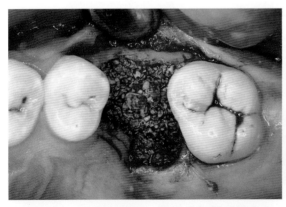

图 4-6 清理拔牙窝，植入血浆基质骨块

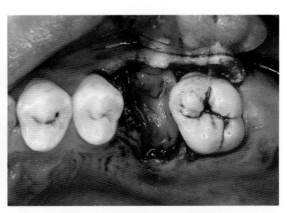

图 4-7 覆盖双层血浆基质膜

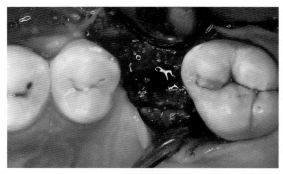

图 4-8　6 个月后行一期手术，牙槽嵴轮廓
维持效果理想

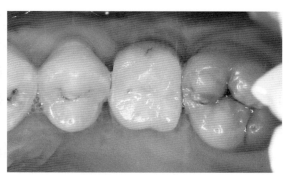

图 4-9　完成最终修复

三、第二类拔牙窝的临床路径

对于此类患者，首先抽取患者血液制备固态血浆基质、液态血浆基质，根据需要，按拔牙窝的大小制备血浆基质骨块。微创拔除患牙后，搔刮拔牙窝清创；抽取 5mL 液态血浆基质，对拔牙窝进行反复冲洗；将血浆基质骨块填入拔牙窝，再次注射液态血浆基质，使血浆基质骨块二次固化。在血浆基质骨块表面覆盖一层可吸收屏障膜，之后在可吸收屏障膜表面覆盖双层固态血浆基质膜，缝合固定移植物。第二类拔牙窝拔牙后 4～6 个月进行种植（图 4-10）。

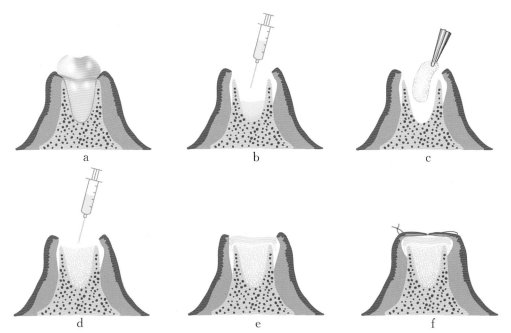

图 4-10　第二类拔牙窝牙槽嵴保存手术示意图
a. 微创拔除患牙；b. 液态血浆基质冲洗；c. 填入血浆基质骨块；d. 注射液态血浆基质；
e. 覆盖屏障膜，表面再覆盖双层血浆基质膜；f. 缝合术区第二类拔牙窝自然愈合往往会出现牙槽嵴轮廓变化，为了避免这种轮廓变化需要填入植骨材料以维持牙槽嵴的轮廓。对于这类拔牙窝建议应用屏障膜以保护植骨材料不受软组织侵入。血浆基质骨块具有一定的强度能更好地支撑牙槽嵴轮廓，固体血浆基质膜能加快术区软组织愈合，减少术区屏障膜发生感染、脱位的风险。

第二类拔牙窝病例示范见图 4-11～图 4-18。

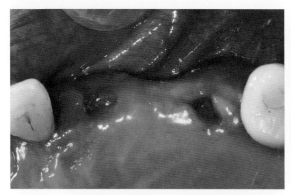

图 4-11　拔牙后两周复诊，拟行牙槽嵴保存术

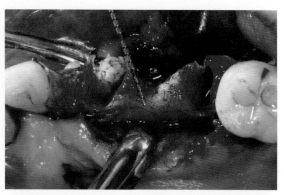

图 4-12　可见 23～25 唇侧水平向骨量不足

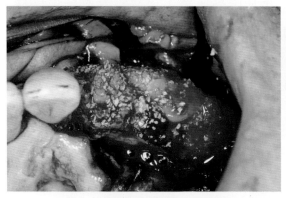

图 4-13　植入血浆基质骨块

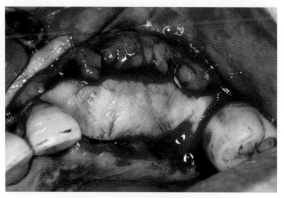

图 4-14　覆盖可吸收屏障膜

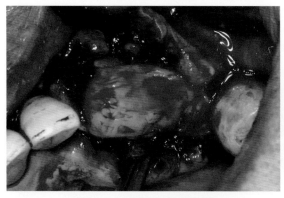

图 4-15　覆盖血浆基质膜

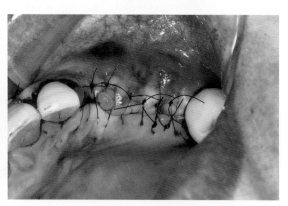

图 4-16　缝合术区

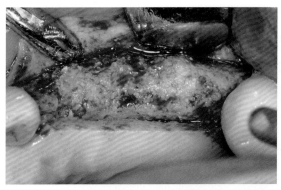

图 4-17　6个月后复查，可见牙槽嵴保存效果理想

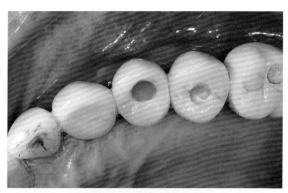

图 4-18　完成最终修复

四、第三类拔牙窝的临床路径

对于此类患者，通常建议拔牙后 4 周，待软组织完全愈合后进行牙槽嵴保存手术。首先抽取患者血液制备固态血浆基质、液态血浆基质，根据拔牙窝的大小制备血浆基质骨块。打开术区，搔刮拔牙窝清创；抽取 5mL 液态血浆基质，对拔牙窝进行反复冲洗；翻瓣，将缺损区域充分暴露，在拔牙窝植入长度合适的帐篷钉，用于维持拔牙窝骨高度。将血浆基质骨块填入拔牙窝及骨缺损区域，再次注射液态血浆基质，使血浆基质骨块二次固化。在血浆基质骨块表面覆盖一层可吸收胶原膜，之后覆盖双层固态血浆基质膜，缝合修复缺损及关闭拔牙窝。第三类拔牙窝拔牙后需愈合时间应大于 6 个月（图 4-19）。

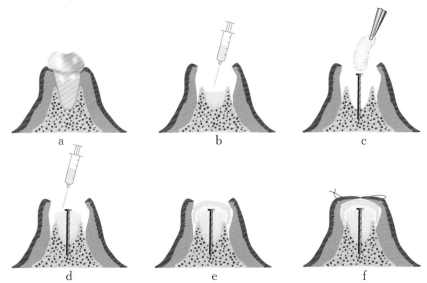

图 4-19　第三类拔牙窝牙槽嵴保存手术示意图

a. 微创拔除患牙；b. 液态血浆基质冲洗；c. 填入血浆基质骨块，帐篷钉支撑空间；
d. 注射液态血浆基质；e. 覆盖屏障膜，表面再覆盖双层血浆基质膜；f. 缝合术区

　　第三类拔牙窝自然愈合后会出现显著的牙槽嵴轮廓变化，并发生软硬组织塌陷，为避免这种轮廓丧失，往往需要联合帐篷钉、钛网等技术进行牙槽嵴轮廓的支撑。对于第三类拔牙窝术区，往往需要严密关闭创口，故建议待软组织完全愈合后再行手术。血浆基质骨块具有良好的成骨速度和成骨质量，出现骨粉移位的风险小，且能显著降低术后反应，减少伤口开裂植骨区暴露的风险。

　　第三类拔牙窝病例示范见图 4-20～图 4-27。

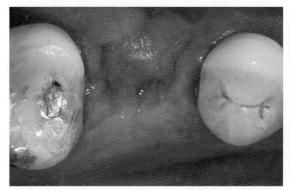

图 4-20　拔牙后 4 周，拟行牙槽嵴保存

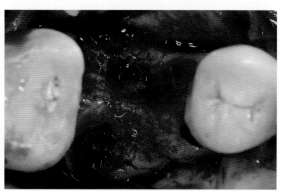

图 4-21　可见明显垂直向骨量不足

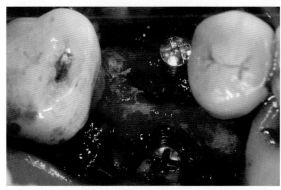

图 4-22　植入帐篷钉

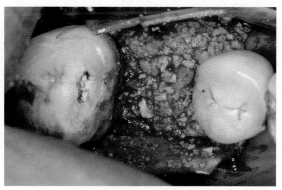

图 4-23　植入血浆基质骨块

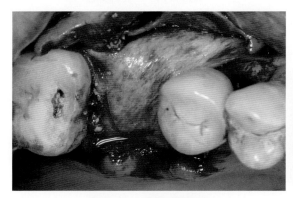

图 4-24　覆盖屏障膜

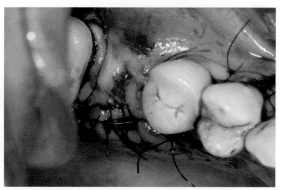

图 4-25　覆盖血浆基质膜后缝合术区

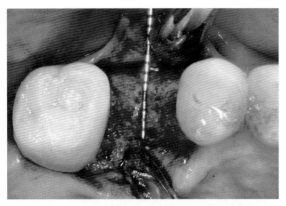

图 4-26　6个月后复查，可见牙槽嵴轮廓较好

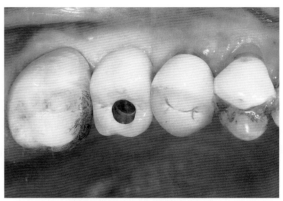

图 4-27　完成最终修复

第六节　典型病例

【病例 1】　左上后牙牙槽嵴保存，Ⅱ类

（1）患者为修复缺牙前来就诊，术前口内检查可见残根，角化龈宽度、前庭沟深度充足，曲面断层示牙根无保留价值，根尖周可见暗影。邻牙未见明显异常，计划拔除残根后牙槽嵴保存（图 4-28、图 4-29）。

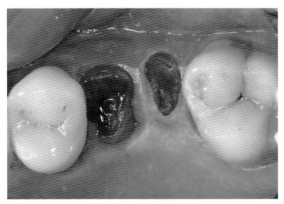

图 4-28　左上后牙区𬌗面照可见残根

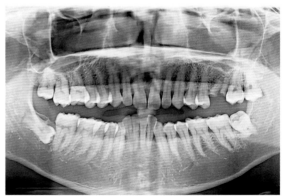

图 4-29　曲面断层示 26 残根

（2）收集患者血液，制作血浆基质膜。挺松残根并微创拔除（图 4-30、图 4-31）。

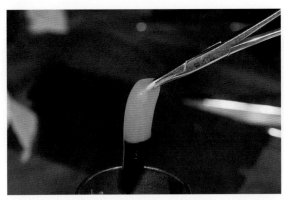

图 4-30　制作血浆基质膜

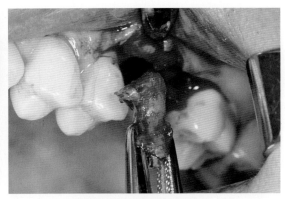

图 4-31　微创拔除残根

（3）搔刮拔牙窝，去除肉芽组织，可见残根已完整拔除。唇侧松弛翻瓣，探针探测术区，可见唇侧骨板存在穿通，为二分类拔牙窝（图 4-32、图 4-33）。

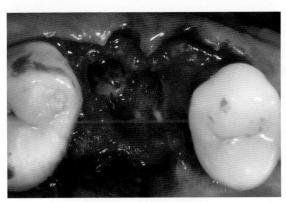

图 4-32　搔刮拔牙窝

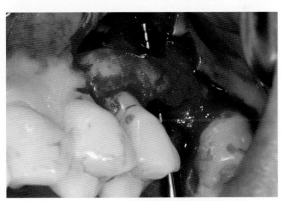

图 4-33　唇侧骨板存在穿通

（4）使用骨替代材料（Bio-oss 小颗粒，0.25g）和血浆基质膜制作血浆基质骨块。可见骨块形态良好，具有一定的机械强度。修整血浆基质骨块，植入拔牙窝。可见拔牙窝充填情况良好（图 4-34、图 4-35）。

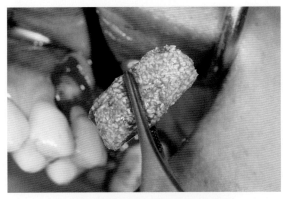

图 4-34　制作好的血浆基质骨块

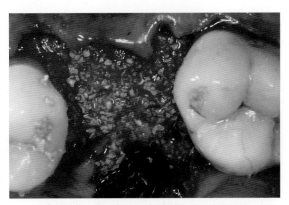

图 4-35　将血浆基质骨块植入拔牙窝

（5）在植骨材料上方覆盖可吸收胶原膜。胶原膜完整地跨过牙槽嵴顶端和侧面穿孔处。在可吸收胶原膜外再覆盖血浆基质膜。这层血浆基质膜能促进伤口愈合，减少术后反应（图4-36、图4-37）。

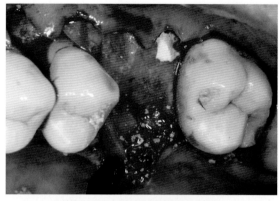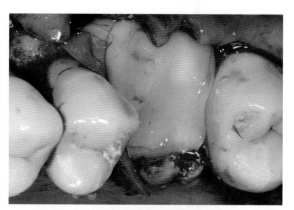

图 4-36　覆盖可吸收胶原膜　　　　　图 4-37　覆盖血浆基质膜

（6）缝合伤口，可见有少量的移植物暴露。目前认为在牙槽嵴保存术时，无须为了伤口严格关闭进行减张，因为牙槽嵴保存时术区暴露的并发症并不严重，且血浆基质膜能保护下方移植物，促进软组织愈合。而大范围减张会带来角化龈减少、前庭沟变浅等问题。术后拆线可见术区愈合良好（图4-38、图4-39）。

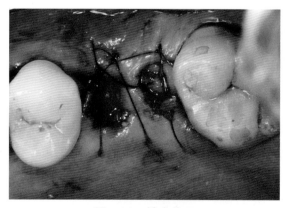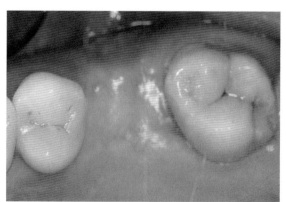

图 4-38　缝合伤口　　　　　　　　图 4-39　术后 2 周拆线

（7）牙槽嵴保存术后 6 个月复查，CT 示牙槽嵴轮廓维持良好。可见密度偏高的植骨材料和周围新生骨融合良好，无明显界限。打开术区，可见牙槽骨轮廓维持效果良好。按计划进行种植体植入手术（图4-40、图4-41）。

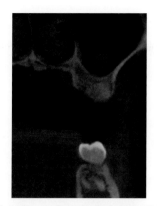

图 4-40　6 个月复查 CBCT 结果

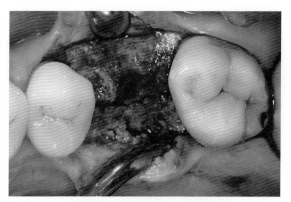

图 4-41　一期手术𬌗面照

（8）完成种植体植入手术，种植体位置良好，缝合术区。最终修复可见牙冠形态良好，牙龈无红肿，角化龈宽度、前庭沟深度充足（图 4-42、图 4-43）。

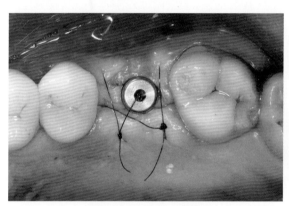

图 4-42　缝合术区

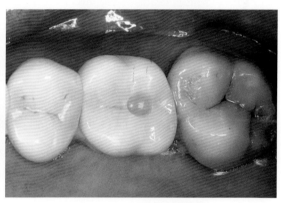

图 4-43　完成最终修复

【病例 2】　上前牙牙槽嵴保存，Ⅱ类

（1）患者上前牙曾行桩冠修复，近年因反复红肿、唇侧牙龈溢脓前来就诊。可见 11 根方牙龈隆起，牙槽嵴轮廓尚可，邻牙可见软垢牙结石（图 4-44、图 4-45）。

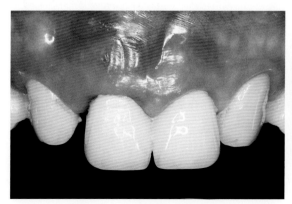

图 4-44　上前牙区唇面照

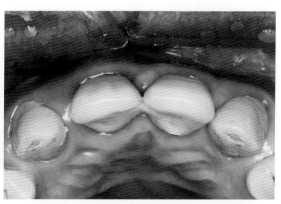

图 4-45　上前牙区𬌗面照，根方牙龈隆起

（2）CBCT 示 11、21 充填影，11 根尖周可见暗影，唇侧根折；21 腭侧根折。11、21 均无保留价值。增隙后挺松患牙，微创拔除患牙，搔刮牙槽窝，可见拔牙窝清晰，无残根余留（图 4-46、图 4-47）。

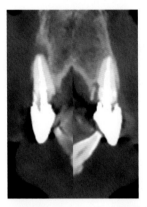

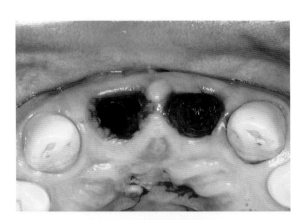

图 4-46　CBCT 示 11（左）根尖周可见
暗影，21（右）腭侧根折

图 4-47　微创拔除患牙

（3）11 位点存在唇侧瘘管穿通，属于二分类拔牙窝。翻瓣后唇侧放入可吸收胶原膜。抽取患者血液离心压制血浆基质膜，将血浆基质膜与骨替代材料（Bio-oss 小颗粒，0.25g）混合制作血浆基质骨块。在拔牙窝植入血浆基质骨块，可见骨替代材料充填情况良好（图 4-48、图 4-49）。

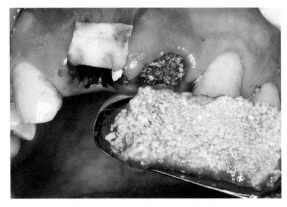

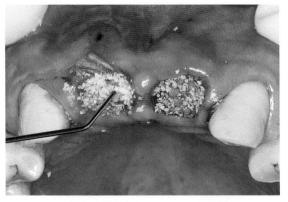

图 4-48　制作血浆基质骨块

图 4-49　在拔牙窝植入血浆基质骨块

（4）在骨替代材料上方覆盖可吸收胶原膜。在可吸收胶原膜外覆盖促进伤口愈合的血浆基质膜，无需严格关闭术区，直接缝合伤口（图 4-50、图 4-51）。

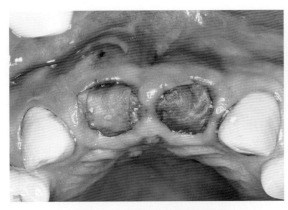

图 4-50　覆盖可吸收胶原膜

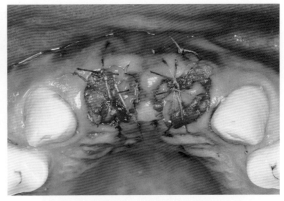

图 4-51　覆盖血浆基质膜，缝合术区

（5）术后 6 个月复查，可见软组织情况健康，牙槽嵴轮廓良好。按计划进行种植体植入手术。二期术后进行临时冠修复，牙龈塑形（图 4-52、图 4-53）。

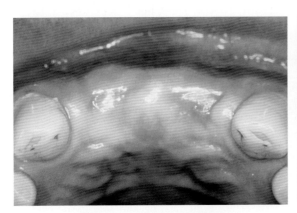

图 4-52　术后 6 个月复查

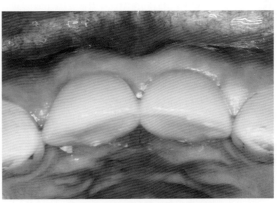

图 4-53　临时冠塑形牙龈

（6）完成最终修复，可见软组织无明显炎症，前庭沟深度良好，牙槽嵴轮廓美观（图 4-54）。

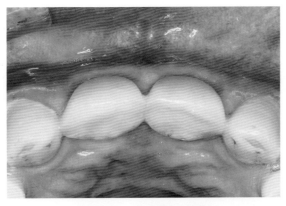

图 4-54　完成最终修复

第七节　小　结

血浆基质骨块具有良好的机械强度，能维持骨再生区域的稳定空间。固态血浆基质膜能促进伤口愈合，促进组织再生。血浆基质在牙槽嵴保存中应用获得了良好的效果。近年来数字化血浆基质骨块、具有更高机械强度的血浆基质骨块等创新应用可能会为牙槽嵴保存提供更好的解决方案。

参 考 文 献

［1］GUO J, BAN JH, LI G, et al. Status of tooth loss and denture restoration in Chinese adult population: fndings from the 4th national oral health Survey[J]. Chin J Dent Res, 2018, 21 (4):249-257. doi:10.3290/j. cjdr. a41083.

［2］JOHNSON K. A study of the dimensional changes occurring in the maxilla after tooth extraction. Part I. Normal healing[J]. Aust Dent J, 1963, 8:428-433.

［3］ARAÚJO MG, LINDHE J. Dimensional ridge alterations following tooth extraction. An experimental study in the dog[J]. J Clin Periodontol, 2005, 32:212-218.

［4］SCALA A, LANG NP, SCHWEIKERT MT, et al. Sequential healing of open extraction sockets. An experimental study in monkeys[J]. Clin Oral Implants Res, 2014, 25:288-295.

［5］SCHROPP L, WENZEL A, KOSTOPOULOS L, et al. Bone healing and soft tissue contour changes following single-tooth extraction:A clinical and radiographic 12-month prospective study [J]. Int J Periodontics Restorative Dent, 2003, 23:313-323.

［6］PIETROKOVSKI J, MASSLER M. Alveolar ridge resorption following tooth extraction[J]. J Prosthet Dent, 1967, 17:21-27.

［7］JOHNSON K. A study of the dimensional changes occurring in the maxilla following tooth extraction[J]. Aust Dent J, 1969, 14:241-244.

［8］CHAPPUIS V, ENGEL O, REYES M, et al. Ridgealterations post-extraction in the esthetic zone:A 3D analysis with CBCT[J]. J Dent Res, 2013, 92(12 suppl):195S-201S.

［9］AVILA-ORTIZ G, ZADEH HH. Management of the extraction site:Socket grafting. In:Nevins M, Wang HL. Implant Therapy:Clinical Approaches and Evidence of Success[M]. ed 2. Chicago:Quintessence, 2019:127-147.

［10］AMLER MH. The time sequence of tissue regeneration in human extraction wounds[J]. Oral Surg Oral Med Oral Pathol, 1969, 27:309-318.

［11］ LIN WL，MCCULLOCH CA，CHO MI. Differentiation of periodontal ligament fibroblasts into osteoblasts during socket healing after tooth extraction in the rat［J］. Anat Rec,1994,240:492-506.

［12］ ARAÚJO MG，LINDHE J. Dimensional ridge alterations following tooth extraction. An experimental study in the dog［J］. J Clin Periodontol,2005,32:212-218.

［13］ CARDAROPOLI G，ARAÚJO M，LINDHE J. Dynamics of bone tissue formation in tooth extraction sites:An experimental study in dogs［J］. J Clin Periodontol,2003,30:809-818.

［14］ 宫苹. 口腔种植学［M］.北京:人民卫生出版社,2020.

［15］ MORJARIA KR，WILSON R，PALMER RM. Bone healing after tooth extraction with or without an intervention:A systematic review of randomized controlled trials［J］. Clin Implant Dent Relat Res,2014,16:1-20.

［16］ CHA JK. Alveolar ridge preservation in the posterior maxilla reduces vertical dimensional change:A randomized controlled clinical trial［J］. Clin Oral Implants Res,2019,30（6）:515-523.

［17］ 张玉峰. 血浆基质制品的前世今生［J］. 中华口腔医学杂志，2021，56(8):1-7.

［18］ MIRON RJ，CHAI J，ZHENG S，et al. A novel method for evaluating and quantifying cell types in platelet rich fibrin and an introduction to horizontal centrifugation［J］. J Biomed Mater Res A,2019,107(10):2257-2271.

［19］ AMARAL VALLADÃO CA，FREITAS MONTEIRO M，JOLY JC. Guided bone regeneration in staged vertical and horizontal bone augmentation using platelet-rich fibrin associated with bone grafts:A retrospective clinical study［J］. Int J Implant Dent，2020，6(1):72.

［20］ MIRON R J，ZHANG Y F. Osteoinduction:a review of old concepts with new standards［J］. J Dent Res，2012，91(8):736-744.

［21］ FANG J，XIN XR，LI W，et al. Immediate implant placement in combination with platelet rich-fibrin into extraction sites with periapical infection in the esthetic zone:A case report and review of literature［J］. World J Clin Cases，2021，9(4):960-969.

［22］ THANASRISUEBWONG P，KIATTAVORNCHAROEN S，DEEB GR，et al. Implant site preparation application of injectable platelet-rich fibrin for vertical and horizontal bone regeneration:A clinical report［J］. J Oral Implantol，2020. DOI:10.1563/aaid-joi-d-20-00031.

［23］ LEI L，YU Y，KE T，et al. The application of three-dimensional printing model and platelet-rich fibrin technology in guided tissue regeneration surgery for severe bone defects［J］. J Oral Implantol，2019，45(1):35-43.

第五章
血浆基质在即刻种植中的应用

种植牙在过去的数十年间已经成为缺牙治疗的可靠选择，目前的常规治疗常在拔牙窝完成部分骨愈合（3～4个月）或更长时间后进行种植体植入，以获得良好的初期稳定性[1]。然而，对于患者而言，他们通常难以忍受拔牙后长期的等待时间，更希望减少就诊次数，缩短就诊流程，尤其是在前牙美学区。因此，即刻种植应用和相关研究逐渐增多。

第一节　即刻种植的定义

国际种植联合会（ITI）第三届共识报告根据拔牙窝伤口愈合的过程将拔牙后的种植时机分为了以下几种。

（1）第一型植入。是指植入种植体和拔牙在同一天完成。

（2）第二型植入。是指在软组织愈合后，但在拔牙窝内任何临床意义上的骨填充发生之前进行种植体植入。

（3）第三型植入。是指在拔牙窝内发生了临床和/或放射学上的显著性牙槽骨填充后进行种植体植入。

（4）第四型植入。是指在一个完全愈合的拔牙窝进行种植体植入。

常规而言，对于第二型种植而言，需要4～8周时间待软组织完全愈合，而对于第三型种植而言，需要12～16周以达到部分骨愈合，对于第四型种植，需要16周以上的时间以达到骨的完全愈合。

自从首例在新鲜拔牙窝中即刻植入种植体的报道以来，关于即刻种植的研究逐渐增多。即刻种植的优点很明显，包括减少就诊次数及总体治疗时间[2]、可获得良好的种植体方向[3]、可能可以辅助保持拔牙窝的骨量以及可能获得更好的软组织美学效果[4]，并且可以有效提高患者的满意度。尽管即刻种植有着以上的优势，但大量临床前动物模型和临床试验都表明，即刻种植本身不能降低拔牙术后的牙槽骨吸收，并且可能出现颊侧骨开裂、软组织退缩等风险，影响最终的美学效果[5]。

第二节 即刻种植后拔牙窝的愈合过程

目前的研究表明，即刻种植是一种可预测的牙科治疗手段，并且良好的处理可以防止牙槽嵴吸收，改善美学效果。想要了解如何做好即刻种植，首先需要理解即刻种植后的生理学过程，包括即刻种植后拔牙窝内的新骨形成和骨结合、即刻种植后牙槽嵴的尺寸变化、即刻种植后的软组织变化。

一、即刻种植后拔牙窝内的新骨形成和骨结合

研究表明，即刻种植后的新骨形成和骨结合的过程在数量和质量上都是相似的。在即刻种植模型中，在最初的 2 周内观察到更明显的破骨重塑阶段，这意味着在种植体植入后 4 小时至 1 周内，骨与种植体的接触减少约 10%。在早期伤口愈合过程中，这些发现与拔牙后牙槽自发愈合的研究的组织学观察结果一致[6,7]。根据这些结果，我们可以推测，即刻种植后的愈合是拔牙后牙槽骨的初始重塑阶段与种植体的正常愈合过程叠加的结果。

二、即刻种植后牙槽嵴的尺寸变化

根据颊侧骨板的厚度，薄的颊侧骨板主要是由束状骨组成，厚的颊侧骨板由束状骨和层状骨组成。植入后 4 小时，舌侧骨板通常更厚，并且位置更偏冠方。在植入 1 周后，拔牙窝内的结缔组织基质中充满炎症细胞，在颊舌侧骨板都有大量的破骨细胞。在植入 2 周后，在骨板的内侧开始有新骨形成，但是束状骨仍在发生骨吸收。在植入后 4 周，骨形成和骨改建同样活跃。在植入后 8 周时，原有的束状骨几乎不可见。即刻种植对颊侧骨板吸收情况的研究具有异质性，其原因可能包括研究模型缺乏标准化，使用的手术方案和种植系统不同以及牙槽骨愈合过程中的固有差异，但是这些实验的结果都强调了即刻种植并不

能抑制拔牙后牙槽嵴的尺寸变化。

三、即刻种植后的软组织变化

在即刻种植愈合的第一周，口腔上皮与已经建立的屏障上皮连续，为 (2.35±0.84)mm，2 周后增加到 (3.06±0.97)mm。这个上皮的尺寸一直保持稳定到第八周[8,9]。然而，结缔组织与种植体表面的接触面积减少，从第一周的 (3.93±0.83)mm 减少到第十二周的 (1.74±0.23)mm。尽管即刻种植后结缔组织的愈合与延期种植相似，结合上皮的愈合却有明显的不同。Rimondini 等人研究结论是即刻种植后的生物学宽度更长[10]，但是也有研究表明即刻种植后的生物学宽度与延期种植相似[11]。

第三节　即刻种植的存活率及风险

一、即刻种植的存活率

种植体的存活是指在后续检查中种植体保留在原位，无论情况如何，失败则被定义为种植体丢失。根据 2019 年欧洲牙周病学研讨会的共识报告，即刻种植的早期种植失败率略高于延迟种植 ［成功率 94.9％∶98.9％；RR 0.96，95％ CI （0.93；0.99），$P＝0.02$］[12]。

二、即刻种植的风险

即刻种植能够极大减少治疗时间和就诊次数，但是也存在缺乏角化龈、伤口更难以关闭、难以获得初始稳定性、软硬组织不稳定等问题，导致其风险加大。除了上述提到的种植体存活率降低之外，还存在如边缘骨丧失、探诊深度增加、粉色美学评分降低等风险。

第四节　即刻种植效果的影响因素

许多因素都会影响即刻种植的效果，主要分为 3 个方面：拔牙窝自身特点

（包括颊侧骨板厚度[13]、牙龈生物型、拔牙窝是否存在感染、牙槽窝尺寸[5]）、手术方案（包括颊侧跳跃间隙的宽度[14]、是否翻瓣[15]、种植体尺寸和方向[16]、骨移植材料的使用[17]、结缔组织移植物的使用[18]）、种植体自身材料因素等。

一、拔牙窝自身特点

1. 颊侧骨板完整性及厚度

一项系统研究表明，尽管研究存在很大的异质性，但对即刻种植后水平和垂直骨吸收唯一有显著影响的变量为颊侧骨板厚度[19]。另一个至关重要的因素是存在骨开裂。

2. 牙龈生物型

研究表明，即刻种植后，颊侧中份软组织退缩风险较高[20]，导致美学效果不佳。研究表明，薄龈型较之厚龈型，牙龈退缩风险更高。

3. 拔牙窝是否存在感染

最近，在有根尖周炎的牙槽窝进行即刻种植的问题存在一些争议。传统观点认为，患有根尖周炎的病变部位禁止直接进行即刻种植，因为骨结合失败的风险增大[21]。导致种植体失败的主要原因之一是在最初的愈合期受到细菌的污染[22]。研究表明，有慢性根尖周病的患者即刻种植后，失败率明显增加[23]。

随着科学研究的发展，对于拔牙窝感染的治疗方案也出现了新的意见。2021年Kaur等人的一项系统综述和荟萃分析，纳入了23项研究[24]，表明将即刻种植体植入受感染的拔牙窝中，可望获得成功。但研究也提示，收敛性的消毒环境对即刻种植的伤口愈合是必需的。

4. 牙槽窝尺寸

Araújo比较了牙槽嵴轮廓本身对于即刻种植后骨丧失的影响，他们在前磨牙和磨牙区各进行了即刻种植，让拔牙窝愈合30天或90天。组织学检查发现，尽管都发生了骨吸收，但是在磨牙区的颊侧种植体骨结合的减少显著小于在前磨牙区（在磨牙区种植体粗糙面暴露仅为0.8mm，前磨牙区为2mm）[11]。

二、手术方案

包括颊侧跳跃间隙的宽度、是否翻瓣、种植体尺寸和方向、骨移植材料的使用、结缔组织移植物的使用、临时修复的使用等。

颊侧跳跃间隙越宽，种植体离颊侧骨壁越远，提供了更多的空间来放置骨移植物，也使骨颗粒能够到达骨缺损的最顶端部分。

即刻种植采用翻瓣手术带来创伤——骨膜从骨表面剥离，这可能会导致血管损伤和急性炎症反应，导致暴露的骨表面出现骨吸收。目前大部分相关的RCT研究表明，在即刻种植中，采用不翻瓣手术比翻瓣手术的软组织退缩风险更低。

有动物研究对比了不同种植体表面组成[9]、种植体的几何形状和宏观设计（一段式对比两段式）[25]，发现对即刻种植后的骨吸收无显著影响。

Caneva等人在拉布拉多犬的实验表明，将种植体植入偏根方0.8mm、偏舌侧，愈合4个月后可以减少颊侧骨吸收（但无统计学意义）[16]。

Mao等人在2021年的一项系统研究表明，在即刻种植4～12个月后[26]，对于可能与骨吸收有关的因素，骨移植是唯一对颊侧骨厚度有显著影响的变量。

根据GRADE（《推荐评估、发展和评价的推荐分级方法指南》），可以对即刻种植术后使用结缔组织移植进行适度推荐。CTG移植后颊侧软组织厚度明显增加（WMD 0.79；95％ CI 0.37～1.22），边缘骨丧失明显降低（WMD 0.13；95％ CI 0.07～0.18）[27]。

三、种植体自身材料因素

有动物研究对比了不同种植体表面组成[9]，发现对即刻种植后的骨吸收无显著影响。

四、总结

根据上述即刻种植的影响因素，2014年，ITI共识会议[28]对于即刻种植的适应证认为，即刻种植是一种复杂的手术操作，仅应该由具有经验的种植医生进行，并且需要具备理想的解剖条件，这包括以下几种：①拔牙位点具有完整并且较厚的唇侧骨板（＞1mm）；②患者为厚龈型；③拔牙位点无急性炎症；④在拔牙位点的根方和腭侧有足够的骨量使种植体能够在正确的三维位置植入时获得良好的初期稳定性。

为了要获得良好的美学效果，另外还需要满足两个条件：①种植体平台的正确的三维位置；②如果该位置在拔牙窝内，则种植体平台与颊侧骨壁内侧之间应至少有 2mm 的距离。应使用一些处理来补偿拔牙后的骨吸收，如替代率低的骨填充物。

第五节　血浆基质在即刻种植中的应用

根据即刻种植的要求，临床上能满足即刻种植条件的患者量不高于 10%，然而缺牙患者对于即刻种植的需求较高。因此，2019 年欧洲牙周病学研讨会的共识报告提出了即刻种植的非适应证，包括：牙槽窝骨缺损＞50%；为获得初期稳定性无法以修复为导向的植入；为获得初期稳定性必须选择不理想的种植体直径[12]。这样的共识报告表明，在医生只要能够采取措施以获得可预期的治疗效果，可以适当扩大即刻种植的适应证。血浆基质因其具有抗菌、降低炎症反应、促进组织再生等作用，在扩大即刻种植适应证中也有较广泛的应用。

一、即刻种植的再生需求

即刻种植时，当种植体被植入新鲜牙槽窝内，种植体在牙槽骨内获得了初期稳定性，但由于拔牙窝的自然形状并不符合种植体的形状，形成的跳跃间隙必须用材料填充，以促进种植体周围的骨质再生，避免软组织内陷。这种填充的最终目的是功能性和美观性：希望骨再生能够促进种植体表面的骨结合，并保持上面的软组织健康。

在这个过程中存在两个再生目标：第一个目标是缺陷内的骨再生，即形成新的骨组织来填充种植体周围的空腔，机制只与骨生物学和各种填充材料的成骨性能有关；第二个目标是种植体表面的骨整合，即骨/种植体界面的重建，主要是骨与二氧化钛表面之间的物理化学作用。

二、血浆基质用于即刻种植后跳跃间隙的充填

有一些病例报告使用血浆基质膜（L-PRF）覆盖种植体表面[29]，并获得了良好的种植后效果。Yanmin Zhou 等人在 2018 年的一例病例报道中，在上颌前牙使用根盾技术，即刻种植后，在跳跃间隙内植入血浆基质膜（PRF），术后 4

个月完成修复。术后 6 个月，CBCT 显示水平和垂直向骨吸收约 0.4mm，负重后一年半种植体周组织无明显吸收[30]。他们另外还发表了在磨牙区即刻种植后的病例报告，在跳跃间隙内植入血浆基质（PRF）与植骨材料混合物，或是单纯的血浆基质膜，均取得了较好的效果[31]。

Alam 等人在 2020 年的一项前瞻性的 RCT 研究中，在上颌前牙区未感染、可获得初期稳定性的牙槽窝进行即刻种植后，在跳跃间隙≥2mm 且≤5mm 的情况下，分别填入血浆基质膜（L-PRF）、人工合成植骨材料（Perioglas，Block Drug Co.，NJ，USA）、两者混合物，每组 10 个患者，在植入后 1 年检查时，影像学的种植体-骨结合率、种植体稳定性在 3 个组都无差异[32]。

Gkikas 等人的一项纳入 33 个患者（35 枚植体）的前瞻性研究中[33]，在上颌前牙区未感染、可获得初期稳定性的牙槽窝进行即刻种植后，均采用翻全厚瓣的方式进行种植，分别在两组的跳跃间隙内植入血浆基质膜，并用血浆基质覆盖伤口（L-PRF）；或是植入钛颗粒，用胶原膜覆盖伤口，不考虑跳跃间隙的宽度。大约 4 个月后，所有病例均无并发症。重新翻瓣进行测量，颊侧骨轮廓宽度的降低，在血浆基质膜组从（2.94±0.59）mm 降至（1.19±0.90）mm，钛颗粒组从（3.49±0.99）mm 降低至（2.12±0.87）mm，差异无统计学意义。

Elbrashy 等人的一项 RCT 研究表明，如果将血浆基质单独应用于即刻种植后跳跃间隙的充填，在边缘骨丧失、颊舌侧尺寸、种植体稳定性方面的效果都显著差于使用异种移植物[34]。

三、血浆基质用于即刻种植后的创口关闭

拔牙后进行即刻种植，通常存在创口关闭困难的问题，尤其是在磨牙区。为了避免植入材料的泄漏和细菌的侵袭，通常要加大拉力进行缝合，或者是翻瓣，但在牙龈薄的情况下可能会出现软组织穿孔的现象。因此临床较为常用的方法是利用软组织移植进行创口关闭，或是使用类似于胶原瓣等生物材料进行关闭。血浆基质能够促进有效的新生血管形成，并且促进瘢痕组织的快速重塑，加速伤口的闭合，伤口没有疼痛、干燥或化脓性并发症[35]。血浆基质自身存在的三维纤维蛋白结构能够部分充当屏障膜[36]，并且可以释放各种生长因子，减轻术后炎症和感染，促进牙龈成纤维细胞和角质形成细胞增殖，并促进细胞外基质形成[37]。Mahajan 等人在 2018 年的一项 RCT 研究中证明，血浆基质比胶

原膜促进口腔软组织愈合的能力更强[38]。

Yanmin Zhou 等人在 2019、2021 年发表的多篇病例报告中,在即刻种植后并充填植骨材料后,都使用了血浆基质膜促进创口关闭[39][40]。2022 年的病例报道中,他们使用了 2 张血浆基质膜来覆盖植骨材料,然后将创口直接拉拢,使其成为半开放创口,其中开放的创口部分被血浆基质膜覆盖,术后软组织愈合良好,并未发生感染和红肿等,并且最终形成了角化龈组织[40]。

Rajan 等人在 2021 年发表的一篇队列研究表明,在 21 例即刻种植的病例中,在跳跃间隙内植骨后,分别采用颊侧冠向复位瓣、血浆基质膜、结缔组织移植瓣关闭创口后,3 个月检测,发现这三种治疗方式在关闭创口、增加种植体周角化龈量、增厚种植区域黏膜方面是等效的[41]。

ElAmrousy 等人在 2022 年的一项 RCT 研究表明,在 26 例采用翻全厚瓣即刻种植的病例中,在跳跃间隙内植入牙本质颗粒后,直接缝合或用血浆基质膜(L-PRF)覆盖后缝合,采用血浆基质覆盖的组在种植体植入后 6 个月牙槽嵴宽度降低更少 [(0.07±0.17)mm∶(0.24±0.07)mm],近远中获得的骨量更多 [(4.70±0.94)mm∶(2.71±1.34)mm][42]。

四、血浆基质在颊侧骨壁缺损的牙槽窝即刻种植中的应用

尽管即刻种植要求颊侧骨壁完整,并且颊侧骨板厚度大于 1mm,然而,根据报道,70%～80% 的上颌骨前部的颊侧骨板厚度小于 1mm[43,44]。其中至少有 50% 的病例有骨开窗或骨开裂。因此在大多数临床情况下,即刻种植需要伴随骨增量手术。

Soni 等人在 2020 年发表的一项随机对照研究纳入了 16 例颊侧骨壁缺损严重的即刻种植病例[45],在植入种植体后,颊侧骨缺损表面均覆盖异种骨材料(cera bone granules),一组覆盖胶原膜(Jason membrane, botiss dental, Berlin),另一组覆盖血浆基质膜(A-PRF),术后即刻和 4 个月后,检测颊侧骨缺损、种植体稳定性、边缘骨水平方面均无明显差异。颊侧骨缺损基本完全恢复[胶原膜:(7.35±3.01)mm(术后即刻)～(0.32±0.46)mm(术后 4 个月);血浆基质膜:(7.43±2.47)mm(术后即刻)～(0.32±0.49)mm(术后 4 个月)]。

五、血浆基质在感染牙槽窝即刻种植中的应用

尽管传统观点认为不应该在感染牙槽窝中进行即刻种植,但因为患者对于

即刻种植的临床需求，仍然有许多医生在感染牙槽窝中进行即刻种植的尝试。血浆基质膜中含有大量的白细胞，在免疫调节和血管生成的过程中发挥了重要作用[46]。因此可以辅助感染牙槽窝中的即刻种植。血浆基质中含有抗炎细胞因子，也可以参与植入部位的炎症调节[47]。血浆基质可以缓慢地激活血液凝固过程，会增加受伤部位的炎症性细胞因子的分泌，这意味着血浆基质是一个能够刺激防御机制的免疫节点[48]。

Medikeri 在 2018 年的一项前瞻性研究中，在 8 个患者 12 颗具有根尖周疾病的牙齿中进行即刻种植，通过在跳跃间隙中植入血浆基质和同种异体骨（DFD-BA）混合物，并且覆盖血浆基质膜，用水平褥式缝合固定。12 个月时种植成功率达到了 91.7%，成功的种植体和邻牙相比，没有明显的颊侧牙龈退缩[49]。

Yanmin Zhou 等人在 2021 年，在 1 例病例报告中，在根尖周慢性炎症，并且伴随严重唇侧骨板缺损的患牙进行了即刻种植，使用血浆基质与 Bio-Oss 混合物充填跳跃间隙，在植骨材料上方用一层血浆基质膜、一层胶原膜、一层血浆基质膜覆盖后进行无张力缝合，术后软硬组织都恢复良好[50]。

六、血浆基质用于增加种植体在即刻种植后的稳定性

Elif Öncü 等人针对血浆基质对种植体稳定性影响的一项分口实验中，他们纳入了 60 颗前磨牙或磨牙位点的即刻种植病例[51]，研究表明在即刻种植的种植窝洞内直接放入血浆基质膜（L-PRF），再植入种植体后，较之普通窝洞内的种植体，其早期稳定性（1 周和 1 个月时）有显著提升，但长期稳定性无差异。

第六节　典型病例

我们接下来将通过一系列典型病例来具体展示四代血浆基质在即刻种植中的应用（后文中均使用四代血浆基质）。

【病例 1】　单颗中切牙即刻种植修复：血浆基质用于完整拔牙窝的跳跃间隙充填和软组织封闭

（1）一位 28 岁的健康女性，因外伤导致上前牙外伤 1 个月余而到笔者医院种植科就诊，她的主诉是牙体缺损，患者于 1 个月前因外伤致右侧上颌中切牙

（11）冠折。26天前于笔者医院牙体牙髓科拍摄咨询是否可行桩核冠修复，牙体牙髓科医生建议患者拔除患牙。口内检查其他牙均无牙体或牙周问题，患者没有明显的系统性疾病和用药史，无吸烟史，美学期待较高。

（2）口外检查患者为高位笑线，整个上颌前牙及周围软组织在微笑时均可见，延伸到第一前磨牙（图5-1）。

（3）口内检查可见11牙体缺损，腭侧断端位于龈下，叩（-），Ⅰ度松动；12、21牙体无明显倾斜，叩（-），松（-）；其余牙无明显异常（图5-1、图5-2）。

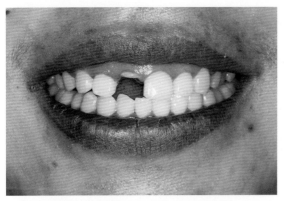

图5-1 术前可见患者为高位笑线

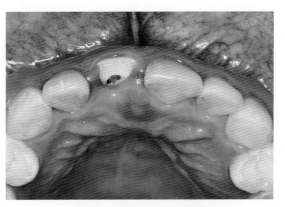

图5-2 残根术前𬌗面观

（4）患者口腔生物型为厚龈型，且龈缘较为平坦。

（5）患者外伤即刻拍摄时的CBCT显示，牙齿冠部折裂，唇侧骨板厚度0.9～1.1mm，可用牙槽骨高度12～14mm；牙外伤位点根尖周无暗影（图5-3）。

（6）患者美学风险评估如表5-1所示。患者满足即刻种植的条件，包括完整且厚的唇侧骨板（≥1mm）；厚的牙龈组织；拔牙位点不存在急性感染；根方和腭侧骨量可以提供种植体足够的初期稳定性。为了保证患者的治疗效果，我们预计使用不翻瓣即刻种植，并且在跳跃间隙内植入血浆基质骨块，使用血浆基质膜封闭伤口。我们与患者就手术风险和并发症进行了

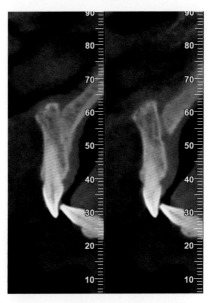

图5-3 术前CBCT可见牙冠折裂线，唇侧骨板厚度0.9～1.1mm

充分沟通，并签署了知情同意书。

表 5-1　单颗中切牙即刻种植修复患者美学风险评估表

美学风险因素	低	中	高
健康状态	健康，免疫功能正常		免疫功能低下
吸烟习惯	不吸烟	少量吸烟（<10 支/d）	大量吸烟（>10 支/d）
患者的美学期望值	低	中	高
笑线	低位	中位	高位
牙龈生物型	低弧线型，厚龈生物型	中弧线型，中厚龈生物型	高弧线型，薄龈生物型
牙冠形态	方圆形		尖圆形
位点感染情况	无	慢性	急性
邻牙牙槽嵴高度	到接触点≤5mm	到接触点 5.5～6.5mm	到接触点≥7mm
邻牙修复状态	无修复体		有修复体
缺牙间隙的宽度	单颗牙（≥7mm）	单颗牙（<5.5mm）	两颗牙或两颗牙以上
软组织解剖	软组织完整		软组织缺损
牙槽嵴解剖	无骨缺损	水平向缺损	垂直向缺损

（7）外科手术过程。在用盐酸阿替卡因进行局部麻醉后，用 15 号刀片进行龈沟内切口切断牙齿表面的环形纤维。仔细地将牙齿用螺钉插入式拔牙器械拔除。在拔牙过程中，要注意尽量减少对边缘软组织的创伤，并避免对颊侧骨板施加压力进而破坏骨板。可见最终微创拔牙器械将牙根从拔牙窝中取出（图 5-4）。对牙槽窝颊侧骨板进行检查，以确保其完好无损（图 5-5）。

（8）根据种植系统的说明进行种植窝逐级预备，并且检查窝洞的方向是否处于正确的三维位置（图 5-6、图 5-7）。种植窝洞的制备需要紧贴拔牙窝的腭侧和根尖区，以便在种植体插入到一定深度后，种植体将紧贴腭侧骨壁，在种植体和颊侧骨板内壁之间留至少 2mm 的跳跃间隙（图 5-8）。在 11 位点植入一颗骨水平种植体（3.5mm×14mm，Ankylos，瑞典）（图 5-9），检查种植体三维位置是否准确，并观察跳跃间隙约为 2mm（图 5-10）。

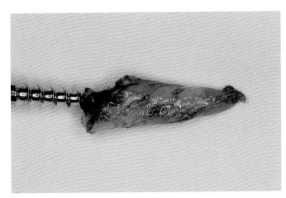

图 5-4　微创拔除患牙

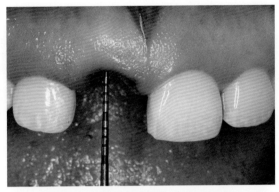

图 5-5　用探针检查拔牙窝完整性

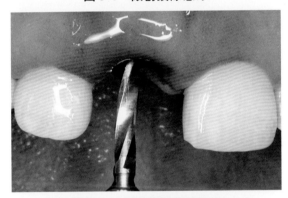

图 5-6　逐级制备种植窝洞

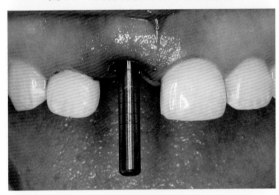

图 5-7　检查种植窝洞三维位置

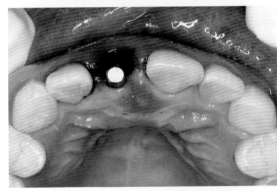

图 5-8　检查种植窝洞三维位置

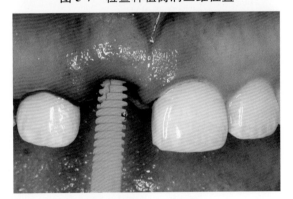

图 5-9　植入种植体

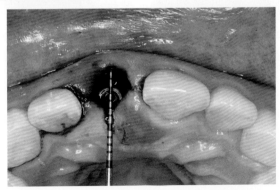

图 5-10　种植体植入后可见跳跃间隙约为 2mm

（9）在手术前，收集患者静脉血于血浆基质采血管内，并立即进行离心。将血浆基质与 0.5g Bio-Oss® 混合制备血浆基质骨块，因为 Bio-Oss® 是低替代率的骨替代材料，可降低唇侧骨吸收。将血浆基质骨块轻柔填入 11 跳跃间隙内（图 5-11），将愈合基台穿透血浆基质膜，并旋入种植体上，整理血浆基质膜，使其完整覆盖血浆基质骨块（图 5-12）。在手术区进行缝合固定血浆基质膜（图 5-13、图 5-14）。术后 3 天内接受抗生素静脉注射，用 0.12％氯己定溶液漱口。

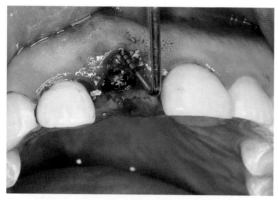

图 5-11　在种植体唇侧跳跃间隙内充填血浆基质骨块

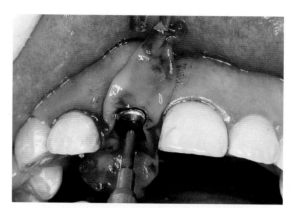

图 5-12　将愈合基台穿透血浆基质膜，并旋入种植体上

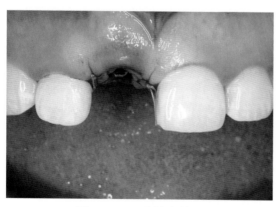

图 5-13　严密缝合伤口

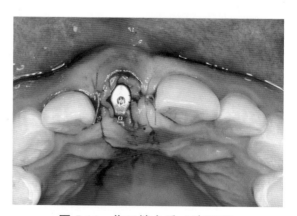

图 5-14　伤口缝合后（𬌗面观）

（10）术后及修复过程。在手术后的愈合期，患者没有出现任何并发症。在 2 周拆线时可见伤口无感染（图 5-15、图 5-16）。8 个月后患者牙龈形状圆润（图 5-17、图 5-18），戴入种植体支持的临时修复体用于进行牙龈塑形（图 5-19、图 5-20），3 个月后牙龈塑形完成（图 5-21、图 5-22），制作了最终的全瓷牙冠，

戴入后修复体与天然牙和周围组织协调一致（图 5-23、图 5-24），患者非常满意。X 线片显示种植体周骨量充足（图 5-25）。

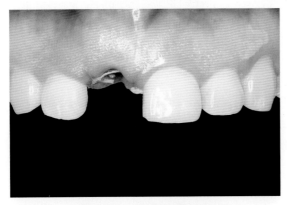

图 5-15 术后两周拆线

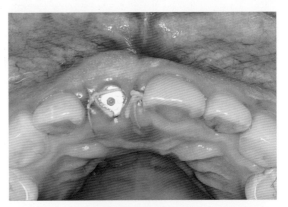

图 5-16 术后两周拆线显示软组织愈合良好

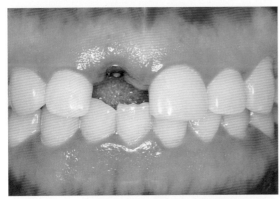

图 5-17 即刻种植术后 8 个月显示龈乳头高度维持良好

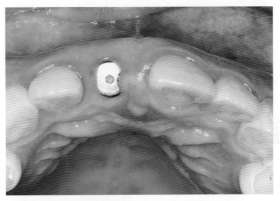

图 5-18 即刻种植术后 8 个月显示唇侧轮廓维持良好

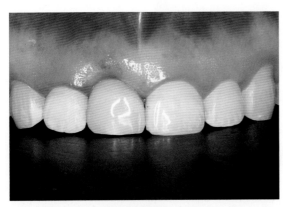

图 5-19 临时牙龈缘与天然牙一致

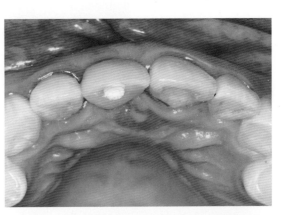

图 5-20 临时牙𬌗面观可见软组织轮廓饱满

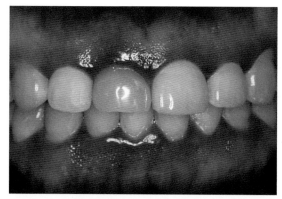

图 5-21　临时修复后 3 个月显示软组织塑形良好

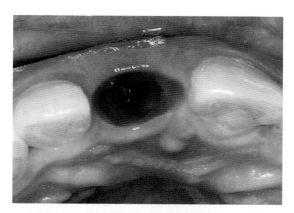

图 5-22　临时修复体塑形后的穿龈轮廓

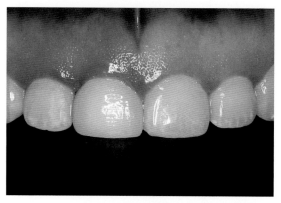

图 5-23　最终修复后显示良好的美学效果

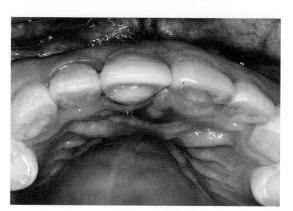

图 5-24　最终修复后唇侧软组织轮廓饱满

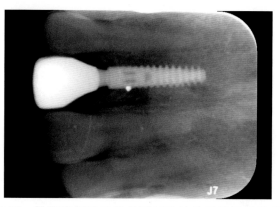

图 5-25　最终修复后 X 线片显示种植体周骨量维持稳定

【病例 2】　连续多颗前牙即刻种植修复：血浆基质骨块用于完整拔牙窝跳跃间隙充填及软组织封闭

（1）一位 23 岁的健康女性，因外伤导致上前牙折断而到笔者医院种植科就诊。她的主诉是前牙缺损影响美观。口外检查患者为中位笑线，微笑时约暴露上前牙 70%，牙龈组织未暴露（图 5-26）。口内检查可见患者的右侧上颌侧切牙（12）、中切牙（21）残根平齐龈缘，左侧上颌中切牙（21）牙冠部分折断，无松动度，21 叩痛（图 5-27、图 5-28）。余留牙均无牙体或牙周问题，患者没有明显的系统性疾病和用药史，无吸烟史，美学期待较高。

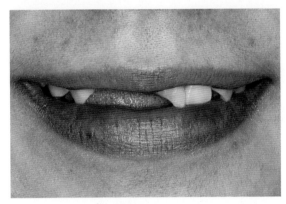

图 5-26 初诊肖像照显示患者为中位笑线

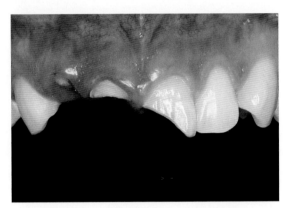

图 5-27 术前显示 12、11 冠根折断

（2）患者口腔生物型为厚龈型，龈缘为低弧线型（图 5-29）。

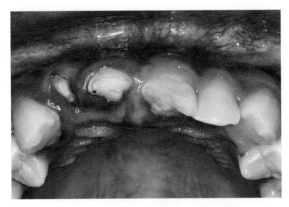

图 5-28 术前口内检查（𬌗面观）

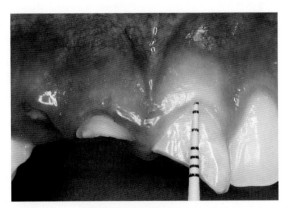

图 5-29 术前探针检测牙龈生物型为厚牙龈生物型

（3）为患者拍摄 CBCT 发现，12 断端达牙槽骨水平，唇侧骨板完整，小于 1mm；11 断端至牙槽骨水平，且有不良根充；根尖周可见暗影；21 牙颈部吸收、不良根充物（图 5-30、图 5-31）。

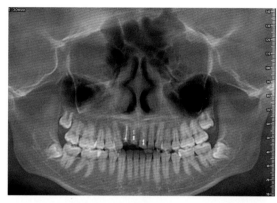

图 5-30　术前 CBCT 示 12、11、21 已行根充；
11、21 不良根充物

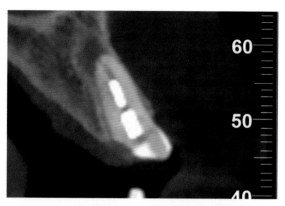

图 5-31　CBCT 显示 11 断端至牙槽骨水平；
不良根充；根尖暗影

（4）患者美学风险评估如表 5-2 所示。SAC 评估为高度复杂型病例。患者的 12、21 位点部分满足即刻种植的条件，包括完整的唇侧骨板、厚的牙龈组织、拔牙位点不存在急性感染、根方和腭侧骨量可以提供种植体足够的初期稳定性

表 5-2　连续多颗前牙即刻种植修复患者美学风险评估表

美学风险因素	低	中	高
健康状态	健康，免疫功能正常		免疫功能低下
吸烟习惯	不吸烟	少量吸烟（<10 支/d）	大量吸烟（>10 支/d）
患者的美学期望值	低	中	高
笑线	低位	中位	高位
牙龈生物型	低弧线型，厚龈生物型	中弧线型，中厚龈生物型	高弧线型，薄龈生物型
牙冠形态	方圆形		尖圆形
位点感染情况	无	慢性	急性
邻牙牙槽嵴高度	到接触点≤5mm	到接触点 5.5～6.5mm	到接触点≥7mm
邻牙修复状态	无修复体		有修复体
缺牙间隙的宽度	单颗牙（≥7mm）	单颗牙（<5.5mm）	两颗牙或两颗牙以上
软组织解剖	软组织完整		软组织缺损
牙槽嵴解剖	无骨缺损	水平向缺损	垂直向缺损

（图 5-32、图 5-33）。风险因素为唇侧骨板较薄（＜1mm），为了保证患者的治疗效果，减少组织吸收的风险，我们预计使用不翻瓣即刻种植，并且在跳跃间隙内植入血浆基质骨块，使用血浆基质膜封闭伤口，使用 2 个种植体支持的固定桥修复 12、21、11（图 5-34）。另外，尽管 11 位点不植入种植体，但为了避免拔牙后牙槽嵴吸收导致的美学效果降低，我们计划在此处用血浆基质骨块进行位点保存，并用血浆基质膜封闭伤口。我们与患者就手术风险和并发症进行了充分沟通，并签署了知情同意书。

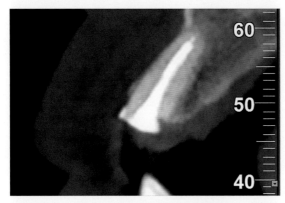 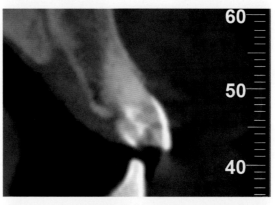

图 5-32　CBCT 显示 12 断端达牙槽骨水平根尖　　图 5-33　21 牙颈部吸收；根管内见不良根充物
无炎症，唇侧骨板小于 1mm

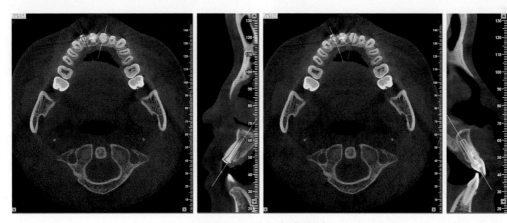

图 5-34　手术方案设计

（5）外科手术过程。术前取模制备压膜保持器式临时牙，在预计种植体穿出位点钻孔，用于引导种植窝洞预备（图 5-35、图 5-36）。在用盐酸阿替卡因进行局部麻醉后，用 15 号刀片进行龈沟内切口切断牙齿表面的环形纤维。仔细地将牙齿微创拔牙器械楔出，注意尽量减少对边缘软组织的创伤，并避免对颊侧骨板施加压力进而破坏骨板。可见最终牙根从拔牙窝中完整拿出（图 5-37）。对牙槽窝颊侧骨板进行检查，以确保其完好无损（图 5-38）。

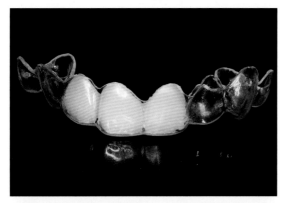

图 5-35 术前提前制作压膜保持器式临时牙

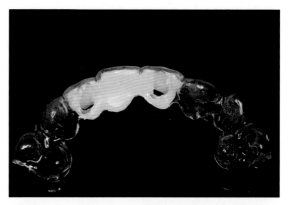

图 5-36 根据预计种植体穿出位点在压膜保持器式临时牙上钻孔

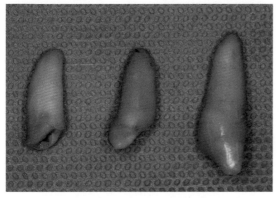

图 5-37 微创拔除患牙

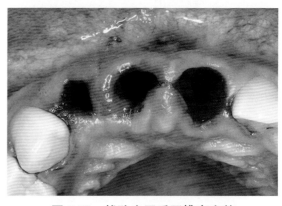

图 5-38 拔除患牙后牙槽窝完整

（6）利用压膜保持器式临时牙作为简易导板进行种植体定点（图 5-39），并进行种植窝逐级预备，在 12、21 位点各种植入一颗骨水平种植体（3.3mm×14mm，SLA®，StraumannAG，瑞士）（图 5-40、图 5-41），检查种植体三维位置是否准确，并观察跳跃间隙约为 2mm（图 5-42、图 5-43），将愈合基台与种植体连接。

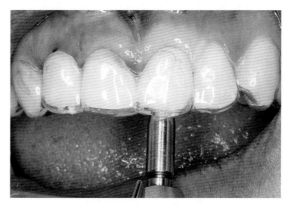

图 5-39 利用压膜保持器式临时牙作为简易导板定位种植位点

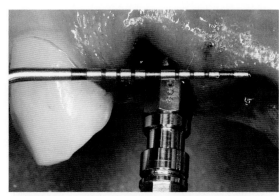

图 5-40　在 12 位点植入一颗骨水平种植体
（士卓曼，3.3mm×14mm）

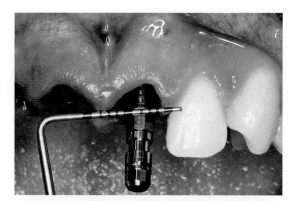

图 5-41　在 21 位点植入一颗骨水平种植体
（士卓曼，3.3mm×14mm）

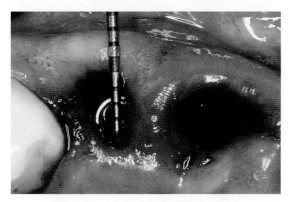

图 5-42　12 位点跳跃间隙＞2mm

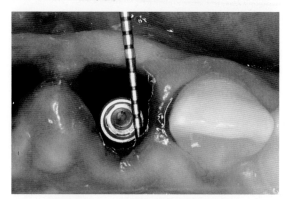

图 5-43　21 位点跳跃间隙＞2mm

（7）在手术前，收集患者静脉血于血浆基质采血管内，并立即进行离心。将血浆基质与 0.5g Bio-Oss® 混合制备血浆基质骨块（图 5-44）。将血浆基质骨块填入 12、21 跳跃间隙和 11 拔牙窝内（图 5-45），在植骨材料表面覆盖血浆基质膜（图 5-46），在手术区进行缝合固定血浆基质膜（图 5-47）。术后即刻给患者拍摄 CBCT 显示颊侧骨板厚度超过了 1.5mm（图 5-48a、b）。术后 3 天内接受抗生素静脉注射，用 0.12% 氯己定溶液漱口。

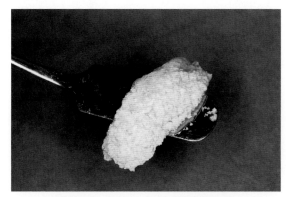

图 5-44　制备好的血浆基质骨块

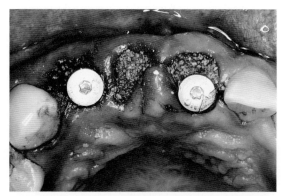

图 5-45　在 12、21 跳跃间隙及 11 拔牙窝内
植入血浆基质骨块

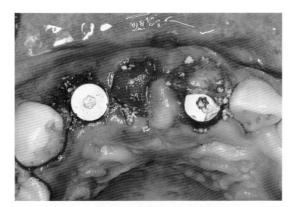

图 5-46　使用血浆基质膜覆盖移植材料

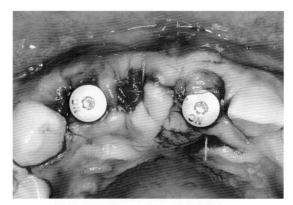

图 5-47　伤口缝合后𬌗面观

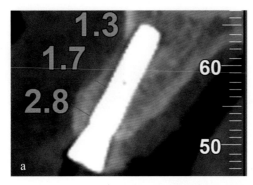

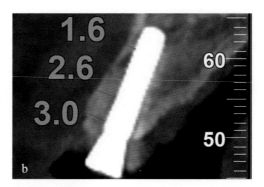

图 5-48　术后即刻 CBCT 影像

a. 12 术后即刻 CBCT 显示唇侧骨板厚度约 1.5mm；b. 21 术后即刻 CBCT 显示唇侧骨板厚度约 1.5mm

（8）术后及修复过程。在手术后的愈合期，患者没有出现任何并发症。在2周拆线时可见伤口无感染（图 5-49a、b）。给患者戴上压膜保持器式临时牙。8个月后患者牙龈形状圆润（图 5-50、图 5-51），取模制作种植体支持的临时修复体用于进行牙龈塑形（图 5-52），3个月后牙龈塑形完成（图 5-53），形态与天然牙近似，软组织健康（图 5-54）。

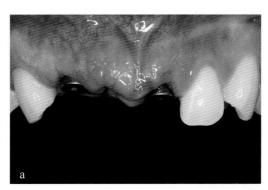

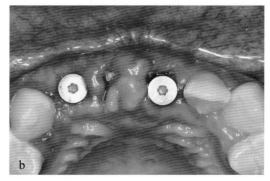

图 5-49　可见软组织向种植体周围迁移明显，愈合良好

a. 唇面观；b. 𬌗面观

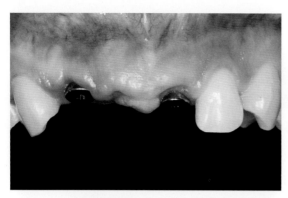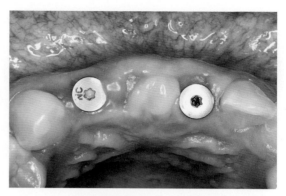

图 5-50 即刻种植术后 8 个月后唇面观可见
软组织轮廓良好

图 5-51 即刻种植术后 8 个月后殆面观可见
软组织轮廓良好

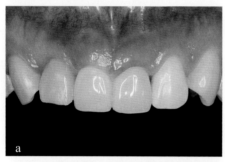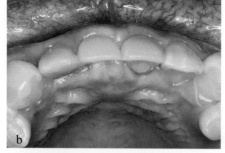

图 5-52 取模制作种植体支持的临时修复体用于进行牙龈塑形
a. 临时修复戴入后唇面观；b. 临时修复戴入后殆面观

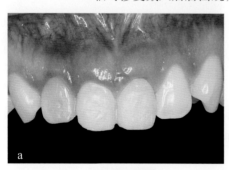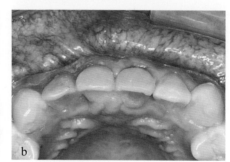

图 5-53 3 个月后牙龈塑形完成
a. 临时修复戴入后 3 个月唇面观；b. 临时修复戴入后 3 个月殆面观

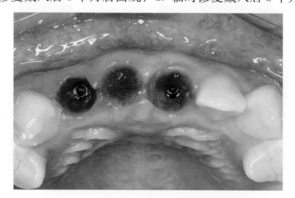

图 5-54 临时修复体塑形后的穿龈轮廓

【病例3】 单颗前牙即刻种植修复：血浆基质骨块用于慢性感染拔牙窝跳跃间隙充填及软组织封闭

（1）一位健康男性因左侧上颌中切牙全瓷修复多年松动而到笔者医院种植科就诊。患者的左侧上颌中切牙（21）在根管治疗＋烤瓷冠修复后多年，感觉牙齿松动。患者没有明显的系统性疾病和用药史，患者没有个人和家族史。口外检查患者为低位笑线，微笑时约暴露上前牙70％，牙龈组织未暴露（图5-55）。口内检查左侧上颌中切牙（21）有全瓷修复体，形态与周围牙列协调一致，龈缘健康，修复体松动，21叩痛（图5-56、图5-57）。余留牙均无牙体或牙周问题，患者没有明显的系统性疾病和用药史，吸烟10余年，美学期待较低。患者口腔生物型为厚龈型，龈缘为高弧线形。

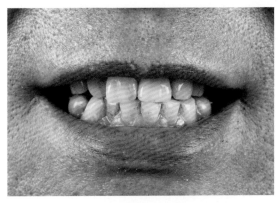

图5-55 口外检查患者为低位笑线

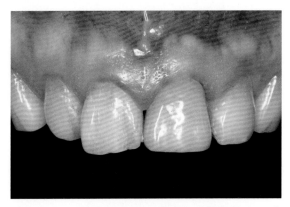

图5-56 21唇面观可见全瓷冠与余留牙较为一致

（2）CBCT显示，21根尖有低密度影，根管内充填物超充，唇侧骨板厚度大于1mm，唇侧骨板不完整，有垂直向吸收（＜50％）（图5-58）。

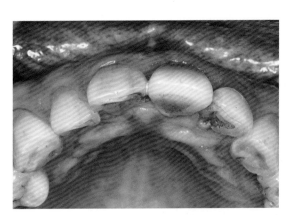

图5-57 21𬌗面观

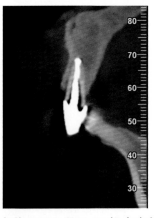

图5-58 术前CBCT显示21根尖有低密度影，根管内充填物超充，唇侧骨板有垂直向吸收

（3）患者美学风险评估如表 5-3 所示。患者的 21 位点部分满足即刻种植的条件，包括唇侧骨板厚度＞1mm；厚的牙龈组织；拔牙位点不存在急性感染；根方和腭侧骨量可以提供种植体足够的初期稳定性。风险因素为唇侧骨板有垂直向骨吸收（＜50％），可能会有唇侧软组织退缩的风险。为了保证患者的治疗效果，我们预计使用翻瓣手术即刻种植，可更好地观察唇侧骨板缺损情况，并且在跳跃间隙和轮廓外内植入血浆基质骨块，使用血浆基质膜封闭伤口，以恢复种植体唇侧骨量并尽量维持唇侧龈缘高度。我们与患者就手术风险和并发症进行了充分沟通，并签署了知情同意书。

表 5-3　单颗前牙即刻种植修复患者美学风险评估

美学风险因素	低	中	高
健康状态	健康，免疫功能正常		免疫功能低下
吸烟习惯	不吸烟	少量吸烟（＜10 支/d）	大量吸烟（＞10 支/d）
患者的美学期望值	低	中	高
笑线	低位	中位	高位
牙龈生物型	低弧线型，厚龈生物型	中弧线型，中厚龈生物型	高弧线型，薄龈生物型
牙冠形态	方圆形		尖圆形
位点感染情况	无	慢性	急性
邻牙牙槽嵴高度	到接触点≤5mm	到接触点 5.5～6.5mm	到接触点≥7mm
邻牙修复状态	无修复体		有修复体
缺牙间隙的宽度	单颗牙（≥7mm）	单颗牙（＜5.5mm）	两颗牙或两颗牙以上
软组织解剖	软组织完整		软组织缺损
牙槽嵴解剖	无骨缺损	水平向缺损	垂直向缺损

（4）外科手术过程。在用盐酸阿替卡因进行局部麻醉后，翻全厚瓣，使用根钳微创拔除 21 患牙（图 5-59）。可观察到拔牙窝完整，拔牙窝内有牙胶残留（图 5-60）。唇侧骨板完整，厚度超过 1mm，但存在垂直向骨吸收（图 5-61）。清除肉芽组织及残余牙胶。在导板指示下进行种植窝预备（图 5-62），并植入一颗

骨水平种植体（3.3mm×10mm，SLA®，Straumann AG，瑞士）（图 5-63），然后上覆盖螺丝。此时可观察到种植体表面部分暴露在唇侧骨板外（图 5-64），种植体与颊侧骨板内壁的跳跃间隙约为 2mm（图 5-65）。

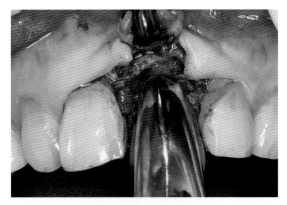

图 5-59 微创拔除患牙

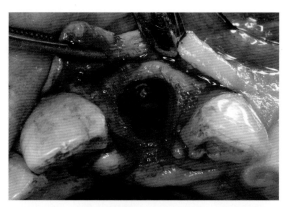

图 5-60 拔除患牙后牙槽窝完整、拔牙窝内有牙胶残留

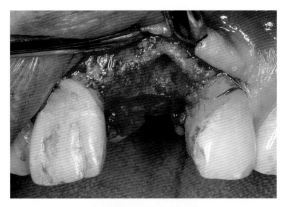

图 5-61 可见唇侧骨板有垂直向骨吸收

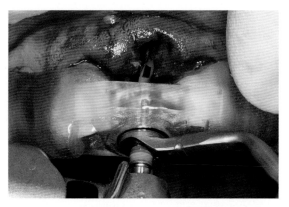

图 5-62 在导板定位下逐级制备种植窝洞

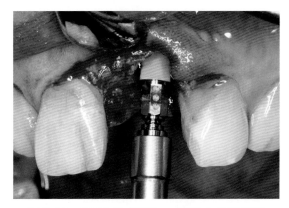

图 5-63 在 21 位点植入一颗骨水平种植体（士卓曼，3.3mm×10mm）

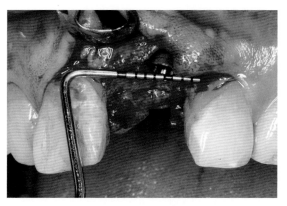

图 5-64 种植体表面部分暴露在唇侧骨板外

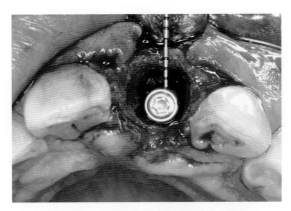

图 5-65　21 位点跳跃间隙约为 2mm

（5）在手术前，收集患者静脉血于血浆基质采血管内，并立即进行离心。将血浆基质与 0.5g Bio-Oss® 混合制备血浆基质骨块（图 5-66）。将血浆基质骨块填入跳跃间隙（图 5-67），将部分血浆基质骨块覆盖在唇侧骨板表面以填补唇侧骨板的垂直向骨缺损（图 5-68），再次注射液态血浆基质在血浆基质骨块上辅助塑形（图 5-69），上面覆盖一张血浆基质膜（图 5-70），再覆盖可吸收胶原膜（膜

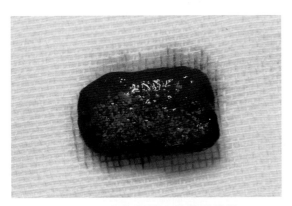

图 5-66　制备好的血浆基质骨块

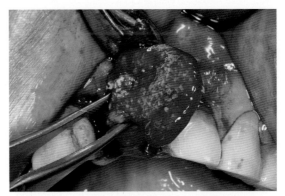

图 5-67　在 21 跳跃间隙植入血浆基质骨块

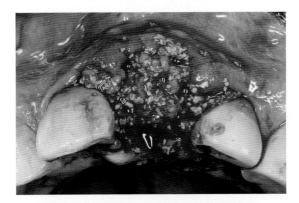

**图 5-68　将部分血浆基质骨块覆盖在
唇侧骨板表面**

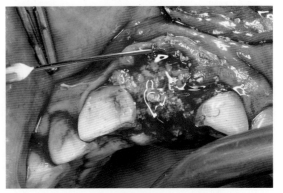

**图 5-69　再次注射液态血浆基质塑形
血浆基质骨块**

瑞）（图 5-71），在手术区进行无张力、半开放缝合（图 5-72a、b）。术后 3 天内接受抗生素静脉注射，用 0.12％氯己定溶液漱口。

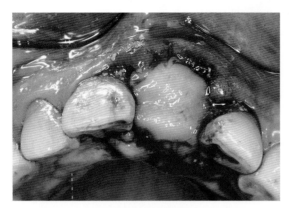

图 5-70　使用血浆基质膜覆盖移植材料

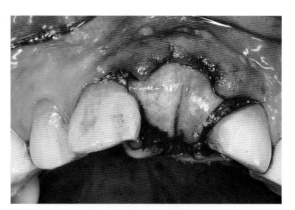

图 5-71　使用膜瑞胶原膜覆盖血浆基质膜

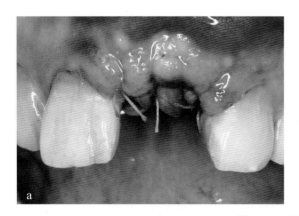

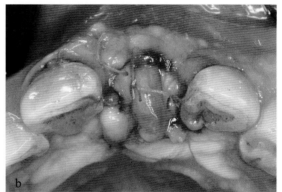

图 5-72　手术区缝合
a. 无张力、半开放缝合；b. 伤口缝合后𬌗面观

（6）术后及修复过程。在手术后的愈合期，患者没有出现任何并发症。6 个月后患者 CBCT 扫描显示颊侧骨板厚度超过了 2mm（图 5-73a、b），进行了二期手术，用愈合基台替换覆盖螺丝。恢复 2 周后可见牙龈形状圆润（图 5-74a、b），摘下愈合基台后可见种植体上方软组织形态较好。取模制作了种植体支持的临时修复体用于进行牙龈塑形（图 5-75a、b），3 个月后牙龈塑形完成（图 5-76），制作了遮色的个性化钛基台（图 5-77），最终戴入全瓷牙冠（图 5-78a、b），患者非常满意。

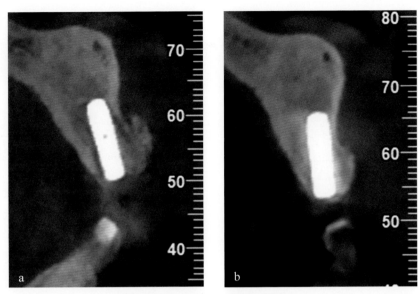

图 5-73　6 个月后患者 CBCT

a. 即刻种植术后 CBCT 显示唇侧骨板厚度大于 2mm；b. 即刻种植术后 6 个月 CBCT 显示唇侧骨板厚度大于 2mm

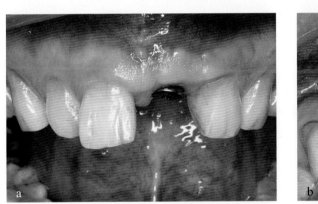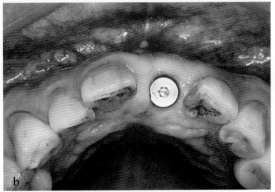

图 5-74　恢复 2 周后可见牙龈形状圆润

a. 二期手术后唇面观；b. 二期手术后𬌗面观，牙槽嵴轮廓良好

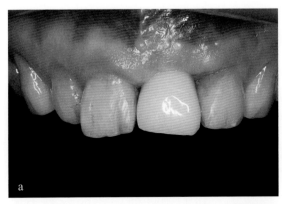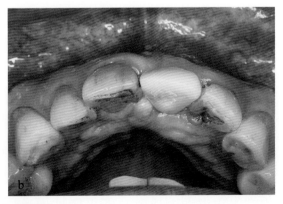

图 5-75　牙龈塑形

a. 临时修复戴入后唇面观；b. 临时修复戴入后𬌗面观

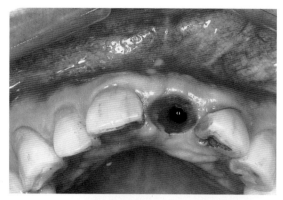

图 5-76　临时修复体塑形后的穿龈轮廓

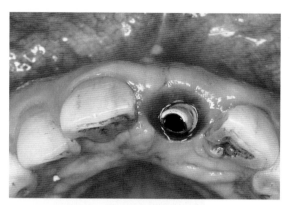

图 5-77　戴入钛基台后𬌗面观

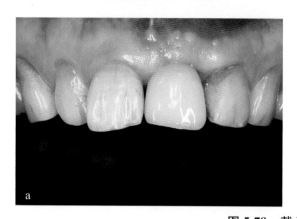

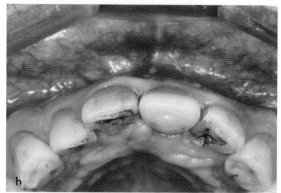

图 5-78　戴入全瓷牙冠

a. 戴入氧化锆全瓷冠后唇面观；b. 戴入氧化锆全瓷冠后𬌗面轮廓良好

【病例4】　单颗前牙即刻种植修复：Bio-Oss® 骨胶原用于不完整拔牙窝跳跃间隙充填，血浆基质膜用于软组织封闭

（1）一位健康男性因左侧上颌中切牙外伤导致烤瓷修复体脱落而到笔者医院就诊。患者的左侧上颌中切牙（21）外伤后修复体脱落，感觉牙齿松动。患者没有明显的系统性疾病和用药史。患者没有个人和家族史。口内检查可见左侧上颌中切牙龈缘健康，21松动，有叩痛，牙龈为厚龈生物型（图5-79）。

（2）CBCT显示，21根尖折断，唇侧骨板有垂直向吸收（图5-80）。

（3）患者的21位点部分满足即刻种植的条件，包括唇侧骨板厚度＞1mm；厚的牙龈组织；拔牙位点不存在急性感染；根方和腭侧骨量可以提供种植体足够的初期稳定性。风险因素为唇侧骨板有垂直向骨吸收（＜50％），可能会有唇侧软组织退缩的风险。为了保证患者的治疗效果，我们预计使用小的翻瓣手术即刻种植，可更好地观察唇侧骨板缺损情况，并且在跳跃间隙内植入胶原骨，并恢复唇侧骨板高度。随后使用血浆基质膜封闭伤口，以恢复种植体唇侧骨量并尽量维持唇侧龈缘高度。我们与患者就手术风险和并发症进行了充分沟通，并签署了知情同意书。

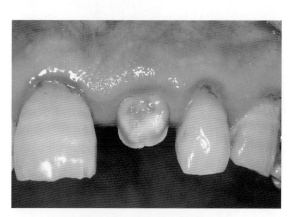

图 5-79　术前可见残冠

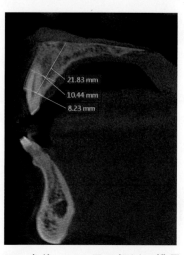

图 5-80　术前 CBCT 显示颊侧牙槽骨菲薄

（4）外科手术过程。与患者就手术风险和并发症进行了充分沟通。在用盐酸阿替卡因进行局部麻醉后，做龈沟内切口，拔除 21 患牙（图 5-81a、b）。探针检查，确认拔牙窝完整（图 5-82）。逐级预备种植窝洞（图 5-83），并植入一颗骨水平种植体（3.8mm×13mm，SLA®，CORTEX，以色列）（图 5-84）。可见唇侧骨板在垂直向有少量吸收（图 5-85）。此时观察可见跳跃间隙约为 4mm（图 5-86）。

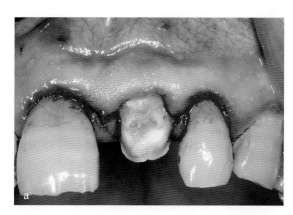

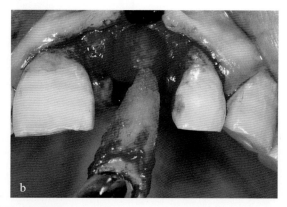

图 5-81　拔除 21 患牙

a. 做龈沟内切口；b. 微创拔除患牙牙根

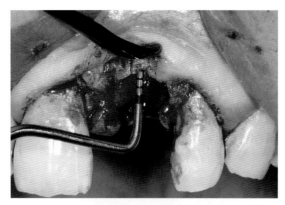

图 5-82　探针检查，确认拔牙窝完整

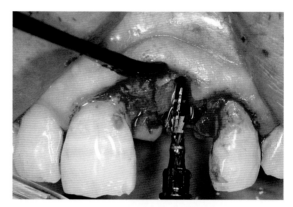

图 5-83　逐级预备种植窝洞

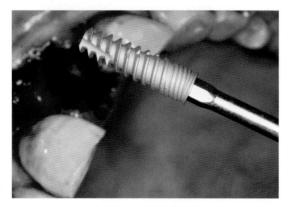

图 5-84　植入种植体

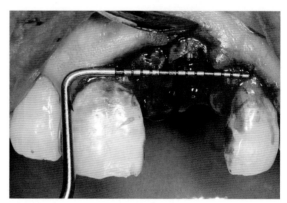

图 5-85　可见唇侧骨板在垂直向有少量吸收

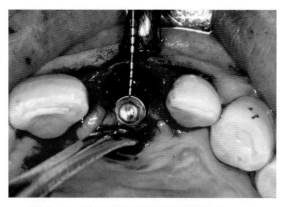

图 5-86　殆面观可见跳跃间隙约为 4mm

　　（5）在手术前，收集患者静脉血于血浆基质采血管内，并立即进行离心。用液态血浆基质浸透胶原骨（Geistlich Bio-Oss® Collagen 胶原骨 100mg）（图 5-87）。将液态血浆基质浸透的胶原骨填入跳跃间隙（图 5-88），并调整其位置至邻牙牙槽嵴高度（图 5-89），将愈合基台穿透胶原膜，并旋入种植体上（图 5-

90），整理使其完整覆盖植骨材料（图 5-91）。在上面覆盖血浆基质膜（图 5-92），在手术区进行无张力缝合（图 5-93）。术后 3 天内接受抗生素静脉注射，用 0.12％氯己定溶液漱口。

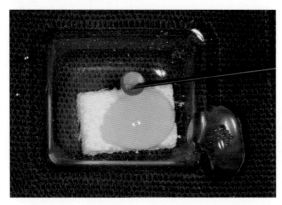

图 5-87　将液态血浆基质滴在胶原骨上

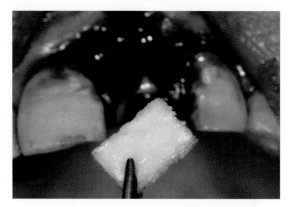

图 5-88　将液态血浆基质浸透的胶原骨
　　　　　用于跳跃间隙充填

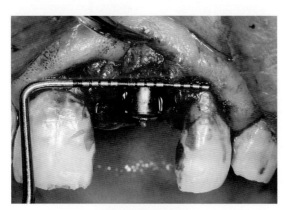

图 5-89　调整植骨材料使其与邻牙
　　　　　牙槽嵴高度一致

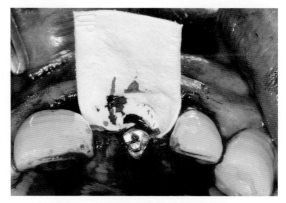

图 5-90　将愈合基台穿透胶原膜，
　　　　　并旋入种植体上

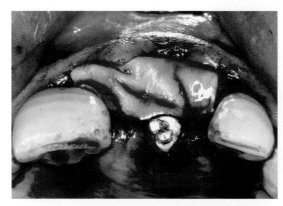

图 5-91　整理胶原膜，使其覆盖植骨材料

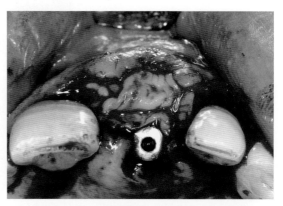

图 5-92　在胶原膜表面覆盖血浆基质膜

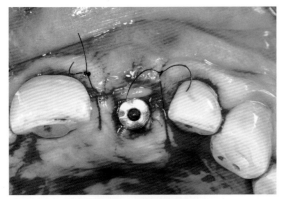

图 5-93　严密缝合伤口

（6）术后及修复过程。在手术后的愈合期，患者没有出现任何并发症。在 2 周拆线时可见伤口无感染（图 5-94a、b）。术后即刻 CBCT 扫描显示颊侧骨板厚度超过了 2mm（图 5-95）。6 个月后患者牙龈形状圆润，数字化扫描取模（图 5-96a、b），制作了最终的全瓷牙冠（图 5-97a、b），戴入后牙冠与其余牙协调美观，龈缘略微发白，X 线片显示种植体周围骨量充足（图 5-98），患者非常满意。戴牙后 1 个月复查，可见龈缘更加自然美观，X 线显示种植体周骨量无明显改变（图 5-99a、b）。

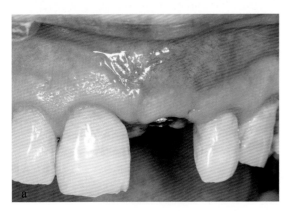
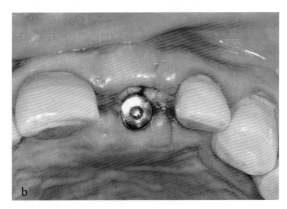

图 5-94　术后 2 周拆线可见软组织愈合良好

a. 唇面观；b. 殆面观

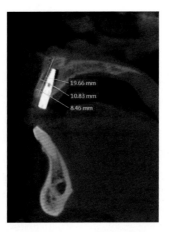

图 5-95　术后即刻 CBCT 可见种植体表面骨量充足

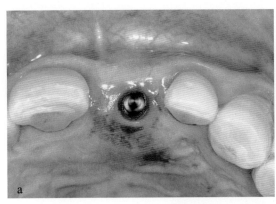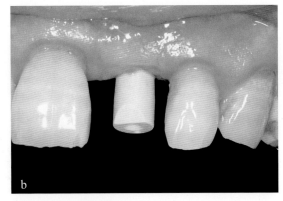

图 5-96　6 个月后患者数字化扫描取模

a. 种植术后 6 个月可见种植体穿龈部分软组织健康；b. 使用数字化印模杆进行口扫制备数字化印模

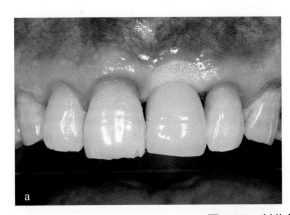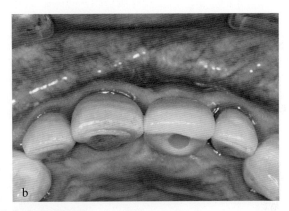

图 5-97　制作最终的全瓷牙冠

a. 戴牙当日可见粉白美学效果佳；b. 戴牙当日可见牙槽嵴轮廓饱满

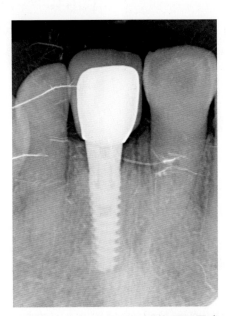

图 5-98　戴牙当日 X 线片显示植体周围骨高度充足

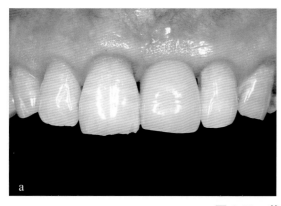 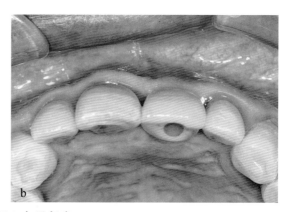

图 5-99　戴牙 1 个月复查
a. 可见粉白美学效果佳；b. 戴牙后 1 个月殆面观

【病例 5】　单颗前牙即刻种植修复：血浆基质骨块用于完整拔牙窝跳跃间隙充填，血浆基质膜用于软组织封闭

（1）一位健康男性因右侧上颌侧切牙残根多年而到医院就诊。患者的右侧上颌侧切牙（12）多年前曾行根管治疗后折断未修复患者。没有明显的系统性疾病和用药史。患者没有个人和家族史。口内检查显示 12 残根平龈缘，牙龈为厚龈生物型（图 5-100a、b）。

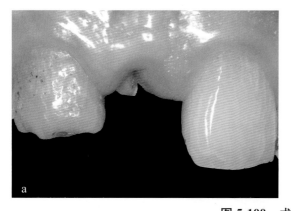 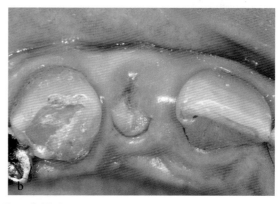

图 5-100　术前口内检查
a. 术前可见 12 残根平龈缘；b. 术前殆面观

（2）CBCT 显示，12 术前 CBCT 显示断根平骨缘，唇侧骨板较薄（<1mm）（图 5-101）。

（3）患者的 12 位点部分满足即刻种植的条件，包括唇侧骨板完整；厚的牙龈组织；拔牙位点不存在急性感染；根方和腭侧骨量可以提供种植体足够的初期稳定性。风险因素为唇侧骨板较薄（<1mm），可能会有唇侧软组织退缩的风

险。为了保证患者的治疗效果，我们预计使用小的翻瓣手术即刻种植，可更好地观察唇侧骨板缺损情况，并且在跳跃间隙内植入血浆基质骨块，恢复唇侧骨板高度。随后使用胶原膜覆盖骨块，并用血浆基质膜封闭伤口，以恢复种植体唇侧骨量并尽量维持唇侧龈缘高度。我们与患者就手术风险和并发症进行了充分沟通，并签署了知情同意书。

（4）外科手术过程。与患者就手术风险和并发症进行了充分沟通。在用盐酸阿替卡因进行局部麻醉后，翻全厚瓣（图 5-102）。拔除 12 患牙（图 5-103），探针检查，确认拔牙窝完整（图 5-104）。在导板辅助下逐级预备种植窝洞（图 5-105），并植入一颗骨水平种植体（3.3mm×13mm，Cortex，以色列）。此时观察可见跳跃间隙为 3～4mm（图 5-106）。

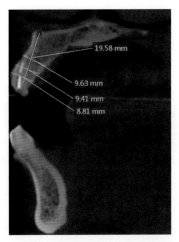

图 5-101　术前 CBCT 显示断根平
骨缘，唇侧骨板较薄

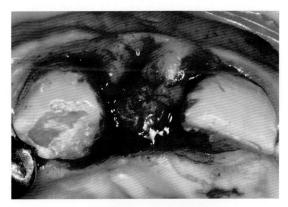

图 5-102　翻全厚瓣

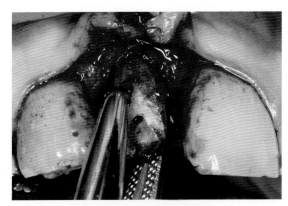

图 5-103　微创拔除患牙

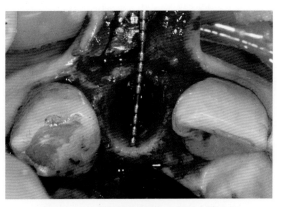

图 5-104　拔牙窝完整，无肉芽组织

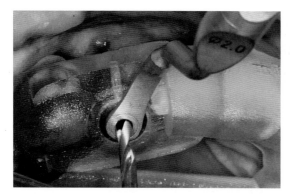

图 5-105　在导板定位下逐级预备种植窝洞

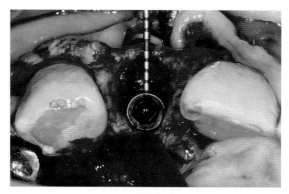

图 5-106　跳跃间隙 3~4mm

在手术前，收集患者静脉血于血浆基质采血管内，并立即进行离心，与 0.25g Bio-Oss® 混合制备血浆基质骨块（图 5-107）。将血浆基质骨块填入跳跃间隙，将愈合基台穿透胶原膜（图 5-108），并旋入种植体上，整理使其完整覆盖植骨材料。在上面覆盖血浆基质膜（图 5-109），在手术区进行无张力缝合（图 5-110）。术后即刻 CBCT 扫描显示颊侧骨板厚度超过了 2mm（图 5-111）。术后 3 天内接受抗生素静脉注射，用 0.12% 氯己定溶液漱口。

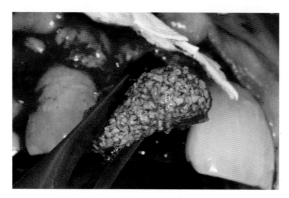

图 5-107　制备好的血浆基质骨块

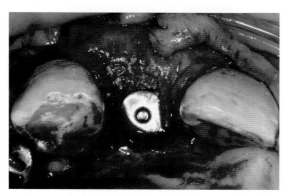

图 5-108　将愈合基台穿过胶原膜，并连接在种植体上

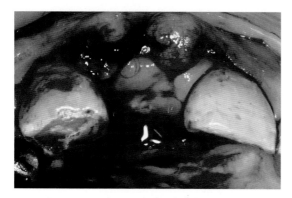

图 5-109　使用血浆基质膜覆盖胶原膜

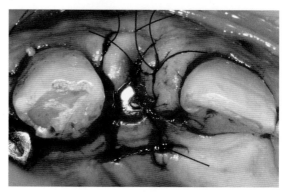

图 5-110　严密缝合伤口

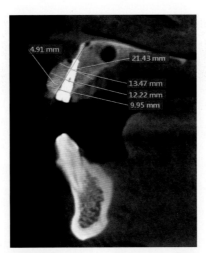

图 5-111 术后即刻 CBCT 显示唇侧骨板厚度大于 2mm

（5）术后及修复过程。在手术后的愈合期，患者没有出现任何并发症。在 2 周拆线时可见伤口无感染。6 个月后患者牙龈形状圆润（图 5-112），数字化扫描取模（图 5-113），制作了最终的全瓷牙冠，戴入后牙列协调一致（图 5-114a、b），患者非常满意。

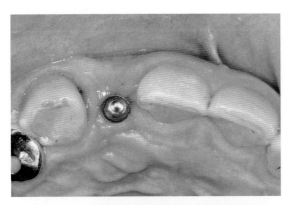

图 5-112 即刻种植术后 6 个月种植体周软组织轮廓良好

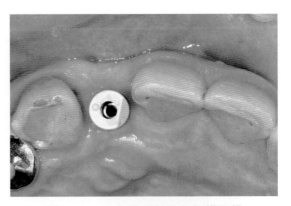

图 5-113 6 个月后数字化扫描取模

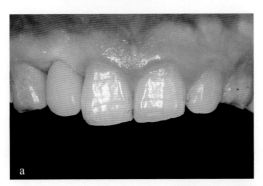

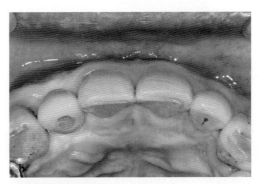

图 5-114 制作最终的全瓷牙冠
a. 戴入氧化锆全冠后唇面观；b. 戴入氧化锆全冠后𬌗面观

【病例6】 **单颗后牙即刻种植修复：血浆基质用于完整拔牙窝跳跃间隙充填及软组织封闭**

一位健康女性因右上后牙残根数年到笔者医院就诊。患者的右侧上颌后牙（17）残根数年。患者没有明显的系统性疾病和用药史。患者没有个人和家族史。口内检查可见右侧上颌后牙（17）残根（图5-115a、b）。

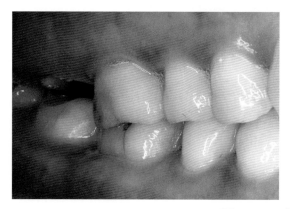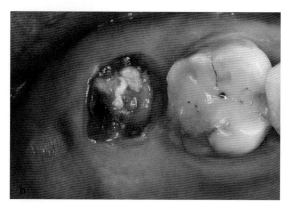

图5-115　术前口内检查
a. 术前咬合照；b. 术前可见17残根平龈缘

（1）外科手术过程。与患者就手术风险和并发症进行了充分沟通。在用盐酸阿替卡因进行局部麻醉后，微创拔除17患牙（图5-116）。可观察到拔牙窝完整，进行种植窝洞预备（图5-117）。

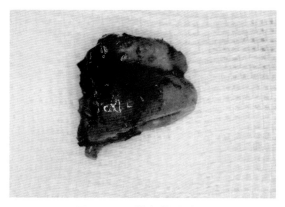

图5-116　微创拔除患牙

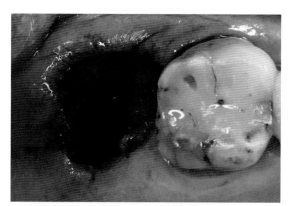

图5-117　逐级预备种植窝洞后，可见拔牙窝内的种植体窝洞

在手术前，收集患者静脉血于血浆基质采血管中，并立即进行离心。将血浆基质与0.25g Bio-Oss®混合制备血浆基质骨块（图5-118）。拔牙窝远中翻全厚瓣，将血浆基质骨块填入拔牙窝内（图5-119），并植入一颗软组织水平种植体

（4.8mm×10mm，SLA®，Straumann AG，瑞士）（图 5-120a、b），然后将血浆
基质膜打孔，将愈合基台穿过血浆基质膜的孔洞固定在种植体上（图 5-121），
无张力缝合创口（图 5-122）。术后 3 天内接受抗生素静脉注射，用 0.12％氯己
定溶液漱口。

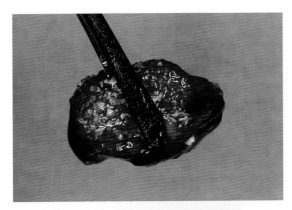

图 5-118　制备好的血浆基质骨块

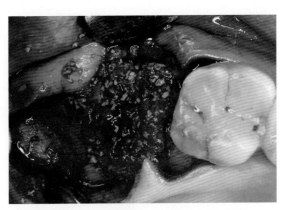

图 5-119　拔牙窝内植入血浆基质骨块

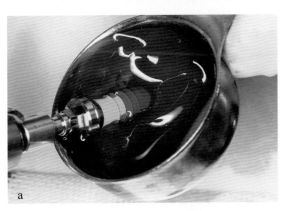

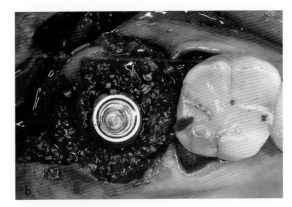

图 5-120　植入一颗软组织水平种植体

a. 用液态血浆基质润湿种植体表面；b. 将种植体植入预备好的种植位点

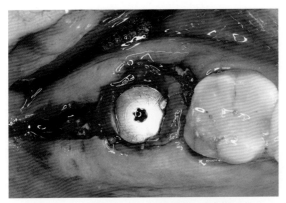

图 5-121　将愈合基台穿透血浆基质膜，
并旋入种植体上

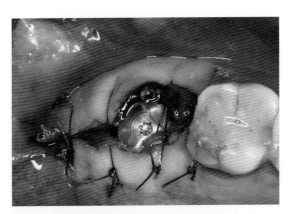

图 5-122　伤口缝合后𬌗面观

（2）术后及修复过程。在手术后的愈合期，患者没有出现任何并发症，术后即刻曲面断层片显示种植体位置良好（图 5-123）。6 个月后取模制作了最终的全瓷牙冠，患者感到满意，术后 X 线片显示种植体周骨量充足（图 5-124、图 5-125），3 个月复查时种植牙使用情况良好（图 5-126a、b）。

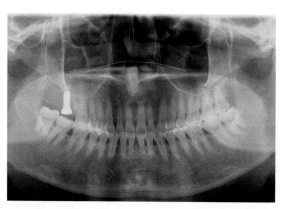

图 5-123 植入种植体即刻曲面断层片显示种植体位置良好

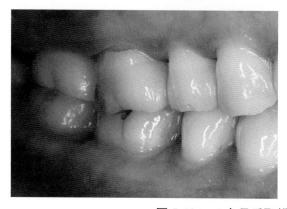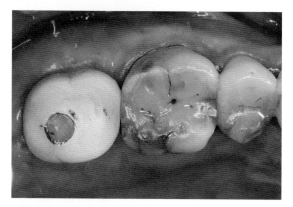

图 5-124 6 个月后取模制作了最终的全瓷牙冠

a. 戴入最终修复体后咬合情况；b. 戴入最终修复体后𬌗面观

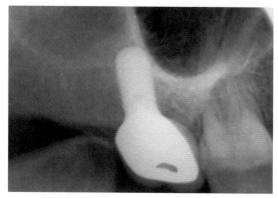

图 5-125 戴最终修复体后牙片显示种植体周骨高度充足

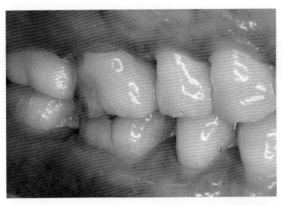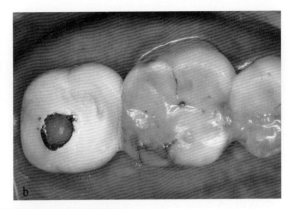

图 5-126 戴入最终修复体 3 个月后复查

a. 咬合情况；b. 殆面观

【病例 7】 单颗前牙即刻种植修复：血浆基质骨块用于慢性感染拔牙窝跳跃间隙充填及轮廓外植骨

（1）一位健康男性因右侧上颌中切牙折断数日而到笔者医院种植科就诊。患者的右侧上颌中切牙（11）外伤折断数日。患者没有明显的系统性疾病和用药史。患者没有个人和家族史。口内检查可见 11 断根略高于龈缘，牙龈为厚龈生物型（图 5-127a、b）。

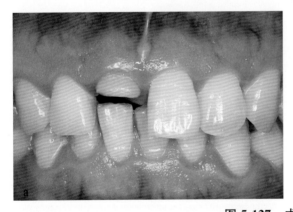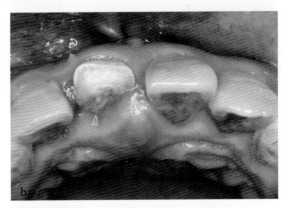

图 5-127 术前口内检查

a. 术前唇面观，可见患者残根平龈缘；b. 术前殆面观

（2）CBCT 显示，11 根尖有局限的暗影，唇侧骨板不连续（图 5-128）。

（3）患者的 11 位点部分满足即刻种植的条件，包括厚的牙龈组织；拔牙位点不存在急性感染；根方和腭侧骨量可以提供种植体足够的初期稳定性。风险因素为唇侧骨板较薄（＜1mm）且不连续，根尖有慢性感染。可能会有种植体感染、唇侧软组织退缩的风险。为了保证患者的治疗效果，我们预计翻瓣手术拔牙，再进行即刻种植，可更好地观察唇侧骨板缺损情况，并且在跳跃间隙内植入血浆基质骨块，利用血浆基质的抗感染能力尽量减少术后种植体感染的风险。随后使用血浆基质膜封闭伤口，以恢复种植体唇侧骨量并尽量维持唇侧龈缘高度。我们与患者就手术风险和并发症进行了充分沟通，并签署了知情同意书。

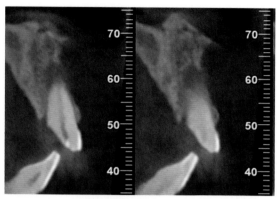

图 5-128　CBCT 显示 11 根尖有局限的暗影，唇侧骨板不连续

（4）外科手术过程。与患者就手术风险和并发症进行了充分沟通。在用盐酸阿替卡因进行局部麻醉后，翻全厚瓣，拔除 11 患牙（图 5-129a、b）。可观察到拔牙窝完整，内部无肉芽组织。进行种植窝预备（图 5-130），并植入一颗骨水平种植体（3.5mm×14mm，Ankylos，瑞典），然后上覆盖螺丝，可见跳跃间隙大于 2mm（图 5-131）。

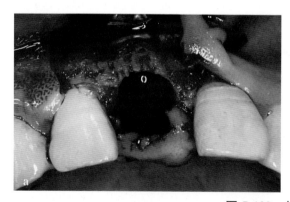

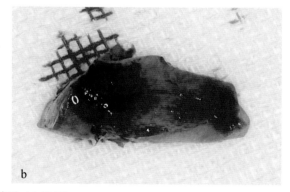

图 5-129　拔除 11 患牙

a. 翻全厚瓣；b. 微创拔除患牙

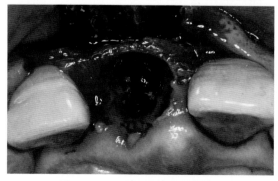

图 5-130　逐级预备种植窝洞

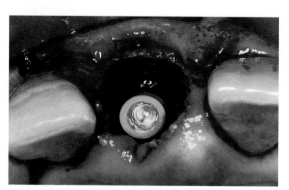

图 5-131　11 位点跳跃间隙大于 2mm

（5）在手术前，收集患者静脉血于血浆基质采血管内，并立即进行离心。将血浆基质与 0.5g Bio-Oss® 混合制备血浆基质骨块（图 5-132）。将血浆基质骨块填入跳跃间隙，将部分血浆基质骨块覆盖在唇侧骨板表面，上面覆盖 3 张血浆基质膜，在手术区进行无张力缝合（图 5-133～图 5-136）。术后 3 天内接受抗生素静脉注射，用 0.12% 氯己定溶液漱口。

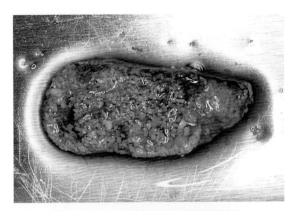

图 5-132　制备好的血浆基质骨块

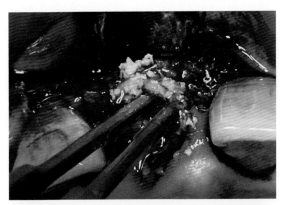

图 5-133　在 11 跳跃间隙植入血浆基质骨块

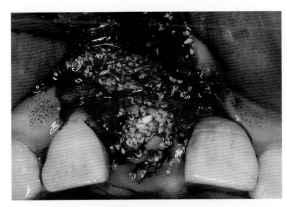

图 5-134　11 唇侧骨板外植入血浆基质骨块

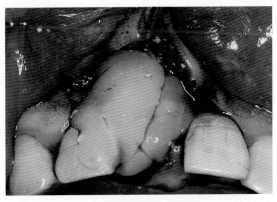

图 5-135　使用血浆基质膜覆盖移植材料

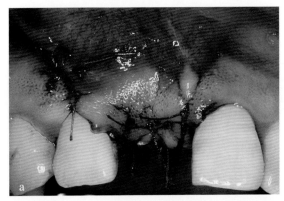

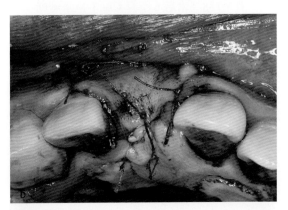

图 5-136　无张力缝合

a. 严密缝合伤口；b. 伤口缝合后𬌗面观

（6）术后及修复过程。在手术后的愈合期，患者没有出现任何并发症。在 2 周拆线时可见伤口无感染。6 个月后患者牙龈形状圆润（图 5-137a、b），CBCT 扫描显示颊侧骨板厚度超过了 2mm（图 5-138）。用愈合基台替换覆盖螺丝（图 5-139）。1 个月后取模制作了种植体支持的临时修复体用于进行牙龈塑形（图 5-140a、b），牙龈塑形 3 个月后牙龈形态良好（图 5-141a、b）。患者在即刻种植 10 个月后取模制作了最终的全瓷牙冠，软硬组织形态良好（图 5-142～图 5-145）。

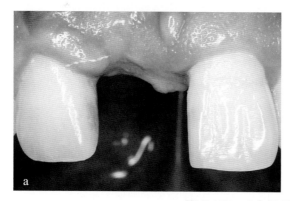
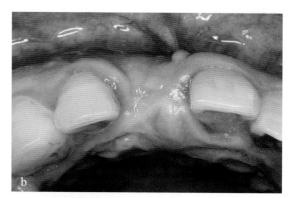

图 5-137　6 个月后患者牙龈形状圆润
a. 即刻种植术后 6 个月唇面观；b. 即刻种植术后 6 个月殆面观，牙槽嵴轮廓良好

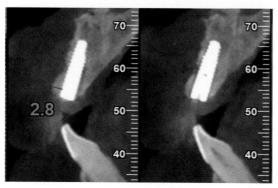
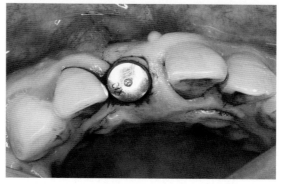

图 5-138　术后 6 个月 CBCT 显示唇侧骨板大于 2mm

图 5-139　二期手术，将覆盖螺丝更换为愈合基台

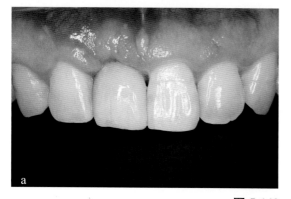
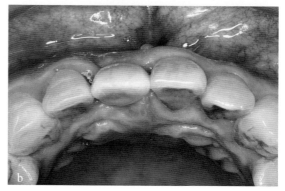

图 5-140　牙龈塑形
a. 临时修复戴入后唇面观；b. 临时修复戴入后殆面观

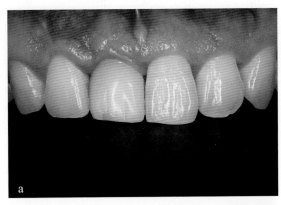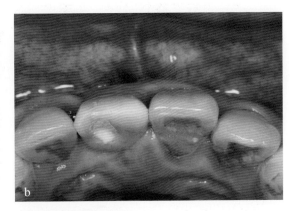

图 5-141　牙龈塑形 3 个月后牙龈形态良好

a. 唇面观；b. 𬌗面观

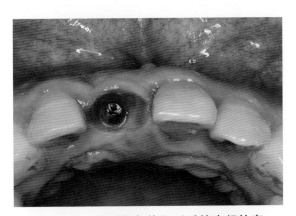

图 5-142　临时修复体塑形后的穿龈轮廓

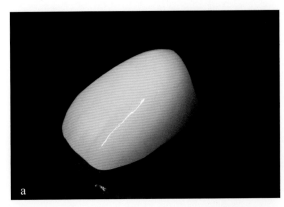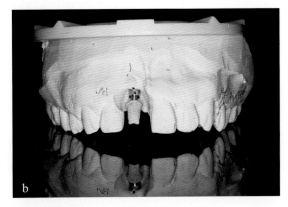

图 5-143　10 个月后取模

a. 最终修复体；b. 唇侧遮色的氧化锆基台唇面观

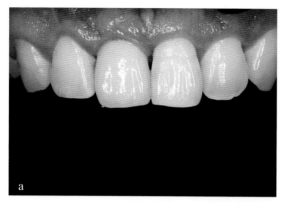
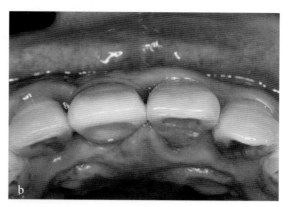

图 5-144 制作最终的全瓷牙冠

a. 戴入氧化锆全冠后唇面观，可见粉白美学佳；b. 戴入氧化锆全冠后𬌗面观，可见轮廓良好

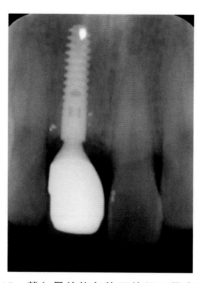

图 5-145 戴入最终修复体牙片显示骨高度充足

第七节 小 结

（1）在跳跃间隙内植入血浆基质与骨替代材料混合物，可提高即刻种植的骨再生效果。

（2）在即刻种植位点使用血浆基质膜关闭创口，可有效促进软组织愈合。

（3）尽管目前对慢性感染的患牙进行即刻种植仍有争议，但在伴有慢性感染的患牙进行即刻种植时，使用血浆基质可提高最终效果的可预期性。

（4）血浆基质在即刻种植中的应用，推荐进行如下操作：①抽血制备血浆基质骨块、血浆基质膜；②微创拔除患牙；③若有慢性感染，刮除肉芽组织，生理盐水大量冲洗；④逐级制备种植窝洞；⑤植入种植体（可选：液态血浆基质润湿种植体表面）；⑥在跳跃间隙内植入血浆基质骨块；根据需要，选择是否需要在唇侧骨板外放上血浆基质骨块；⑦根据需要，选择是否用血浆基质膜覆盖植骨材料表面。

参 考 文 献

［1］ CARDAROPOLI G, WENNSTRÖM JL, LEKHOLM U. Peri-implant bone alterations in relation to inter-unit distances：A 3-year retrospective study［J］. Clin Oral Implants Res，2003，14（4）：430-436. DOI：10. 1034/j. 1600-0501. 2003. 00895. x.

［2］ PAREL SM, TRIPLETT RG. Immediate fixture placement：a treatment planning alternative［J］. Int J Oral Maxillofac Implants，1990,5(4)：337-345.

［3］ WERBITT MJ, GOLDBERG PV. The Immediate Implant Bone Preservation and Bone Regeneration［J］. Int J Periodontics Restorative Dent. 1992,12(3)：206-217.

［4］ Lang NP, Pun L, Lau KY, et al. A systematic review on survival and success rates of implants placed immediately into fresh extraction sockets after at least 1 year［J］. Clin Oral Implants Res，2012,2339-2366. DOI：10. 1111/j. 1600-0501. 2011. 02372. x.

［5］ ARAÚJO MG, SUKEKAVA F, WENNSTRÖM JL, et al. Tissue modeling following implant placement in fresh extraction sockets［J］. Clin Oral Implants Res，2006,17(6)：615-624. DOI：10. 1111/j. 1600-0501. 2006. 01317. x.

［6］ ARAÚJO MG, LINDHE J. Dimensional ridge alterations following tooth extraction. An experimental study in the dog［J］. J Clin Periodontol，2005, 32（2）：212-218. DOI：10. 1111/j. 1600-051X. 2005. 00642. x.

［7］ CARDAROPOLI G, ARAUJO M, LINDHE J. Dynamics of bone tissue formation in tooth extraction sites：an experimental study in dogs［J］. J Clin Periodontol，2003,30（9）：809-818. DOI：10. 1034/j. 1600-051x. 2003. 00366. x.

［8］ VIGNOLETTI F, DE SANCTIS M, BERGLUNDH T, et al. Early healing of implants placed into fresh extraction sockets：an experimental study in the beagle dog. Ⅲ：soft tissue findings［J］. J Clin Periodontol，2009,36(12)：1059-1066. DOI：10. 1111/j. 1600-051X. 2009. 01489. x.

［9］ VIGNOLETTI F, JOHANSSON C, ALBREKTSSON T, et al. Early healing of implants placed into fresh extraction sockets：an experimental study in the beagle dog. De novo bone formation［J］. J Clin Periodontol，2009, 36（3）：265-277. DOI：10. 1111/j. 1600-051X. 2008. 01363. x.

［10］ RIMONDINI L，BRUSCHI GB，SCIPIONI A，et al. Tissue healing in implants immediately placed into postextraction sockets：a pilot study in a mini-pig model［J］. Oral Surg Oral Med Oral Pathol Oral Radiol Endod，2005,100(3)：e43-e50. DOI：10. 1016/j. tripleo. 2005. 05. 058.

［11］ ARAUJO MG，WENNSTRÖM JL，LINDHE J. Modeling of the buccal and lingual bone walls of fresh extraction sites following implant installation［J］. Clin Oral Implants Res，2006,17(6)：606-614. DOI：10. 1111/j. 1600-0501. 2006. 01315. x.

［12］ TONETTI MS，JUNG RE，AVILA-ORTIZ G，et al. Management of the extraction socket and timing of implant placement：Consensus report and clinical recommendations of group 3 of the XV European Workshop in Periodontology［J］. J Clin Periodontol，2019，46(Suppl 21)：183-194. DOI：10. 1111/jcpe. 13131.

［13］ FERRUS J，CECCHINATO D，PJETURSSON EB，et al. Factors influencing ridge alterations following immediate implant placement into extraction sockets［J］. Clin Oral Implants Res，2010,21(1)：22-29. DOI：10. 1111/j. 1600-0501. 2009. 01825. x.

［14］ CANEVA M，SALATA LA，DE SOUZA SS，et al. Hard tissue formation adjacent to implants of various size and configuration immediately placed into extraction sockets：an experimental study in dogs［J］. Clin Oral Implants Res，2010,21(9)：885-890. DOI：10. 1111/j. 1600-0501. 2010. 01931. x.

［15］ BLANCO J，NUÑEZ V，ARACIL L，et al. Ridge alterations following immediate implant placement in the dog：flap versus flapless surgery［J］. J Clin Periodontol，2008,35(7)：640-648. DOI：10. 1111/j. 1600-051X. 2008. 01237. x.

［16］ CANEVA M，SALATA LA，DE SOUZA SS，et al. Influence of implant positioning in extraction sockets on osseointegration：histomorphometric analyses in dogs［J］. Clin Oral Implants Res，2010,21(1)：43-49. DOI：10. 1111/j. 1600-0501. 2009. 01842. x.

［17］ ARAUJO MG，LINDER E，LINDHE J. Bio-Oss® Collagen in the buccal gap at immediate implants：a 6-month study in the dog［J］. Clin Oral Implants Res，2011,22(1)：1-8. DOI：10. 1111/j. 1600-0501. 2010. 01920. x.

［18］ CANEVA M，BOTTICELLI D，VIGANò P，et al. Connective tissue grafts in conjunction with implants installed immediately into extraction sockets. An experimental study in dogs［J］. Clin Oral Implants Res，2013,24(1)：50-56. DOI：10. 1111/j. 1600-0501. 2012. 02450. x.

［19］ LEE CT，CHIU TS，CHUANG SK，et al. Alterations of the bone dimension following immediate implant placement into extraction socket：systematic review and meta-analysis［J］. J Clin Periodontol，2014,41(9)：914-926. DOI：10. 1111/jcpe. 12276.

［20］ CHEN ST，BUSER D. Clinical and esthetic outcomes of implants placed in postextraction sites ［J］. Int J Oral Maxillofac Implants，2009，24 Suppl：186-217.

［21］ ZHAO D，WU Y，XU C，et al. Immediate dental implant placement into infected vs. non-infected sockets：a meta-analysis［J］. Clin Oral Implants Res，2016，27（10）：1290-1296. DOI：10. 1111/clr. 12739.

［22］ HITA-IGLESIAS C，SáNCHEZ-SáNCHEZ FJ，MONTERO J，et al. Immediate implants placed in fresh sockets associated with periapical pathology：a split-mouth design and survival evaluation after 1-year follow-up［J］. Clin Implant Dent Relat Res，2016，18（6）：1075-5083. DOI：10. 1111/cid. 12387.

［23］ DENG F，ZHANG H，ZHANG H，et al. A comparison of clinical outcomes for implants placed in fresh extraction sockets versus healed sites in periodontally compromised patients：a 1-year follow-up report［J］. Int J Oral Maxillofac Implants，2010，25（5）：1036-1040.

［24］ KAUR J，CHAHAL GS，GROVER V，et al. Immediate implant placement in periodontally infected sites- A systematic review and meta-analysis［J］. J Int Acad Periodontol，2021，23（2）：115-537.

［25］ DE SANCTIS M，VIGNOLETTI F，DISCEPOLI N，et al. Immediate implants at fresh extraction sockets：bone healing in four different implant systems［J］. J Clin Periodontol，2009，36（8）：705-711. DOI：10. 1111/j. 1600-051X. 2009. 01427. x.

［26］ MAO Z，LEE CT，HE SM，et al. Buccal bone dimensional changes at immediate implant sites in the maxillary esthetic zone within a 4-12-month follow-up period：A systematic review and meta-analysis［J］. Clin Implant Dent Relat Res，2021，23（6）：883-903. DOI：10. 1111/cid. 13051.

［27］ DE ANGELIS P，MANICONE PF，RELLA E，et al. The effect of soft tissue augmentation on the clinical and radiographical outcomes following immediate implant placement and provisionalization：a systematic review and meta-analysis［J］. Int J Implant Dent，2021，7（1）：86. DOI：10. 1186/s40729-021-00365-4.

［28］ MORTON D，CHEN ST，MARTIN WC，et al. Consensus statements and recommended clinical procedures regarding optimizing esthetic outcomes in implant dentistry［J］. Int J Oral Maxillofac Implants，2014，29（Suppl）：216-220. DOI：10. 11607/jomi. 2013. g3.

［29］ SEHGAL M，PURI L，YADAV S，et al. Immediate Dental Implants Enriched with L-PRF in the Esthetic Zone［J］. Case Rep Dent，2018，2018：9867402. DOI：10. 1155/2018/9867402.

［30］ GUO T，NIE R，XIN X，et al. Tissue preservation through socket-shield technique and platelet-rich fibrin in immediate implant placement：A case report［J］. Medicine，2018，97（50）：e13175. DOI：10. 1097/MD. 0000000000013175.

［31］ ZHOU J，LI X，SUN X，et al. Bone regeneration around immediate placed implant of molar teeth with autologous platelet-rich fibrin：Two case reports［J］. Medicine（Baltimore），2018，97（44）：e13058. DOI：10. 1097/MD. 0000000000013058.

［32］ SHAHBAZ ALAM M，DHIMAN A，et al. Vertical Bone Implant Contact Around Anterior

Immediate Implants and Their Stability After Using Either Alloplast or L-PRF or Both in Peri-Implant Gap:A Prospective Randomized Trial[J]. J Maxillofac Oral Surg. 2022,21(2):533-541. DOI:10. 1007/s12663-020-01426-8.

[33] GKIKAS G, MCLAUGHLIN M, RENVERT S, et al. A Prospective Study Comparing the Effect of L-PRF and Porous Titanium Granules on the Preservation of the Buccal Bone Plate Following Immediate Implant Placement[J]. Int J Periodontics Restorative Dent, 2020,40(5): 767-774. DOI:10. 11607/prd. 4299.

[34] ELBRASHY A, OSMAN AH, SHAWKY M, et al. Immediate implant placement with platelet rich fibrin as space filling material versus deproteinized bovine bone in maxillary premolars: A randomized clinical trial[J]. Clin Implant Dent Relat Res, 2022, 24(3):320-328. DOI: 10. 1111/cid. 13075.

[35] CHOUKROUN J, DISS A, SIMONPIERI A, et al. Platelet-rich fibrin (PRF):a second-generation platelet concentrate. Part IV:clinical effects on tissue healing[J]. Oral Surg Oral Med Oral Pathol Oral Radiol Endod, 2006,101(3):e56-e60. DOI:10. 1016/j. tripleo. 2005. 07. 011.

[36] MIRON RJ, ZUCCHELLI G, PIKOS MA, et al. Use of platelet-rich fibrin in regenerative dentistry:a systematic review[J]. Clin Oral Investig, 2017,21(6):1913-1927. DOI:10. 1007/ s00784-017-2133-z.

[37] MIRON RJ, FUJIOKA-KOBAYASHI M, et al. Platelet-rich fibrin and soft tissue wound healing:a systematic review[J]. Tissue Engineering Part B:Reviews, 2017,23(1):83-99. DOI: 10. 1089/ten. TEB. 2016. 0233.

[38] MAHAJAN M, GUPTA MK, BANDE C, et al. Comparative Evaluation of Healing Pattern After Surgical Excision of Oral Mucosal Lesions by Using Platelet-Rich Fibrin (PRF) Membrane and Collagen Membrane as Grafting Materials-A Randomized Clinical Trial[J]. J Oral Maxillofac Surg, 2018,76(7):1469 e1461-1469 e1469. DOI:10. 1016/j. joms. 2018. 02. 031.

[39] SUN X-L, MUDALAL M, QI M-L, et al. Flapless immediate implant placement into fresh molar extraction socket using platelet-rich fibrin:A case report[J]. World J Clin Cases, 2019,7 (19):3153. DOI:10. 12998/wjcc. v7. i19. 3153.

[40] CUI A, ZHOU J, MUDALAL M, et al. Soft tissue regeneration around immediate implant placement utilizing a platelet-rich fibrin membrane and without tightly flap closure:Two case reports[J]. Medicine (Baltimore), 2020, 99 (40): e22507. DOI: 10. 1097/MD. 0000000 000022507.

[41] RAJAN SA, RAMABHADRAN BK, EMMATTY R, et al. Comparative Evaluation of Different Soft Tissue Coverage Techniques at Immediate Implant Sites:A Cohort Study[J]. J Contemp Dent Pract, 2021,22(11):1268-1274.

[42] ELAMROUSY W, ISSA DR. Effect of an "Autogenous Leukocyte Platelet-Rich Fibrin Tooth

Graft" Combination around Immediately Placed Implants in Periodontally Compromised Sites:A Randomized Clinical Trial[J]. Int J Dent, 2022,2022:4951455. DOI:10. 1155/2022/4951455.

[43] HUYNH-BA G, PJETURSSON BE, SANZ M, et al. Analysis of the socket bone wall dimensions in the upper maxilla in relation to immediate implant placement[J]. Clin Oral Implants Res, 2010,21(1):37-42. DOI:10. 1111/j. 1600-0501. 2009. 01870. x.

[44] CHEN ST, DARBY I. The relationship between facial bone wall defects and dimensional alterations of the ridge following flapless tooth extraction in the anterior maxilla[J]. Clin Oral Implants Res, 2017,28(8):931-937. DOI:10. 1111/clr. 12899.

[45] SONI R, PRIYA A, AGRAWAL R, et al. Evaluation of efficacy of platelet-rich fibrin membrane and bone graft in coverage of immediate dental implant in esthetic zone:An in vivo study [J]. Natl J Maxillofac Surg, 2020,11(1):67-75. DOI:10. 4103/njms. NJMS _ 26 _ 19.

[46] HERRERA-VIZCAíNO C, DOHLE E, AL-MAAWI S, et al. Platelet-rich fibrin secretome induces three dimensional angiogenic activation in vitro[J]. Eur Cell Mater, 2019,37250-37264. DOI:10. 22203/eCM. v037a15.

[47] DOHAN DM, CHOUKROUN J, DISS A, et al. Platelet-rich fibrin (PRF):a second-generation platelet concentrate. Part Ⅱ:platelet-related biologic features[J]. Oral Surg Oral Med Oral Pathol Oral Radiol Endod, 2006,101(3):e45-e50. DOI:10. 1016/j. tripleo. 2005. 07. 009.

[48] DOHAN DM, CHOUKROUN J, DISS A, et al. Platelet-rich fibrin (PRF):a second-generation platelet concentrate. Part Ⅲ:leucocyte activation:a new feature for platelet concentrates? [J]. Oral Surg Oral Med Oral Pathol Oral Radiol Endod, 2006, 101 (3):e51-e55. DOI:10. 1016/j. tripleo. 2005. 07. 010.

[49] R SM, MEHARWADE V, P MW, et al. Effect of PRF and Allograft Use on Immediate Implants at Extraction Sockets with Periapical Infection -Clinical and Cone Beam CT Findings[J]. Bull Tokyo Dent Coll, 2018,59(2):97-109. DOI:10. 2209/tdcpublication. 2017-0021.

[50] FANG J, XIN X-R, LI W, et al. Immediate implant placement in combination with platelet rich-fibrin into extraction sites with periapical infection in the esthetic zone:A case report and review of literature [J]. World J Clin Cases, 2021, 9 (4): 960-969. DOI: 10. 12998/wjcc. v9. i4. 960.

[51] ÖNCÜ E, ERBEYOĞLU AA. Enhancement of Immediate Implant Stability and Recovery Using Platelet-Rich Fibrin[J]. Int J Periodontics Restorative Dent. 2019, 39(2):e58-e63. DOI:10. 11607/prd. 2505.

第六章
血浆基质在上颌窦底提升中的应用

第一节　上颌窦底提升术概述

口腔种植修复治疗时，剩余骨高度是制定治疗方案时一个重要的考虑因素。在上颌后牙区，长期缺牙常导致剩余骨高度不足[1,2]，无法植入标准长度的种植体。上颌后牙区骨量减少有两个主要原因：一是缺牙后牙槽骨的骨量流失速度加快。当牙齿脱落后，对牙槽骨的刺激减少，加速了牙槽骨的萎缩；也有人认为与上颌窦黏膜的生理作用、破骨细胞的产生以及牙根逐渐失去对上颌窦内气压的抵抗力等因素有关。二是上颌后牙区的解剖特殊性。上颌前磨牙至磨牙上方有上颌窦的存在，上颌窦在出生后逐渐扩张，并随着所有恒牙的萌出而完全气化[3]。上颌窦与前磨牙和磨牙的牙根仅通过一层薄薄的骨头与牙齿分开，或者其黏膜直接与牙齿接触。上颌窦气化的生理原因尚不清楚，但很有可能与遗传、大气压力、分泌的激素有关（图 6-1）。

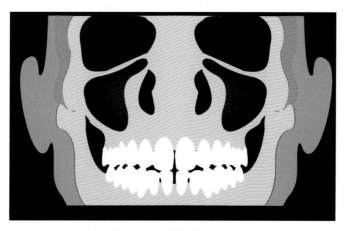

图 6-1　上颌窦解剖示意图

临床上常通过上颌窦底提升术来获得足够进行种植治疗的骨量。上颌窦底提升术起源于 20 世纪 60 年代，Philip Boyne 提出了通过上颌窦骨移植来增加剩余骨高度，以治疗因长期缺牙而导致的上颌窦气化、骨量萎缩[4]。其后，Tatum[5] 于 1977 年在阿拉巴马种植会议上第一次提到了上颌窦底提升的手术方法，并在 1986 年首先提出了侧壁开窗植骨术（图 6-2）。1994 年，Summers[6] 提出穿牙槽嵴顶上颌窦底提升技术即上颌窦底内提升术（图 6-3）。上颌窦底提升术联合骨移植材料的使用，能够增加上颌后牙区可用骨高度。根据剩余骨高度，可以选择通过侧壁开窗或经牙槽嵴顶的手术方式进行上颌窦底提升。然而，伴随着骨吸收的进展，上颌后牙区水平向和垂直向的骨缺损会越来越显著。对于大范围缺损，上颌窦底提升并不能重建理想的组织轮廓。因此，在制定治疗方案时，不仅需要评估剩余骨高度，还需要评估牙槽骨宽度、垂直向颌位关系对治疗方案的影响。

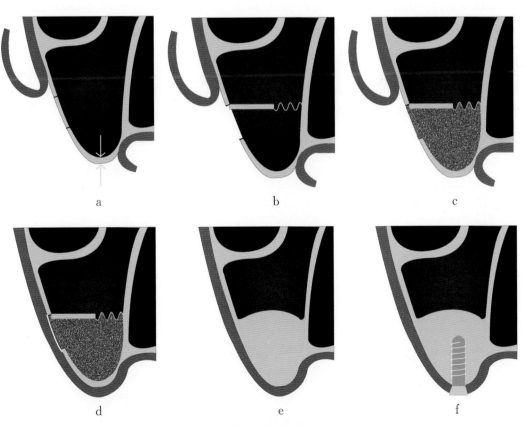

图 6-2　上颌窦底外提升术示意图

a. 于上颌窦侧壁制备骨窗；b. 内翻骨窗和提升上颌窦黏膜；c. 植骨；
d. 关闭黏骨膜瓣，下方放置屏障膜；e. 愈合之后的植骨区；f. 植入种植体

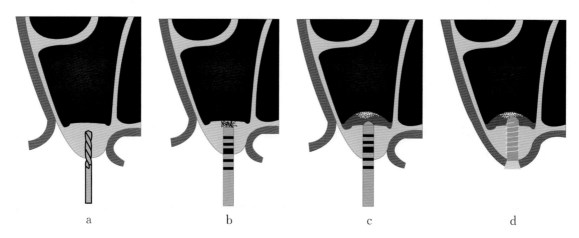

图 6-3 上颌窦底内提升术示意图

a. 预备种植窝洞；b. 使用骨凿折断上颌窦底；c. 通过植入的骨移植材料提升黏膜；d. 植入种植体

现有上颌窦底提升的分类大致分为两类。第一类是以 Carl Misch 团队 1987 年提出的 SA 分类为代表的分类[7]，这一类分类仅考虑了剩余骨高度对植入种植体的影响，却忽略了上颌后牙区拔牙后牙槽嵴水平向及垂直向存在不断进展的骨吸收，单纯上颌窦底提升无法获得正常的颌位关系和牙冠长度。第二类分类方法除了考虑上颌窦底可用骨高度之外，还考虑了上颌窦底轮廓、深度、宽度，上颌后牙区骨缺损的范围、形态，提出了不同的上颌窦底提升的临床分类[1,8-11]。这一类分类方法考虑了上颌窦解剖、生理和结构的各个特点，力求做到完整而全面。但是，对于临床医生来说，这些分类的类别多，大类下还有亚类，一个分类动辄 10 余个条目，纷繁复杂，难以记忆。临床分类难以对临床工作发挥实际指导作用。

第二节　血浆基质在上颌窦底提升术的应用

上颌窦底黏膜提升之后，黏膜下区域需放置植骨材料维持成骨空间，促进新骨形成。目前，应对包括垂直骨缺损在内的复杂骨缺损，自体骨移植依然是金标准[12]。因为它兼具成骨性、骨诱导性和骨传导性；供体骨骼中富血小板血

浆和转化生长因子 β 等，生长因子的释放和早期血管形成能够在种植后 4～6 个月内对骨质改建并重塑。然而自体骨移植存在技术敏感性高、骨吸收严重、并发症多、患者恐惧等诸多不利因素，影响骨增量的效果。随着骨移植材料的发展，各种各样的颗粒状骨替代材料被用于上颌窦底提升术。然而，这种颗粒状骨替代材料的应用存在诸多问题。首先，颗粒状材料操作不便，在小开窗侧壁提升术和经牙槽嵴顶提升术中应用时，无法轻易将充足的材料输送至上颌窦底黏膜之下；其次，颗粒状植骨材料的粒径较小，若上颌窦黏膜撕裂或穿孔，从窦底溢出的颗粒材料将会落入上颌窦腔，甚至堵塞上颌窦开口，增加上颌窦腔内感染的风险；再次，单纯植入颗粒状骨替代材料，无法提供骨再生所必需的骨诱导性能，骨再生的效果无法保障[12]。如何提高术后的成骨效率，加速上颌窦底提升术后的成骨过程，缩短愈合周期并减少并发症的发生是目前面临的问题[13,14]。

骨再生的成功有 4 个主要影响因素：创口的初期愈合、血管形成、干细胞迁移以及空间维持[15]。近年来学者发现施耐德膜具有成骨潜力，从中可分离出高表达 STRO-1、CD44、CD90、CD105 和 CD73 等标志物的间充质干细胞，体外实验证实其具有成骨潜力[16]。同时 LI 等[17]的研究表明，粗糙表面钛种植体的纳米拓扑结构可通过影响细胞质 YAP（Yes associate protein）的降解，进一步激活 Wnt/β-catenin 通路促进骨再生。上颌窦底提升术同期植入种植体，来自施耐德膜和骨创面的间充质干细胞可与血液成分充分接触，黏附于支架材料或种植体表面并转化为成骨细胞，新形成的血管提供了重要的营养供应，构成理想的三维成骨模式。受限于干细胞含量及上颌窦底提升术后血管形成的机制尚未阐明，术后成骨效率低，常常需要较长的愈合周期[18]。为此有学者推荐在上颌窦底提升术后常规应用骨形态发生蛋白-2（bone morphogenetic protein-2，BMP-2）[19]，但受限于 BMP-2 的半衰期仅为 1～4 小时，高效稳定的递送系统是 BMP-2 能否发挥作用的关键。学者发现 BMP-2 的使用虽能促进成骨，但可能增加炎症相关的并发症发生的概率[20,21]。现阶段研究表明，需要开发新的材料来弥补上述不足，安全有效地促进上颌窦底提升术后骨再生。

越来越多的医生提出使用各种血小板浓缩物作为促进上颌窦血运重建的方法。一项系统性综述指出[22]，平均剩余骨高度（RBH）为（5.7±1.7）mm 时，进行上颌窦底提升不植入骨替代材料同期植入共 864 个种植体，种植体留存率平均值为 97.9%。这表明不使用植骨材料，仅植入血凝块的情况下也可以成功地将种植体植入到上颌窦区[22]。

PRP 被用于再生性治疗，首先是在口腔颌面外科手术开始应用的[23,24]。PRP 含有多种生长因子，包括 VEGF、PDGF 和 TGF-β 等，它们的浓度是正常生理剂量的 6～8 倍[25,26]。近年来，PRP（也与骨髓基质干细胞结合）在口腔颌面外科再生手术领域得到了广泛的应用，但它的两个主要的缺点已被普遍报道。首先，制备 PRP 的方法耗时太长，需要两次离心，有时持续 30 分钟。其次，为了防止在漫长的离心过程中凝血，需要额外使用抗凝剂，这会改变伤口的自然愈合/凝血过程。基于这些原因，第二代完全去除抗凝剂的血小板浓缩物诞生了，称为富血小板纤维蛋白（PRF）[27]。由于没有使用抗凝剂，抽血后立即离心 8～12 分钟（只需一次离心）[28]。与 PRP 相比，随着时间的推移 PRF 也显示出更低和更缓慢的生长因子释放，在最初几分钟/小时内释放大量生长因子[29]。

由于 PRF 的生物学优势，在上颌窦底提升过程中常将其用作移植材料，可以单独使用也可以将其与植骨材料联合使用[30,31]。对于上颌窦底提升程序而言，呼吸可能对移植材料施加动态气压刺激施耐德膜的成骨潜能，理想的骨替代材料应该有良好的机械强度维持体积并具有合适的降解周期。脱蛋白牛骨基质（DBBM）因其骨传导性能和较低吸收速率在临床中得到广泛应用，然而，DBBM 缺乏骨生成和骨诱导的特性，限制了其在上颌窦底提升术中的应用。血浆基质通过提供三维支架、活细胞以及血小板衍生生长因子（PDGF）、转化生长因子 β（TGF-β）、胰岛素样生长因子（IGF）和血管内皮生长因子（VEGF）等生长因子，对组织再生愈合具有有益作用[32]。通过混合固态血浆基质碎片和 DBBM 等低替代率骨吸收材料后，逐渐滴加液态血浆基质，数分钟后可凝固形成可塑性整体骨块。

本研究团队构建兔上颌窦底提升模型，通过显微计算机检查和组织形态学评估，评估血浆基质骨块对兔上颌窦底提升术后骨形成的潜在影响。影像学结果显示，血浆基质骨块组的垂直高度比 DBBM 对照组略有增加，这可能是由于血浆基质中含有天然纤维蛋白生物支架，将颗粒状 DBBM 形成具有一定机械强度的整体，能够更好地维持提升空间（图 6-4）。在第四、八周血浆基质骨块组别新生骨小梁更多，厚度更大，更致密（图 6-5）[33,34]。组织学实验通过苏木素-伊红（H&E）染色和马松三色（MT）染色，可以直观地观察到残余物质的数量，新骨和成熟骨，以及血管的数量。血管生成和成骨通路的激活及其复杂的

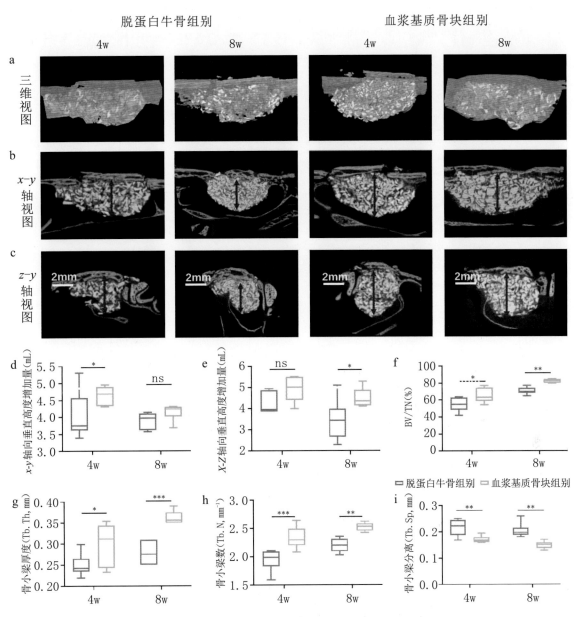

图 6-4　兔上颌窦提升模型第四周、第八周 CT 视图及骨相关定量参数统计

a. 上颌窦提升三维重建图像；b～c. 上颌窦 *x-y* 轴和 *z-y* 轴视图。红色箭头表示测量的垂直距离；d～e. *x-y* 轴和 *x-z* 轴上垂直骨量高度统计分析；f. 单位体积总增加体积的骨体积（BV/TV，%）；g. 小梁厚度（Tb. Th，mm）；h. 骨小梁数（Tb. N，mm⁻¹）和 i. 骨小梁分离（Tb. Sp，mm）（$n=6$）。ns：统计无显著差异；* $P<0.05$，** $P<0.01$，and *** $P<0.001$

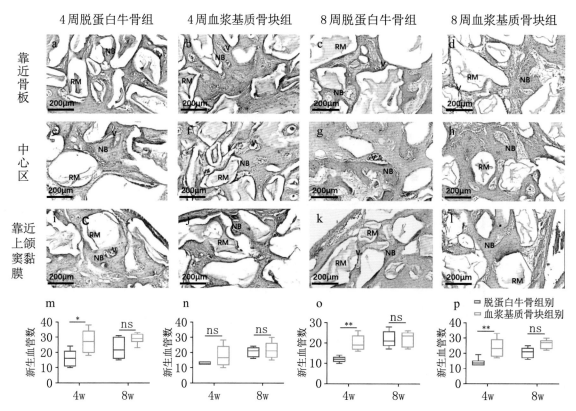

图 6-5　第四周和第八周兔上颌窦底提升模型抗酒石酸酸性磷酸酶（TRAP）染色

a～l. 苏木精-伊红染色（H&E）组织学检查，选择 3 个不同的兴趣区域：靠近骨板；中心区；靠近上颌窦黏膜。RM：残留 DBBM；NB：新形成骨；rB：成熟骨；V：血管。（×20 倍）；m. 靠近骨板处新生血管数目统计分析；n. 中心区新生血管数目统计分析；o. 靠近上颌窦黏膜处新生血管统计分析；p. 新生血管总数统计分析。ns：统计无显著差异；* $P<0.05$，** $P<0.01$，and *** $P<0.001$

相互作用在骨修复和骨重塑过程中至关重要。一些研究表明，血管生成先于成骨发生。因此，我们对各组新生血管的情况进行了分析比较，结果显示，无论观察位置如何，两组新生血管的差异在 4 周时更为明显。同时，我们观察到骨板和黏膜附近新骨和成熟骨形成较多，中心区域 DBBM 残留较多，这与以往研究结果一致。血浆基质有利于血管的形成和破骨细胞数量的增加，并表现出较好的空间维持能力以抵抗呼吸压力，从而加速鼻窦增宽术中的骨再生过程（图 6-6 和图 6-7）。同时，这些影响在靠近骨板和施耐德膜的区域更为显著。

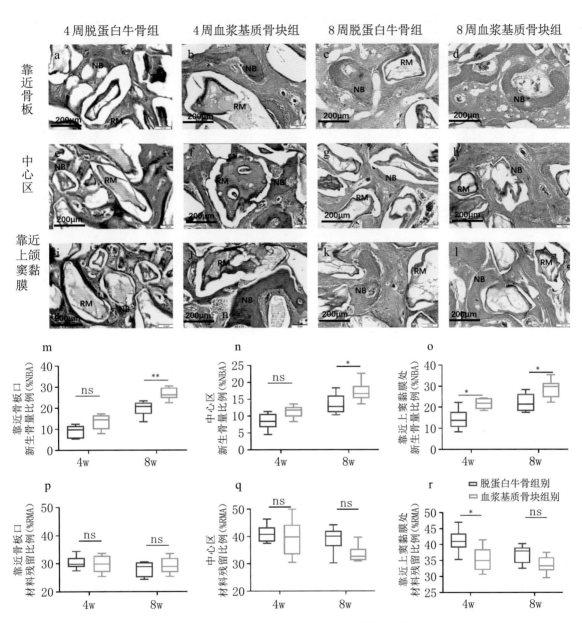

图 6-6　马松三色（MT）染色组织学检查结果

a～l. 马松三色（MT）染色组织学检查，选择 3 个不同的兴趣区域：靠近骨板；中心区；靠近上颌窦黏膜。RM：残留 DBBM；NB：新形成骨；rB：成熟骨；V：血管。m. 感兴趣区域（ROI）内总增广面积（TAA，mm^2）；n. TAA 内新形成的骨区（NBA，mm^2）；o. TAA 内残余移植材料面积（RMA，mm^2）。ns：统计无显著差异；*$P < 0.05$,** $P < 0.01$, and *** $P < 0.001$

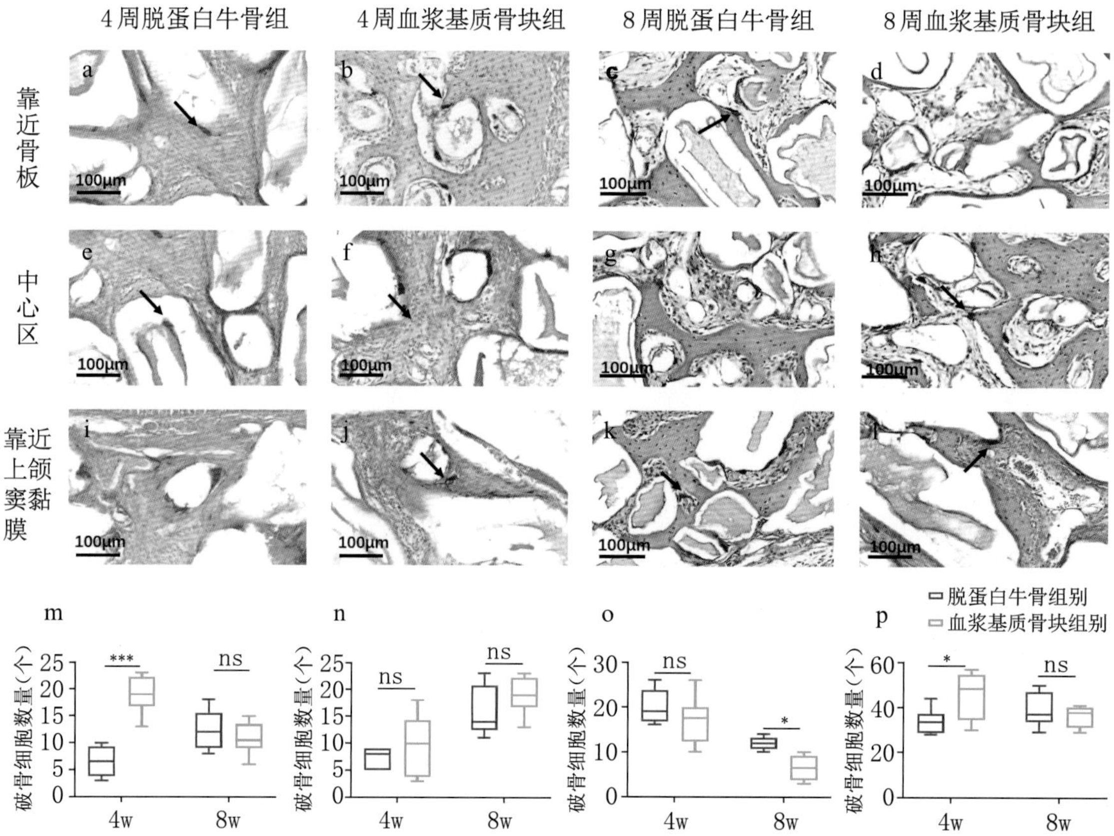

图 6-7　第四周和第八周兔上颌窦提升模型抗酒石酸酸性磷酸酶（TRAP）染色

a～d. 靠近骨板区；e～h. 中心区；i～l. 靠近上颌窦黏膜区（×20 倍）；（破骨细胞通过黑色箭头标注）。4 周和 8 周时不同部位破骨细胞数量测量统计：m. 靠近骨板区；n. 中心区；o. 靠近上颌窦黏膜区。ns：统计无显著差异；* $P<0.05$，** $P<0.01$，*** $P<0.001$

一、单独使用血浆基质作为植骨材料的临床研究评价

研究表明，无移植物的上颌窦底提升术，仅依靠种植体的帐篷钉作用也可成骨，术后稳定性尚可，但可能是由于仅依靠血凝块不利于稳定的空间维持与干细胞黏附，使用移植物的患者往往可获得更多的骨量提升[22,35]。与血凝块相比，血浆基质膜的结构与强度更有利于术后空间的维持，同时能刺激成骨细胞增殖，应用血浆基质完全替代植骨材料更有利于降低术后并发症的发生率。

研究发现，血浆基质作为单一植骨材料或者与其他骨替代材料混合应用能够缩短愈合时间，加速新骨形成，增加骨量[36,37]。然而，Strauss 等[38]认为血浆基质能提高种植体早期稳定性，促进骨整合，但对新骨形成及种植体留存率无明显影响。近期的一项 Meta 分析同样表明在骨替代物中加入血浆基质能有助于

减少愈合时间，但在种植体留存率、新骨量、剩余植骨材料量和结缔组织量方面没有明显差异[39]。

在 9 项病例系列报道中，5 项研究在经牙槽嵴顶/骨凿法上颌窦底提升中单独使用血浆基质作为移植材料，2 项研究仅使用侧壁开窗入路，2 项研究根据临床实际情况选用其中一种方法[31,40-47]。笔者总结了单独使用血浆基质作为上颌窦底提升术移植材料的临床试验[48,49]。这些研究表明血浆基质可以作为单独的移植材料用于上颌窦底提升，但报道的成功率各不相同。血浆基质单独应用于上颌窦底提升术中可能取得较好疗效[50]。但目前尚无关于此主题的系统评价与Meta 分析，需要高质量的循证医学证据以支持上述观点。

二、联合应用血浆基质和植骨材料的临床研究评价

人工植骨材料缺少生长因子和细胞成分，因此术后成骨效率低。血浆基质与植骨材料联合应用的优势在于避免了自体骨移植的潜在风险，同时能够添加骨诱导性。目前上颌窦底提升术中常用的植骨材料包括脱蛋白牛骨基质（DBBM）以及 β-磷酸三钙（β-TCP），将血浆基质与其混合使用，以加速术后骨再生也是目前研究的热点问题之一。

笔者回顾了血浆基质混合植骨材料用于上颌窦底提升术的病例系列报道[51-53]和临床试验情况[30,54-59]。在评估骨形成的 7 项研究中，5 项研究结果提示在植骨材料中添加血浆基质后从组织学评估，骨形成并没有明显改善[54,55,60-62]，另外 2 项研究结果表明，在植骨材料中添加血浆基质有利于植骨后更早植入种植体[30,36]。

最近的一篇关于随机对照试验的系统评价与 Meta 分析中探讨了这一主题，其作者指出，非血浆基质组和血浆基质组之间在种植体留存率、新骨形成、新骨和骨替代物之间的接触、残余骨移植物的百分比及软组织区域方面无显著差异[39]。然而，Pichotano 等得到了不同的结果，研究人员对比了单独使用 DBBM和 DBBM 与血浆基质混合的成骨效果，血浆基质组新生骨组织量达到对照组的1.4 倍以上[36]。前述 Meta 分析与最新的随机对照试验结果不相符，可能由于其本身存在一些不足，导致了分析结果不稳定。首先，研究中纳入的 Zizam 等的研究存在缺陷，该研究仅对取得的 26 份样品中的 21 份进行了统计学分析，文章中并未报道其余样品不适合分析的原因，这可能影响到结果数据的可信度[62]。此

外，Comert 等的研究中报道术中上颌窦黏膜穿孔的概率达到了 19.23%，对于穿孔部位采用胶原膜覆盖的方式进行了修补[61]。动物实验表明，可吸收胶原膜需要 1~4 周的时间才会逐渐形成血管化并缓慢吸收[63,64]，在此期间血浆基质的生长因子缓释已基本完成，这使得释放的生长因子无法与来自施耐德膜的细胞成分产生相互作用，直接导致结果发现血浆基质的应用没有显著作用。

综上，尽管在植骨时添加血浆基质可以有利于更早一点植入种植体，但是在上颌窦底提升术中加入血浆基质是否有长期的益处，相关的证据尚不够充分。不同的作者和关于该主题的系统综述批判了各种研究设计、研究方案、缺乏合适的对照，以及相比于其他上颌窦植骨研究在患者选择方面的可用信息有限[39,65]。此外，迄今为止的大多数研究都不是随机对照研究，描述种植体负荷方案和种植体放置前上颌窦的尺寸（最明显的是上颌窦的颊腭向宽度）的重要性或影响的数据很少。因此，血浆基质的此种应用方式能否促进骨再生仍需进一步研究来证明。

三、血浆基质用于关闭上颌窦侧壁骨窗

由于血浆基质已被证明能更有利地促进软组织愈合，因此也尝试在上颌窦底提升术中利用血浆基质膜作为唯一的屏障膜来关闭侧壁骨窗[66,67]（图 6-8）。迄今为止，来自不同课题组的两项研究比较了血浆基质膜与胶原屏障膜用于关闭侧壁骨窗的情况[66,67]。在这两项研究中，血浆基质膜与胶原屏障膜相比显示出相似的结果，这些研究还分析了种植体稳定性和新骨形成以及植入成功率。然

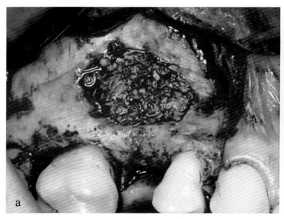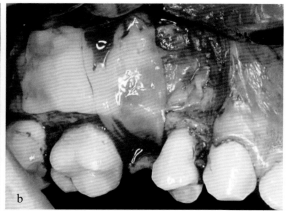

图 6-8 应用血浆基质膜作为屏障膜关闭侧壁骨窗

a. 完成植骨；b. 应用血浆基质膜作为屏障膜关闭侧壁骨窗

而，由于血浆基质膜的吸收周期为 10～14 天，因此评价血浆基质膜是否应作为防止软组织侵袭的完全载体仍有困难。研究表明，当血浆基质膜联合上颌窦骨移植术时，患者报告的疼痛和肿胀明显减轻[59]。

四、应用血浆基质膜修复上颌窦黏膜穿孔

血浆基质膜的另一种常用方法是修复上颌窦黏膜穿孔（图 6-9）。研究表明，上颌窦底提升术相关的并发症中，最常见的并发症是上颌窦黏膜穿孔，发生率为 7%～60%[68]，保持上颌窦黏膜完整性以及关闭任何形式的黏膜穿孔对侧壁开窗上颌窦底提升的成功率是至关重要的[68]。当黏膜穿孔直径＜5mm 时，窦膜会在提升过程中自行折叠。完全提升后，将可吸收胶原伤口敷料敷在上颌窦黏膜上，其黏合性使其易于处理和应用于黏膜穿孔，富含血小板的纤维蛋白膜也可使用[69]。

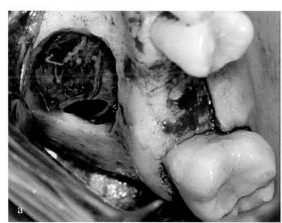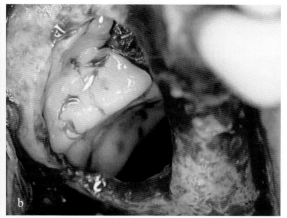

图 6-9　应用血浆基质膜修复上颌窦黏膜穿孔
a. 上颌窦黏膜穿孔；b. 应用血浆基质修复上颌窦黏膜穿孔

图 6-9 展示了用血浆基质膜修补小的上颌窦黏膜穿孔。最近的一份共识报告建议，大于 5mm 的穿孔应采用标准方法，利用胶原膜进行处理[70,71]。然而，对于直径≤5mm 的穿孔，血浆基质膜的黏性使其便于操作，且不会引起潜在的排异反应，可能具有更好的上颌窦黏膜修补效果。根据经验，多层可用于较大的穿孔，相对没有额外的费用。因为吸收周期通常为 10～14 天，建议使用双层血浆基质膜以确保完成覆盖，并且，对于直径＞5mm 的穿孔应覆盖一层胶原膜。

第三节　血浆基质应用于上颌窦底提升的临床程序

一、血浆基质用于上颌窦底外提升术的临床程序

局部使用4%阿替卡因浸润麻醉后，在缺牙区牙槽嵴切口至骨膜，做松弛切口，翻黏骨膜瓣。暴露上颌窦侧壁骨板，在骨板上用超声骨刀制备骨窗，用骨凿将骨窗取下。用专用的上颌窦提升器械从骨窗的近中、远中和下方将上颌窦底黏膜推起，注意尽量避免穿孔。术中要求患者用鼻呼吸，并且经常检查上颌窦底黏膜的活动度。在手术开始时抽取患者静脉血，采用血浆基质制备平台离心（详细制备方法同前）。吸取液态血浆基质。将固态血浆基质从离心管中取出，采用血浆基质制备套盒压制成膜。将骨粉与剪碎的固态血浆基质、液态血浆基质混合均匀，成型为血浆基质骨块。将血浆基质骨块填入，将骨窗放回原位，使用胶原膜覆盖后严密缝合切口。

【病例1】　血浆基质用于上颌窦底外提升术（图6-10~图6-35）

术前评估：患者胡某，女，31岁。因左上后牙缺失而就诊。患者否认系统病史和用药史，否认吸烟史，口内检查见左上第二前磨牙缺失，缺牙间隙近远中距离及颌龈距离正常，余留牙均无牙体或牙周疾病，口腔卫生良好（图6-10）。拍摄CBCT发现，缺牙区可用牙槽骨高度约2.5mm，宽度9~10mm，骨质正常，邻牙根尖周未见明显暗影，上颌窦内未见异常（图6-11a、b）。

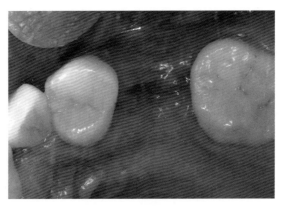

图6-10　术前口内照

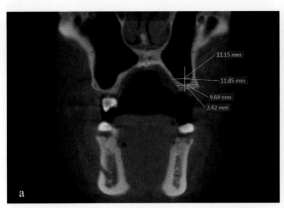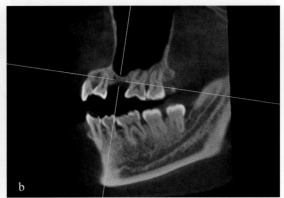

图 6-11　术前 CBCT

a. 术前 CBCT 冠状面；b. 术前 CBCT 矢状面

治疗方案：上颌窦底外提升术同期植入种植体。

外科手术过程：局部使用 4％阿替卡因浸润麻醉后，在缺牙区牙槽嵴顶偏颊侧切口至骨膜，做松弛切口（图 6-12），翻黏骨膜瓣。暴露上颌窦侧壁骨板（图 6-13），用骨刨收集自体骨屑（图 6-14），在骨板上用超声骨刀制备骨窗（图 6-15），用骨凿将骨窗取下（图 6-16）。用专用的上颌窦提升器械从骨窗的近中、远中和下方将上颌窦底黏膜推起（图 6-17、图 6-18），注意尽量避免穿孔。术中要求患者用鼻呼吸，并且经常检查上颌窦底黏膜的活动度。常规预备种植窝洞（图 6-19），注意保护上颌窦底黏膜不要穿孔。

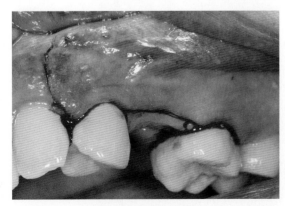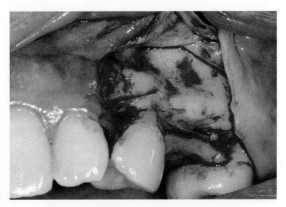

图 6-12　切口设计　　　　　　　**图 6-13　翻瓣，暴露上颌窦外侧壁**

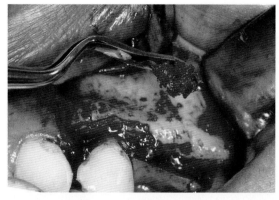

图 6-14　收集自体骨屑

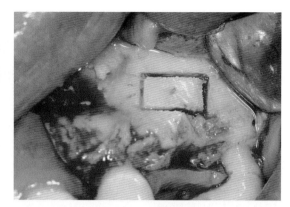

图 6-15　制备骨窗

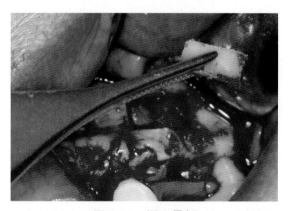

图 6-16　揭开骨板

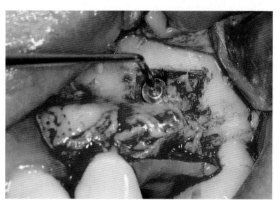

图 6-17　分离上颌窦黏膜

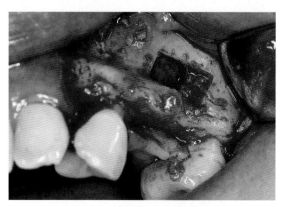

图 6-18　提升上颌窦底黏膜

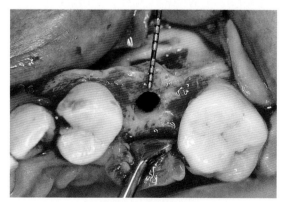

图 6-19　制备种植窝洞

　　在手术开始时抽取患者静脉血，并立即进行离心。吸取液态血浆基质。将固态血浆基质从离心管中取出（图 6-20），采用血浆基质制备套盒压制成膜。将 0.5g Bio-Oss®骨粉与剪碎的固态血浆基质、液态血浆基质混合均匀（图 6-21），成型为血浆基质骨块（图 6-22）。将血浆基质膜植入上颌窦底（图 6-23），将部分血浆基质骨块填入窦底偏腭侧部分（图 6-24），然后植入种植体（Cortex®，4.2mm×10mm）（图 6-25、图 6-26），再次填入血浆基质骨块（图 6-27），将骨窗放回原位，使用胶原膜（Bio-Collagen®，13mm×25mm）覆盖后（图 6-28）严密缝合切口（图 6-29）。术后 3 天内接受抗生素静脉注射，用 0.12％氯己定溶液漱口。

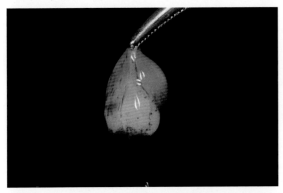

图 6-20　提取血浆基质

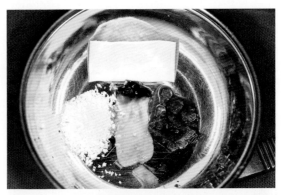

图 6-21　制作血浆基质骨块所使用的材料及胶原膜

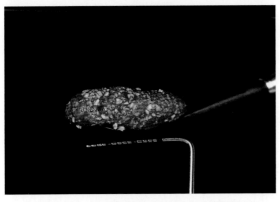

图 6-22　制作完成的血浆基质骨块

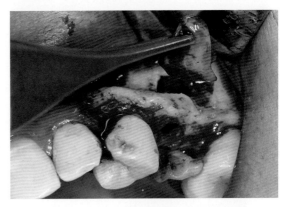

图 6-23　于上颌窦底植入血浆基质膜

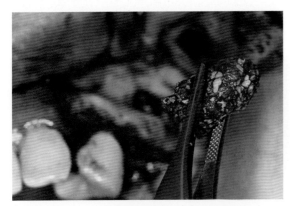

图 6-24　于上颌窦底植入血浆基质骨块

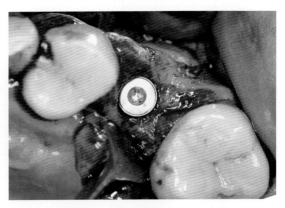

图 6-25　植入种植体后𬌗面观

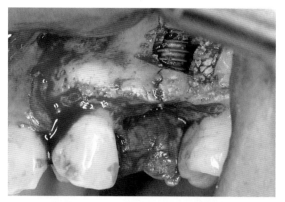

图 6-26　植入种植体后颊面观

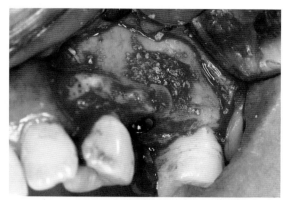

图 6-27　于上颌窦底植入血浆基质骨块

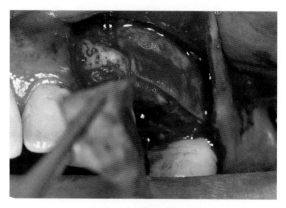

图 6-28　覆盖胶原膜

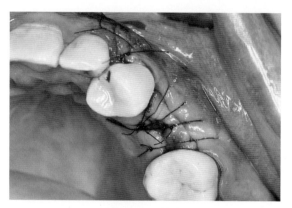

图 6-29　缝合

　　术后及修复过程：在手术后的愈合期，患者没有出现任何并发症。在 2 周拆线时可见伤口无感染，全景片示种植体位置良好，周围无暗影（图 6-30）。6 个月后复诊，CBCT 示种植体骨结合良好，上颌窦底骨高度增加约 8mm（图 6-31、图 6-32），行种植二期手术安装愈合基台。二期手术后 6 周，数字化口腔扫描制取光学印模，再过 3 周戴入修复体（图 6-33、图 6-34）。戴牙后根尖片示种植体周骨量充足（图 6-35）。患者对治疗效果满意。

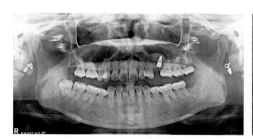

图 6-30　术后全景片

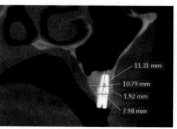

图 6-31　术后 6 个月
CBCT 冠状面

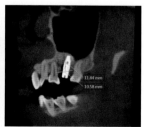

图 6-32　术后 6 个月
CBCT 矢状面

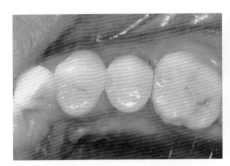
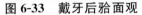
图 6-33　戴牙后𬌗面观

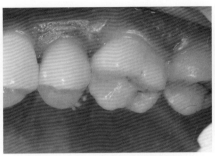
图 6-34　戴牙后颊面观

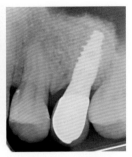
图 6-35　戴牙后根尖片

二、血浆基质用于上颌窦底内提升术的临床程序

局部使用 4% 阿替卡因浸润麻醉后，切开翻瓣，定位并钻至距上颌窦底 1～2mm 处，逐级备洞，使用上颌窦冲顶式工具进行适当敲击，使上颌窦底骨折，继续提升上颌窦底至预备种植长度，使用捏鼻鼓气法观察黏膜是否穿孔。在手术开始时抽取患者静脉血，采用血浆基质制备平台离心（详细制备方法同前）。吸取液态血浆基质。将固态血浆基质从离心管中取出，采用血浆基质制备套盒压制成膜。将骨粉与剪碎的固态血浆基质、液态血浆基质混合均匀，成型为血浆基质骨块。分次将血浆基质骨块填入上颌窦底，最后植入种植体。

【病例 2】　血浆基质用于上颌窦底内提升术（图 6-36～图 6-52）

术前评估：患者丁某，男性，32 岁。因右上磨牙缺失而就诊。患者否认系统病史和用药史，否认吸烟史，口内检查见右上第一磨牙缺失，缺牙间隙近远中距离及颌龈距离正常，余留牙均无牙体或牙周疾病，口腔卫生良好。拍摄 CBCT 发现，缺牙区可用牙槽骨高度 5～6mm，宽度 9～10mm，骨质正常，邻牙根尖周未见明显暗影，上颌窦内未见异常（图 6-36～图 6-38）。

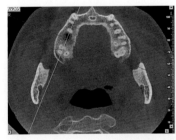
图 6-36　术前 CBCT 横断面截图

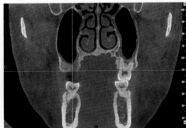
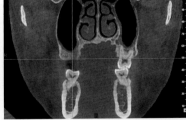
图 6-37　术前 CBCT 冠状面截图

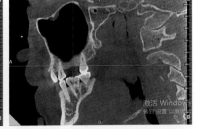
图 6-38　术前 CBCT 矢状面截图

外科手术过程：局部使用 4% 阿替卡因浸润麻醉后，切开翻瓣，定位并钻至距上颌窦底 1～2mm 处，逐级备洞，使用上颌窦冲顶式工具进行适当敲击，使

上颌窦底骨折（图 6-39），继续提升上颌窦底至预备种植长度，使用捏鼻鼓气法观察黏膜是否穿孔。在手术开始时抽取患者静脉血，采用血浆基质制备平台离心（详细制备方法同前）。吸取液态血浆基质。将固态血浆基质从离心管中取出，采用血浆基质制备套盒压制成膜。将骨粉与剪碎的固态血浆基质、液态血浆基质混合均匀，成型为血浆基质骨块（图 6-40）。分次将血浆基质骨块填入上颌窦底（图 6-41～图 6-42），最后植入种植体（图 6-43），嵴顶覆盖血浆基质膜（图 6-44 及图 6-45），严密缝合切口（图 6-46）。

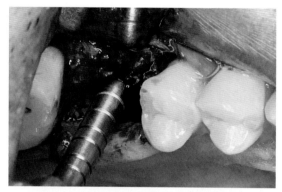

图 6-39　骨凿冲顶法行上颌窦底提升术

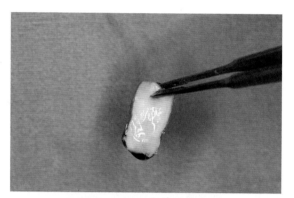

图 6-40　制作血浆基质骨块

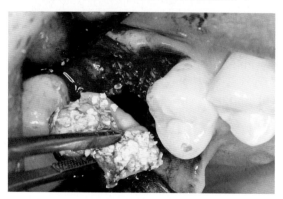

图 6-41　将血浆基质骨块植入上颌窦底

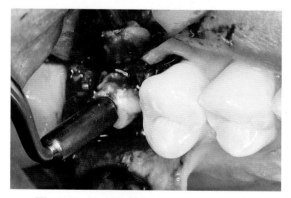

图 6-42　将血浆基质骨块植入上颌窦底

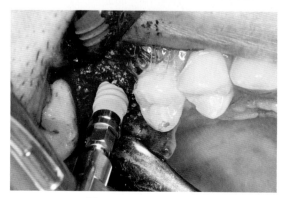

图 6-43　植入种植体

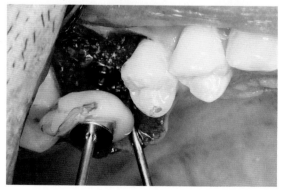

图 6-44　用愈合基台固定血浆基质膜

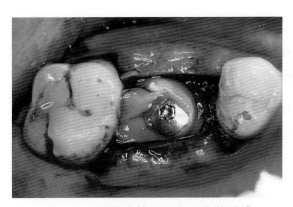

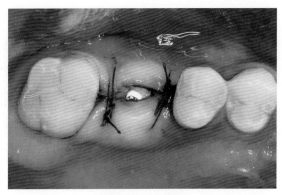

图 6-45　用愈合基台固定血浆基质膜　　　　　　　图 6-46　缝合

术后修复过程：种植体植入 6 个月后，CBCT 示种植体周骨量充足，未见明显暗影（图 6-47～图 6-49）。制取印模，制作最终修复体后戴入口内（图 6-50、图 6-51）。戴牙后根尖片示种植体周骨量充足（图 6-52）。患者对治疗效果满意。

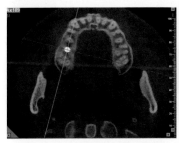

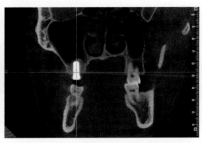

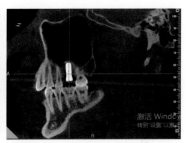

图 6-47　术后 6 个月 CBCT　　图 6-48　术后 6 个月 CBCT　　图 6-49　术后 6 个月 CBCT
　　　　横断面截图　　　　　　　　　冠状面截图　　　　　　　　　矢状面截图

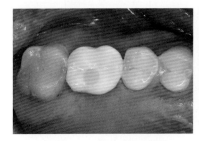

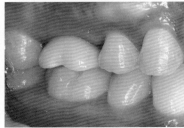

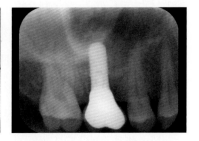

图 6-50　戴牙后𬌗面观　　　图 6-51　戴牙后咬合观　　　图 6-52　戴牙后根尖片

第四节　小　　结

血浆基质骨块为一个整体的块状骨移植物，一方面，它富含血浆基质中的有效生物成分，能够促进组织再生；另一方面，血浆基质骨块既具有拉伸弹性，又具有机械强度，可根据缺损区形态和需求进行塑形。这些结构和生物学特点使得血浆基质能够在上颌窦底提升中具有广泛应用前景。血浆基质骨块具有黏性和可塑性，大大降低了上颌窦底提升之后移植物充填操作的难度。将块状材料充填进上颌窦，注射液态血浆基质进行骨块的二次塑形，能够使之匹配上颌窦底及黏膜形态，更好地维持骨再生空间，避免了颗粒状材料落入上颌窦腔引起的并发症。此外，血浆基质骨块富含各类生长因子，招募骨再生所需的各类细胞，加速骨再生[12,70]。血浆基质骨块有一定的机械强度，可代替自体骨块对缺损区起到支撑作用，维持骨再生区域的稳定空间，配合帐篷钉的使用能够进行上颌后牙区复杂骨增量。血浆基质能够根据患者骨缺损区的形态进行塑形，运用数字化手段设计移植骨块的体积与形态，提供个性化骨增量方案[72-74]。

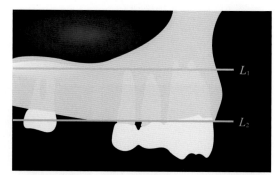

图 6-53　上颌后牙缺失后 L_1 及 L_2 平面

基于目前的上颌窦分类繁多的问题，我们提出了上颌窦底提升的新分类及其对应的临床解决方案。我们将上颌后牙拔除后，缺牙区上颌窦底平面的水平位置定义为 L_1 平面，缺牙区牙槽嵴顶平面定义为 L_2 平面（图 6-53）。由此，根据 L_1 及 L_2 两个平面的位置变化，我们对上颌窦底提升提出了以下分类。

（1）上颌窦底提升第一分类。L_1 位置保持不变，L_2 向根方移动，上颌窦底位置保持不变，牙槽嵴垂直向吸收，垂直咬合空间增大。对于这类情况，不需进行上颌窦底提升，需要进行牙槽嵴扩增（图 6-54）。对于此类患者，首先抽取患者血液制备固态血浆基质、液态血浆基质，根据需要进行骨增量空间的大小制备血浆基质骨块；将骨块覆盖在骨缺损区域，根据缺损区域形态进行塑形，塑形完成后注射液态血浆基质进行骨块的二次固化成型。覆盖屏障膜及血浆基质膜后严密缝合创口（图 6-55～图 6-80）。

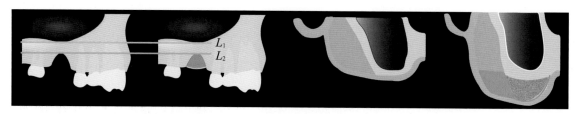

图 6-54　上颌窦底提升第一分类

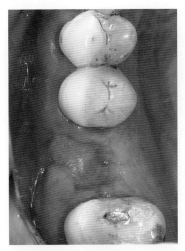

图 6-55　术前口内照

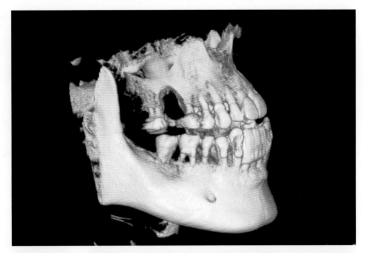

图 6-56　术前 CBCT 三维重建图

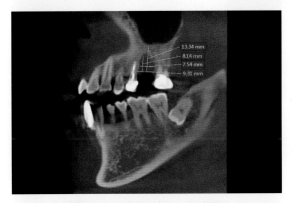

图 6-57　术前 CBCT 矢状面

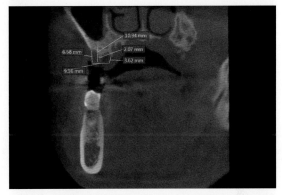

图 6-58　术前 CBCT 冠状面

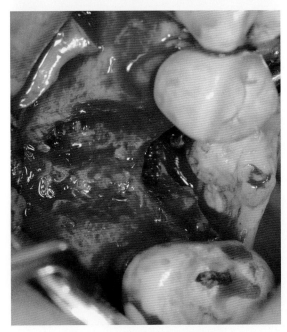

图 6-59　翻瓣后暴露骨缺损

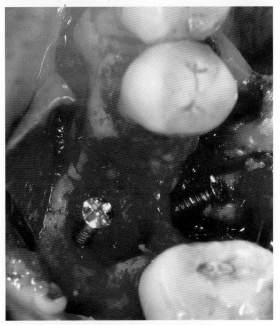

图 6-60　植入 2 枚帐篷钉

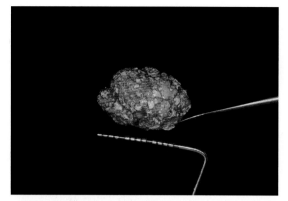

图 6-61　制作血浆基质骨块

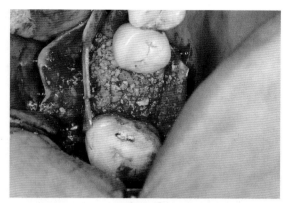

图 6-62　植入血浆基质骨块

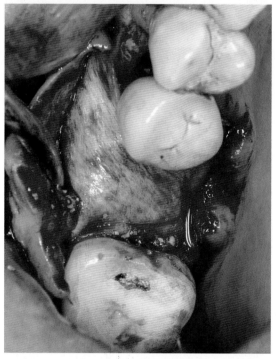

图 6-63　覆盖胶原膜

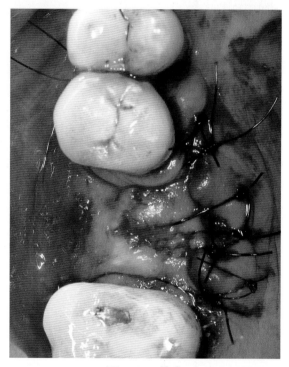

图 6-64　缝合

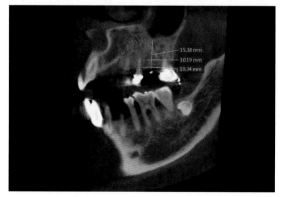

图 6-65　术后 CBCT 矢状面

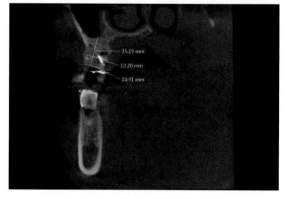

图 6-66　术后 CBCT 冠状面

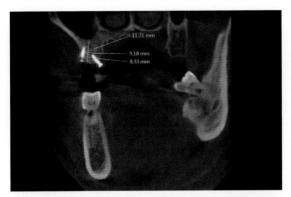

图 6-67　植入后 5 个月 CBCT 冠状面

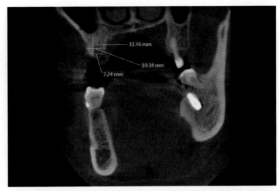

图 6-68　植骨后 5 个月 CBCT 冠状面

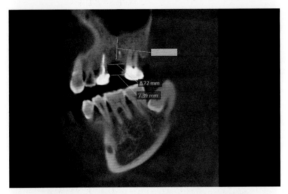

图 6-69　植骨后 5 个月 CBCT 矢状面

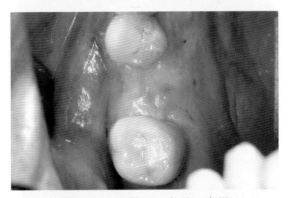

图 6-70　植骨后 5 个月口内照

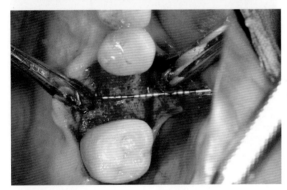

图 6-71　翻瓣

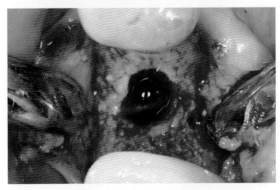

图 6-72　制备种植窝洞

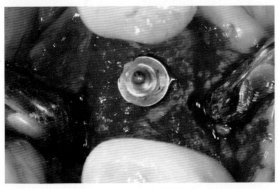

图 6-73　植入种植体

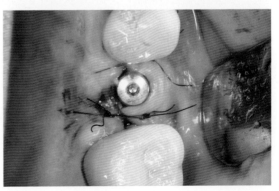

图 6-74　缝合

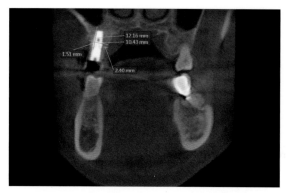

图 6-75　种植体植入术后 CBCT 冠状面

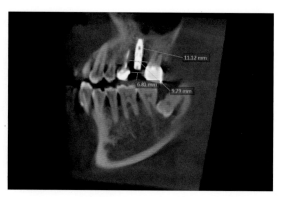

图 6-76　种植体植入术后 CBCT 矢状面

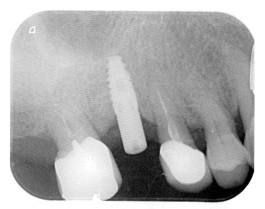

图 6-77　种植体植入术后 5 个月根尖片

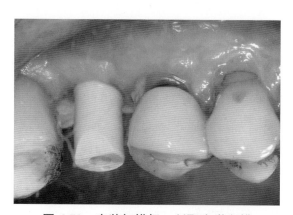

图 6-78　安装扫描杆，制取光学印模

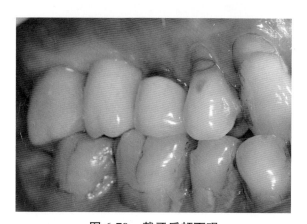

图 6-79　戴牙后颊面观

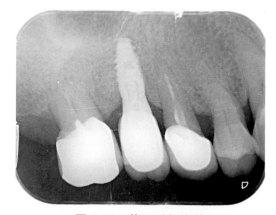

图 6-80　戴牙后根尖片

　　（2）上颌窦底提升第二分类。L_2 位置保持不变，L_1 向冠方移动，上颌窦腔扩大，窦底位置改变，牙槽嵴顶未发生明显垂直向骨吸收。对于这类情况，推荐进行单纯上颌窦底提升。当上颌窦底剩余骨高度不足 4mm 时，进行侧壁开窗上颌窦底提升，剩余骨高度大于 4mm 时，进行经牙槽嵴顶上颌窦底提升（图 6-

81）。对于此类患者，首先抽取患者血液制备固态血浆基质、液态血浆基质，根据需要进行骨增量空间的大小制备血浆基质骨块。对于侧壁开窗提升的患者，将双层固态血浆基质膜贴附在上颌窦底黏膜，向提升后的上颌窦黏膜下空间内充填血浆基质骨块，形成上颌窦底充分的植入空间；对于经牙槽嵴顶提升的患者，种植窝洞预备至距上颌窦底1.5mm，将双层固态血浆基质膜塞入窝洞底部，上颌窦底黏膜向上推与窦底骨分离后，将血浆基质骨块分次填入窝洞，血浆基质骨块每次填入窝洞后，敲击提升1.5～2mm，直至提升完成，形成上颌窦底充分的植入空间（图6-82～图6-106）。

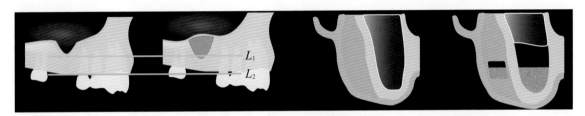

图6-81　上颌窦底提升第二分类

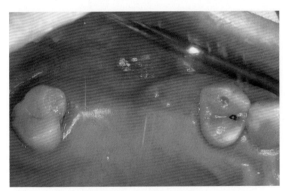

图6-82　术前口内照

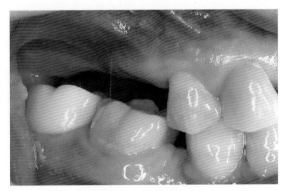

图6-83　术前咬合观

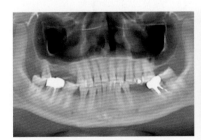

图6-84　术前全景片

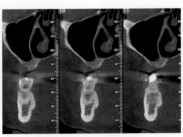

图6-85　15位点术前
CBCT矢状面

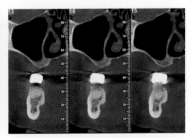

图6-86　16位点术前
CBCT矢状面

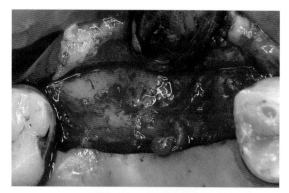
图 6-87　切开翻瓣

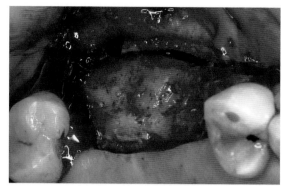
图 6-88　制备骨窗

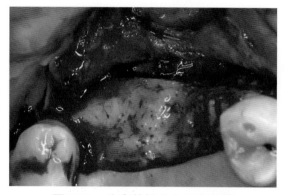
图 6-89　分离并提升上颌窦黏膜

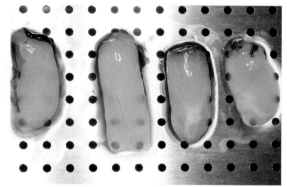
图 6-90　提取固态血浆基质

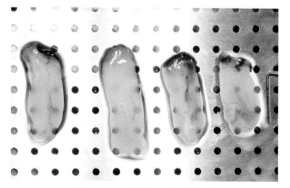
图 6-91　制作血浆基质膜

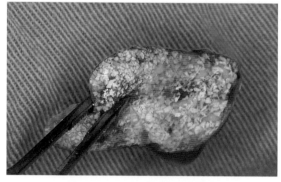
图 6-92　制作血浆基质骨块

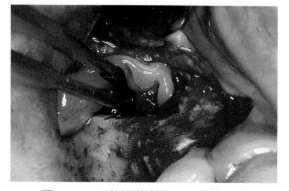
图 6-93　于上颌窦底植入血浆基质膜

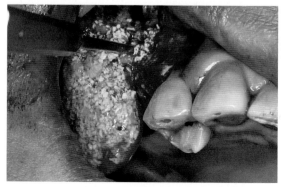
图 6-94　于上颌窦底植入血浆基质骨块

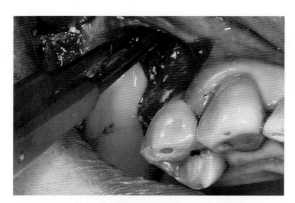

图 6-95 于骨窗外覆盖血浆基质膜

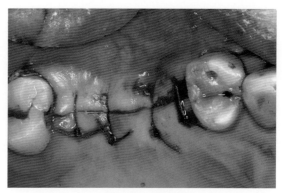

图 6-96 缝合

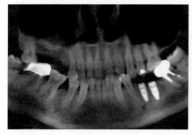

图 6-97 外提升术后全景片

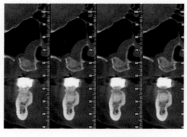

图 6-98 16 位点外提升术后
CBCT 矢状面

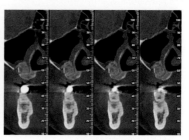

图 6-99 15 位点外提升术后
CBCT 矢状面

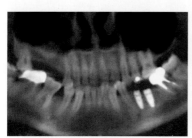

图 6-100 外提升术后
6 个月全景片

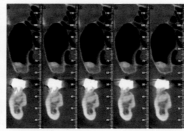

图 6-101 16 位点外提升术后
6 个月 CBCT 矢状面

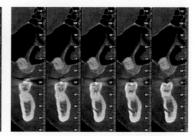

图 6-102 15 位点外提升术后
6 个月 CBCT 矢状面

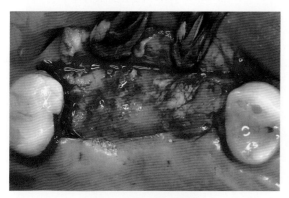

图 6-103 切开翻瓣

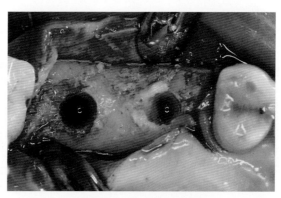

图 6-104 制备种植窝洞

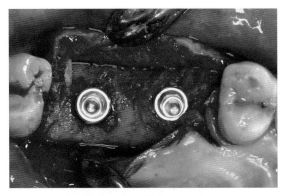

图 6-105　植入种植体

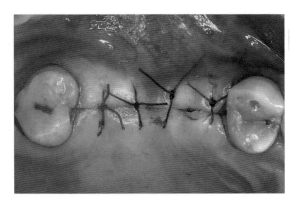

图 6-106　缝合

（3）上颌窦底提升第三分类。L_1 向冠方移动，L_2 向根方移动，上颌窦腔扩大，上颌窦底位置改变，牙槽嵴垂直向吸收，垂直咬合空间增大。对于这种情况，需要同时进行上颌窦底提升及牙槽嵴扩增（图 6-107）。对于第三类患者，我们按照第一类及第二类的方式，进行上颌窦底提升及牙槽嵴扩增（图 6-108～图 6-130）。

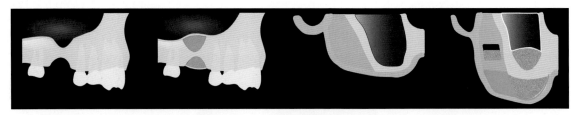

图 6-107　上颌窦底提升第三分类

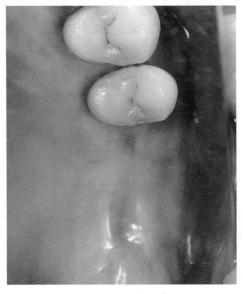

图 6-108　术前口内照

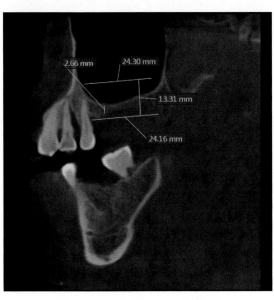

图 6-109　术前 CBCT 矢状面

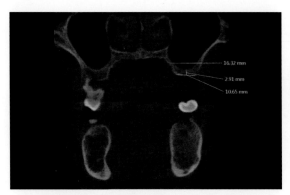

图 6-110　26 位点术前 CBCT 冠状面

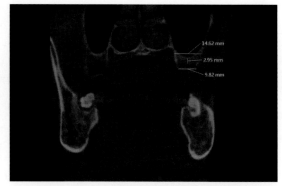

图 6-111　27 位点术前 CBCT 冠状面

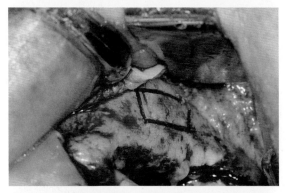

图 6-112　翻瓣暴露上颌窦外侧壁，制备骨窗

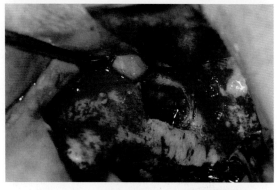

图 6-113　分离并提升上颌窦底黏膜

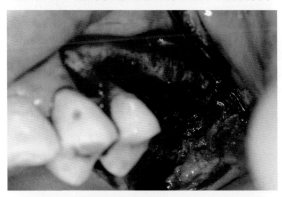

图 6-114　殆面观牙槽嵴顶可见垂直向骨缺损

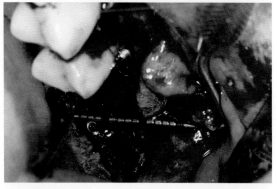

图 6-115　侧面观牙槽嵴顶可见垂直向骨缺损

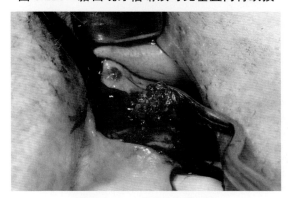

图 6-116　收集自体骨屑

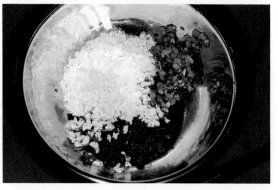

图 6-117　制作血浆基质骨块所使用的材料

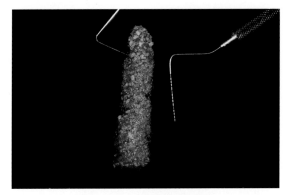

图 6-118　血浆基质骨块

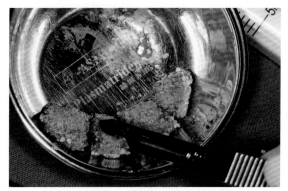

图 6-119　裁剪血浆基质骨块

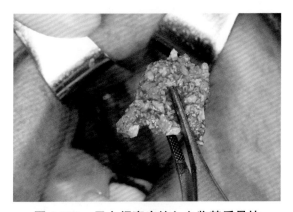

图 6-120　于上颌窦底植入血浆基质骨块

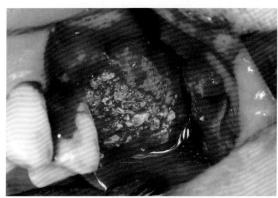

图 6-121　于牙槽嵴顶骨缺损处植入血浆基质骨块

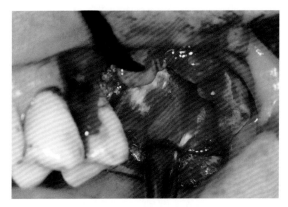

图 6-122　覆盖胶原膜

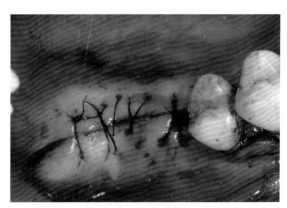

图 6-123　缝合

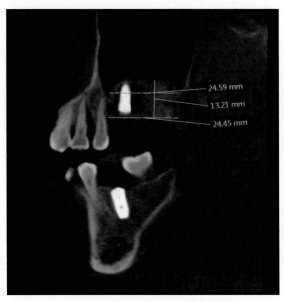

图 6-124　一期术后 CBCT

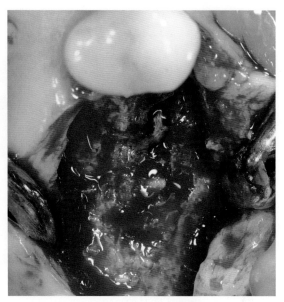

图 6-125　术后 6 个月，翻瓣可见 27 缺
牙区骨量恢复良好

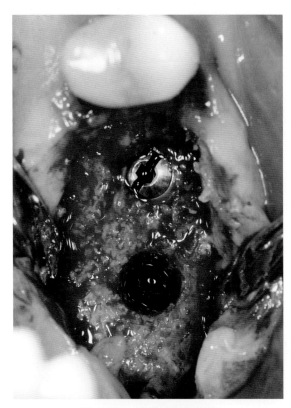

图 6-126　制备种植窝洞

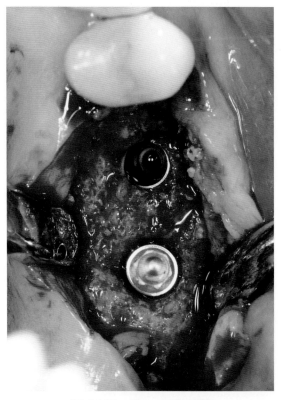

图 6-127　植入 27 种植体

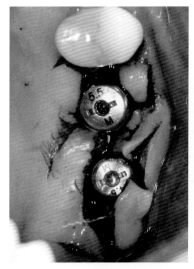
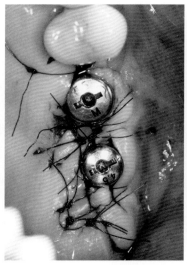
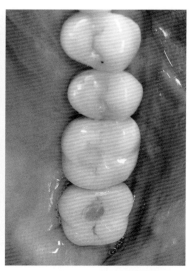

| 图 6-128　安装愈合基台后 | 图 6-129　缝合 | 图 6-130　戴入修复体 |
| 进行牙龈转瓣 | | |

参 考 文 献

［1］ CHIAPASCO M, ZANIBONI M, RIMONDINI L. Dental implants placed in grafted maxillary sinuses: a retrospective analysis of clinical outcome according to the initial clinical situation and a proposal of defect classification[J]. Clin Oral Implants Res, 2008, 19(4): 416-428.

［2］ CHIAPASCO M, FELISATI G, MACCARI A, et al. The management of complications following displacement of oral implants in the paranasal sinuses: a multicenter clinical report and proposed treatment protocols[J]. International journal of oral and maxillofacial surgery, 2009, 38(12): 1273-1278.

［3］ DANESH-SANI SA, LOOMER PM, WALLACE SS. A comprehensive clinical review of maxillary sinus floor elevation: anatomy, techniques, biomaterials and complications[J]. The British journal of oral & maxillofacial surgery, 2016, 54(7): 724-730.

［4］ BOYNE PJ, JAMES RA. Grafting of the maxillary sinus floor with autogenous marrow and bone[J]. Journal of oral surgery, 1980, 38(8): 613-616.

［5］ TATUM H, JR. Maxillary and sinus implant reconstructions[J]. Dental clinics of North America, 1986, 30(2): 207-229.

［6］ SUMMERS RB. A new concept in maxillary implant surgery: the osteotome technique[J]. Compendium, 1994, 15(2): 152, 154-156, 158 passim; quiz 162.

［7］ MISCH CE, JUDY KW. Classification of partially edentulous arches for implant dentistry[J]. Int J Oral Implantol, 1987, 4(2): 7-13.

［8］ CHAN HL, SUAREZ F, MONJE A, et al. Evaluation of maxillary sinus width on cone-beam computed tomography for sinus augmentation and new sinus classification based on sinus width [J]. Clin Oral Implants Res,2014, 25(6):647-652.

[9] TENG M, CHENG Q, LIAO J, et al. Sinus Width Analysis and New Classification with Clinical Implications for Augmentation[J]. Clinical implant dentistry and related research,2016, 18 (1):89-96.

[10] WAGNER F, DVORAK G, NEMEC S, et al. Morphometric analysis of sinus depth in the posterior maxilla and proposal of a novel classification[J]. Sci Rep, 2017, 7:45397.

[11] NIU L, WANG J, YU H, et al. New classification of maxillary sinus contours and its relation to sinus floor elevation surgery[J]. Clinical implant dentistry and related research, 2018, 20 (4):493-500.

[12] MIRON RJ, ZHANG YF. Osteoinduction: a review of old concepts with new standards[J]. Journal of dental research,2012, 91(8):736-744.

[13] STARCH-JENSEN T, ALUDDEN H, HALLMAN M, et al. A systematic review and meta-analysis of long-term studies (five or more years) assessing maxillary sinus floor augmentation [J]. International journal of oral and maxillofacial surgery,2018, 47(1):103-116.

[14] BUSER D, SENNERBY L, DE BRUYN H. Modern implant dentistry based on osseointegration: 50 years of progress, current trends and open questions[J]. Periodontology, 2000 2017, 73(1):7-21.

[15] WANG HL, BOYAPATI L. "PASS" principles for predictable bone regeneration[J]. Implant dentistry,2006, 15(1):8-17.

[16] BERBERI A, AL-NEMER F, HAMADE E, et al. Mesenchymal stem cells with osteogenic potential in human maxillary sinus membrane: an in vitro study[J]. Clinical oral investigations, 2017, 21(5):1599-1609.

[17] LI L, YANG S, XU L, et al. Nanotopography on titanium promotes osteogenesis via autophagy-mediated signaling between YAP and beta-catenin[J]. Acta Biomater, 2019, 96:674-685.

[18] CHEN MH, TAI WC, CHENG NC, et al. Characterization of the stemness and osteogenic potential of oral and sinus mucosal cells[J]. J Formos Med Assoc, 2022, 121(3):652-659.

[19] AGHALI A. Craniofacial Bone Tissue Engineering: Current Approaches and Potential Therapy [J]. Cells,2021, 10(11).

[20] WOO E J. Adverse events reported after the use of recombinant human bone morphogenetic protein 2[J]. Journal of oral and maxillofacial surgery :official journal of the American Association of Oral and Maxillofacial Surgeons,2012, 70(4):765-767.

[21] CHUN J, JUNG J, LEE J H, et al. Osteogenic differentiation and inflammatory response of recombinant human bone morphogenetic protein-2 in human maxillary sinus membrane-derived cells[J]. Exp Ther Med, 2020, 20(5):81.

［22］ DUAN D H, FU J H, QI W, et al. Graft-Free Maxillary Sinus Floor Elevation:A Systematic Review and Meta-Analysis［J］. Journal of periodontology,2017, 88(6):550-564.

［23］ MARX RE. Platelet-rich plasma:evidence to support its use［J］. Journal of oral and maxillofacial surgery :official journal of the American Association of Oral and Maxillofacial Surgeons, 2004, 62(4):489-496.

［24］ MARX RE, CARLSON ER, EICHSTAEDT RM, et al. Platelet-rich plasma:Growth factor enhancement for bone grafts［J］. Oral surgery, oral medicine, oral pathology, oral radiology, and endodontics, 1998, 85(6):638-646.

［25］ LEACH JK, KAIGLER D, WANG Z, et al. Coating of VEGF-releasing scaffolds with bioactive glass for angiogenesis and bone regeneration［J］. Biomaterials, 2006, 27(17):3249-3255.

［26］ KOBAYASHI E, FLUCKIGER L, FUJIOKA-KOBAYASHI M, et al. Comparative release of growth factors from PRP, PRF, and advanced-PRF［J］. Clinical oral investigations,2016, 20 (9):2353-2360.

［27］ CHOUKROUN J, ADDA F, SCHOEFFLER C, et al. Une opportunité en paro-implantologie: le PRF［J］. Implantodontie,2001, 42(55):e62.

［28］ MIRON RJ, FUJIOKA-KOBAYASHI M, BISHARA M, et al. Platelet-Rich Fibrin and Soft Tissue Wound Healing:A Systematic Review［J］. Tissue Eng Part B Rev,2017, 23(1):83-99.

［29］ FUJIOKA-KOBAYASHI M, MIRON RJ, HERNANDEZ M, et al. Optimized Platelet-Rich Fibrin With the Low-Speed Concept:Growth Factor Release, Biocompatibility, and Cellular Response［J］. Journal of periodontology, 2017, 88(1):112-121.

［30］ CHOUKROUN J,DISS A,SIMONPIERI A,et al. Platelet-rich fibrin (PRF):a second-generation platelet concentrate. Part V:histologic evaluations of PRF effects on bone allograft maturation in sinus lift［J］. Oral surgery, oral medicine, oral pathology, oral radiology, and endodontics,2006, 101(3):299-303.

［31］ SIMONPIERI A, CHOUKROUN J, DEL CORSO M, et al. Simultaneous sinus-lift and implantation using microthreaded implants and leukocyte- and platelet-rich fibrin as sole grafting material:a six-year experience［J］. Implant dentistry, 2011, 20(1):2-12.

［32］ KUMLIEN J, SCHIRATZKI H. The vascular arrangement of the sinus mucosa. A study in rabbits［J］. Acta Otolaryngol, 1985, 99(1-2):122-132.

［33］ CHO KS, PARK HY, ROH HJ, et al. Human ethmoid sinus mucosa:a promising novel tissue source of mesenchymal progenitor cells［J］. Stem Cell Res Ther, 2014, 5(1):15.

［34］ JAKOB M, HEMEDA H, JANESCHIK S, et al. Human nasal mucosa contains tissue-resident immunologically responsive mesenchymal stromal cells［J］. Stem Cells Dev, 2010, 19(5): 635-644.

［35］ LIU Y, WANG J, ZHAI P, et al. Stiffness Regulates the Morphology, Adhesion, Proliferation, and Osteogenic Differentiation of Maxillary Schneiderian Sinus Membrane-Derived Stem Cells[J]. Stem Cells Int 2021, 2021:8868004.

[36] PICHOTANO EC, DE MOLON RS, DE SOUZA RV, et al. Evaluation of L-PRF combined with deproteinized bovine bone mineral for early implant placement after maxillary sinus augmentation: a randomized clinical trial[J]. Clinical implant dentistry and related research, 2019, 21(2):253-262.

[37] OLGUN E, OZKAN SY, ATMACA HT, et al. Comparison of the clinical, radiographic, and histological effects of titanium-prepared platelet rich fibrin to allograft materials in sinus-lifting procedures[J]. J Investig Clin Dent,2018, 9(4):e12347.

[38] STRAUSS FJ, STAHLI A, GRUBER R. The use of platelet-rich fibrin to enhance the outcomes of implant therapy: A systematic review[J]. Clin Oral Implants Res, 2018, 29 Suppl 18: 6-19.

[39] LIU R, YAN M, CHEN S, et al. Effectiveness of Platelet-Rich Fibrin as an Adjunctive Material to Bone Graft in Maxillary Sinus Augmentation: A Meta-Analysis of Randomized Controlled Trails[J]. BioMed research international 2019, 2019:7267062.

[40] DISS A, DOHAN DM, MOUHYI J, et al. Osteotome sinus floor elevation using Choukroun's platelet-rich fibrin as grafting material: a 1-year prospective pilot study with microthreaded implants[J]. Oral surgery, oral medicine, oral pathology, oral radiology, and endodontics,2008, 105(5):572-579.

[41] TOFFLER M, TOSCANO N, HOLTZCLAW D. Osteotome-mediated sinus floor elevation using only platelet-rich fibrin: an early report on 110 patients[J]. Implant dentistry,2010, 19 (5):447-456.

[42] TAJIMA N, OHBA S, SAWASE T, et al. Evaluation of sinus floor augmentation with simultaneous implant placement using platelet-rich fibrin as sole grafting material[J]. The International journal of oral & maxillofacial implants, 2013, 28(1):77-83.

[43] KANAYAMA T, HORII K, SENGA Y, et al. Crestal Approach to Sinus Floor Elevation for Atrophic Maxilla Using Platelet-Rich Fibrin as the Only Grafting Material: A 1-Year Prospective Study[J]. Implant dentistry,2016, 25(1):32-38.

[44] BARBU HM, ANDREESCU CF, COMANEANU MR, et al. Maxillary Sinus Floor Augmentation to Enable One-Stage Implant Placement by Using Bovine Bone Substitute and Platelet-Rich Fibrin[J]. BioMed research international,2018, 2018:6562958.

[45] AOKI N, MAEDA M, KURATA M, et al. Sinus floor elevation with platelet-rich fibrin alone: A Clinical retrospective study of 1~7 years[J]. J Clin Exp Dent, 2018, 10 (10): e984-e991.

[46] MOLEMANS B, CORTELLINI S, JACOBS R, et al. Simultaneous sinus floor elevation and

implant placement using leukocyte- and platelet-rich fibrin as a sole graft material[J]. The International journal of oral & maxillofacial implants,2019, 34(5):1195-1201.

[47] MAZOR Z, HOROWITZ RA, DEL CORSO M, et al. Sinus floor augmentation with simultaneous implant placement using Choukroun's platelet-rich fibrin as the sole grafting material: a radiologic and histologic study at 6 months[J]. Journal of periodontology,2009, 80 (12): 2056-2064.

[48] KAARTHIKEYAN G, JAYAKUMAR ND, SIVAKUMAR D. Comparative Evaluation of Bone Formation between PRF and Blood Clot Alone as the Sole Sinus-Filling Material in Maxillary Sinus Augmentation with the Implant as a Tent Pole: A Randomized Split-Mouth Study [J]. J Long Term Eff Med Implants,2019, 29(2):105-111.

[49] CHO YS, HWANG KG, JUN SH, et al. Radiologic comparative analysis between saline and platelet-rich fibrin filling after hydraulic transcrestal sinus lifting without adjunctive bone graft: A randomized controlled trial[J]. Clin Oral Implants Res,2020, 31(11):1087-1093.

[50] KHORSHIDI H, RAOOFI S, BAGHERI R, et al. Comparison of the Mechanical Properties of Early Leukocyte- and Platelet-Rich Fibrin versus PRGF/Endoret Membranes[J]. Int J Dent 2016, 2016:1849207.

[51] MEYER C, CHATELAIN B, BENARROCH M, et al. Massive sinus-lift procedures with beta-tricalcium phosphate:long-term results[J]. Revue de stomatologie et de chirurgie maxillo-faciale,2009, 110(2):69-75.

[52] INCHINGOLO F, TATULLO M, MARRELLI M, et al. Trial with Platelet-Rich Fibrin and Bio-Oss used as grafting materials in the treatment of the severe maxillar bone atrophy: clinical and radiological evaluations[J]. Eur Rev Med Pharmacol Sci,2010, 14(12):1075-1084.

[53] KUMAR M, CHOPRA S, DAS D, et al. Direct Maxillary Sinus Floor Augmentation for Simultaneous Dental Implant Placement[J]. Ann Maxillofac Surg,2018, 8(2):188-192.

[54] ZHANG Y, TANGL S, HUBER CD, et al. Effects of Choukroun's platelet-rich fibrin on bone regeneration in combination with deproteinized bovine bone mineral in maxillary sinus augmentation:A histological and histomorphometric study[J]. Journal of Cranio-Maxillofacial Surgery, 2012, 40(4):321-328.

[55] TATULLO M, MARRELLI M, CASSETTA M, et al. Platelet Rich Fibrin (PRF) in reconstructive surgery of atrophied maxillary bones:clinical and histological evaluations[J]. International journal of medical sciences,2012,9(10):872.

[56] BOLUKBASI N, ERSANLI S, KEKLIKOGLU N, et al. Sinus Augmentation With Platelet-Rich Fibrin in Combination With Bovine Bone Graft Versus Bovine Bone Graft in Combination With Collagen Membrane[J]. The Journal of oral implantology,2015, 41(5):586-595.

[57] COMERT KILIC S, GUNGORMUS M, PARLAK SN. Histologic and histomorphometric as-

sessment of sinus-floor augmentation with beta-tricalcium phosphate alone or in combination with pure-platelet-rich plasma or platelet-rich fibrin: A randomized clinical trial[J]. Clinical implant dentistry and related research, 2017, 19(5):959-967.

[58] PICHOTANO EC, DE MOLON RS, DE SOUZA RV, et al. Evaluation of L-PRF combined with deproteinized bovine bone mineral for early implant placement after maxillary sinus augmentation: A randomized clinical trial[J]. Clinical implant dentistry and related research, 2019, 21(2):253-262.

[59] GURLER G, DELILBASI C. Effects of leukocyte-platelet rich fibrin on postoperative complications of direct sinus lifting[J]. Minerva stomatologica, 2016, 65(4):207-212.

[60] BOLUKBASI N, ERSANLI S, KEKLIKOGLU N, et al. Sinus augmentation with platelet-rich fibrin in combination with bovine bone graft versus bovine bone graft in combination with collagen membrane[J]. Journal of oral implantology, 2015, 41(5):586-595.

[61] CÖMERT KILIÇ S, GÜNGÖRMÜŞ M, PARLAK SN. Histologic and histomorphometric assessment of sinus-floor augmentation with beta-tricalcium phosphate alone or in combination with pure-platelet-rich plasma or platelet-rich fibrin: A randomized clinical trial[J]. Clinical implant dentistry and related research, 2017, 19(5):959-967.

[62] NIZAM N, EREN G, AKCALI A, et al. Maxillary sinus augmentation with leukocyte and platelet-rich fibrin and deproteinized bovine bone mineral: A split-mouth histological and histomorphometric study[J]. Clinical oral implants research, 2018, 29(1):67-75.

[63] ROTHAMEL D, SCHWARZ F, SAGER M, et al. Biodegradation of differently cross-linked collagen membranes: an experimental study in the rat[J]. Clin Oral Implants Res, 2005, 16(3): 369-378.

[64] RADENKOVIC M, ALKILDANI S, STOEWE I, et al. Comparative In Vivo Analysis of the Integration Behavior and Immune Response of Collagen-Based Dental Barrier Membranes for Guided Bone Regeneration (GBR)[J]. Membranes (Basel), 2021, 11(9).

[65] MIRON RJ, ZUCCHELLI G, PIKOS MA, et al. Use of platelet-rich fibrin in regenerative dentistry: a systematic review[J]. Clinical oral investigations, 2017, 21(6):1913-1927.

[66] BOSSHARDT DD, BORNSTEIN MM, CARREL JP, et al. Maxillary sinus grafting with a synthetic, nanocrystalline hydroxyapatite-silica gel in humans: histologic and histomorphometric results[J]. The International journal of periodontics & restorative dentistry, 2014, 34(2):259-267.

[67] GASSLING V, PURCZ N, BRAESEN JH, et al. Comparison of two different absorbable membranes for the coverage of lateral osteotomy sites in maxillary sinus augmentation: a preliminary study[J]. Journal of cranio-maxillo-facial surgery: official publication of the European Association for Cranio-Maxillo-Facial Surgery, 2013, 41(1):76-82.

［68］ DIAZ-OLIVARES LA, CORTES-BRETON BRINKMANN J, MARTINEZ-RODRIGUEZ N, et al. Management of Schneiderian membrane perforations during maxillary sinus floor augmentation with lateral approach in relation to subsequent implant survival rates：a systematic review and meta-analysis［J］. Int J Implant Dent,2021, 7(1):91.

［69］ TOURBAH B, MAAREK H. Complications of maxillary sinus bone augmentation：prevention and management［M］. Sinus Grafting Techniques. Springer, 2015:195-233.

［70］ MIRON RJ, PIKOS MA. Sinus Augmentation Using Platelet-Rich Fibrin With or Without a Bone Graft：What Is the Consensus?［J］. Compendium of continuing education in dentistry, 2018, 39(6):355-361; quiz 362.

［71］ PIKOS MA, MIRON RJ. Bone Augmentation in Implant Dentistry：A Step-by-Step Guide to Predictable Alveolar Ridge and Sinus Grafting［J］. Quintessence Publishing Company Incorporated, 2019.

［72］ LEI L, YU Y, KE T, et al. The Application of Three-Dimensional Printing Model and Platelet-Rich Fibrin Technology in Guided Tissue Regeneration Surgery for Severe Bone Defects［J］. The Journal of oral implantology,2019, 45(1):35-43.

［73］ THANASRISUEBWONG P, KIATTAVORNCHAROEN S, DEEB GR, et al. Implant Site Preparation Application of Injectable Platelet-Rich Fibrin for Vertical and Horizontal Bone Regeneration：A Clinical Report［J］. The Journal of oral implantology, 2022, 48(1):43-50.

［74］ FANG J, XIN XR, LI W, et al. Immediate implant placement in combination with platelet rich-fibrin into extraction sites with periapical infection in the esthetic zone：A case report and review of literature［J］. World journal of clinical cases, 2021, 9(4):960-969.

第七章

血浆基质在种植体周软组织增量中的应用

种植体周软组织对于维持种植长期疗效以及美学效果非常重要。为了改善种植体周软组织的质量，以获得更好的美学效果，通常需要进行软组织增量术。然而，现有软组织增量手术常需要开辟第二术区，从患者的上颌腭侧获取不同类型的软组织移植物用于进行软组织增量。使用自体软组织移植物虽然能够获得较好的效果，但是会增加患者的痛苦程度和手术时间，并且能够获得的软组织移植物也十分有限。在保证效果的前提下，寻找一种易于获取且能替代自体软组织移植物的材料非常必要。血浆基质的来源充足，制备方便，且具有软组织生长的支架结构和生长因子，不会引起排异反应，十分适合用于种植体周的软组织增量。本章将详细阐述血浆基质在种植体周软组织增量中的应用。

第一节　血浆基质用于腭侧供区伤口愈合

自体软组织移植物目前仍是种植体周软组织移植手术中的金标准。上腭是获取自体软组织移植物的重要供区。在获取腭侧软组织移植物时，患者的上腭往往会形成一个较大的创面，完全愈合需要较长时间，并且容易形成瘢痕。此外，腭侧供区可能会出现疼痛、坏死、出血过多、持续不适、感染，以及在某些情况下局部感觉异常等并发症。为了减少供区的并发症和促进伤口的愈合，在供区通常会充填吸收性明胶海绵或胶原蛋白等材料。然而，这些材料促进伤口愈合的能力有限，其原因可能是这些材料具有一定的抗原性，其引起的炎症反应不利于伤口愈合。

血浆基质取自于患者，不会产生排异反应。并且血浆基质含有大量的生长因子（TGF-β1，PDGF、VEGF 等）和细胞因子（IL-1β、IL-4 和 IL-6 等），能够在伤口愈合的各阶段缓慢释放，起到关键性的作用，包括促进血管生成和细胞增殖、分化等。已有大量的文献证实，通过使用第四代血浆基质制成的膜覆盖并固定在供区的皮肤和黏膜表面，可以加快伤口的愈合，减轻患者的痛苦，降低术后感染概率，并减少瘢痕的出现。

一、血浆基质用于促进供区愈合的操作流程

血浆基质用于促进供区愈合的操作流程如下。

（1）抽取患者的血液后，立即使用 Plasmatrident 水平离心机以 550g、8 分钟的参数进行水平离心（5 个玻璃管，1 个塑料管）。

（2）观察玻璃管中血浆基质凝块是否形成，若未形成血浆基质凝块，可将管盖打开静置 5～10 分钟，以促进血浆基质凝块形成。

（3）将部分血浆基质凝块放入压膜器压缩 1 分钟形成血浆基质膜。

（4）使用液体血浆基质冲洗供区伤口。

（5）将多张血浆基质膜放置在供区伤口处，并完全覆盖供区伤口。

（6）用缝线将血浆基质膜固定在供区组织上，可以将供区伤口与外界污染环境隔离，有利于供区伤口的愈合，减少发生感染的风险。

二、血浆基质用于促进供区愈合的典型病例

本病例展示了应用血浆基质膜促进腭侧供区愈合的过程。本病例中，患者需要进行自体去上皮结缔组织移植物。为了减轻患者的术后疼痛，促进供区伤口的愈合，术者决定采用血浆基质膜结合口腔创口贴覆盖供区的方式进行供区创口的封闭。

在手术过程中，首先按照所需的移植物尺寸进行消毒与局麻（图 7-1）。然后，使用 15 号刀片切取合适尺寸与厚度的移植物，尽量避免伤及较深的血管，术中可见供区未见明显出血（图 7-2）。接着提前将制备好的血浆基质膜填入供区（图 7-3）。最后，在血浆基质膜表面覆盖口腔创可贴，并用缝线压迫固定（图 7-4）。

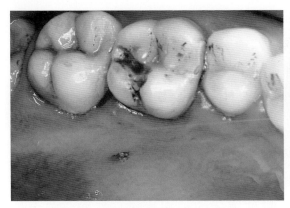

图 7-1　腭侧供区术前的口内照

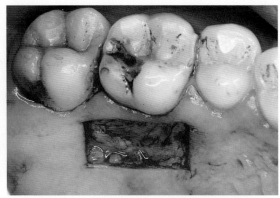

图 7-2　获取结缔组织移植物后的创面

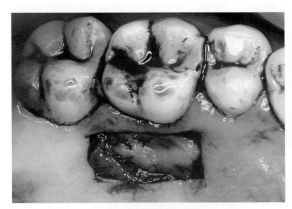

图 7-3　将多层血浆基质膜填入供区

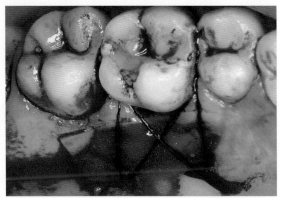

图 7-4　供区表面覆盖创可贴后缝线固定

术后两周拆线后可见供区愈合良好（图 7-5），患者自述术后无明显疼痛。

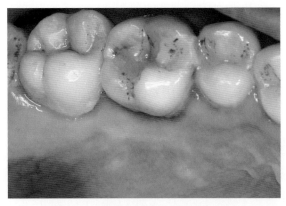

图 7-5　两周复诊见供区愈合良好

第二节 血浆基质在角化龈
增宽的应用

经典的研究认为天然牙齿周围应至少有 2mm 宽的角化黏膜用于维持牙龈健康。充足的角化龈宽度可能利于维护种植义齿的健康，角化龈宽度不足是种植体周围炎潜在的促进因素，因此可能会影响种植牙的长期疗效。然而，关于种植体周角化龈宽度的认识仍存在争论。有研究报道，即便种植体周围没有角化黏膜，种植体周的软硬组织仍然能够得以保存。许多研究表明角化龈丧失会加重菌斑的聚集。种植体周狭窄的角化龈（＜2mm）会比更宽的角化龈表现出明显更高的菌斑指数。足够宽度的角化龈还可能减轻种植体周的炎症、增生以及软组织边缘退缩。此外，充足的角化龈有助于修复程序的开展和提高最终修复的美学效果，使患者能够保持适当的口腔卫生而不会受到刺激或不适。因而，对于角化龈稀少的患者而言，增加口腔种植体周围角化龈宽度或许能够获得较多的收益。

时至今日，游离龈移植术仍然是增加角化龈宽度的金标准。然而，这项技术需要开辟第二术区，并存在较多的术后并发症，例如疼痛、感觉异常、疱疹性病变、过度出血等。为了避免游离龈移植术后存在的并发症，许多学者提出了种植体周角化龈增宽的多种替代方案。一项近期的系统综述对这些方法的功效进行了回顾分析。相比于未行治疗组而言，使用根向复位瓣和自体移植物能够显著增加 4.5mm 的角化龈宽度。同种异体材料（例如脱细胞真皮基质移植物或人成纤维细胞衍生的真皮替代品）能被用作自体移植物的替代品，尽管其增加角化龈宽度的作用相对较弱。近期的随机临床试验表明异种软组织替代物与自体软组织进行与自体上皮下结缔组织移植物增宽角化龈的作用相似。然而，生物材料成本很高，而且某些生物材料并不能被生物组织取代。

L-PRF 是 Choukroun 等人研发的第二代血小板浓缩物。L-PRF 中纤维蛋白的三维网络能够促进新生血管形成，从而加速伤口愈合。鉴于 L-PRF 生产没有使用任何添加剂，纤维蛋白以生理方式进行聚合，类似于自然愈合。已有随机对照试验表明 L-PRF 能够增加种植体周角化龈的宽度。相较于使用游离龈移植物，使用 L-PRF 可以减少手术时间并减轻患者的不适和疼痛。但是血浆基质用于角化龈增宽的作用还需要更多的临床证据进行验证。

一、血浆基质用于角化龈增宽的操作流程

（1）抽取患者的血液后，立即使用 Plasmatrident 水平离心机以 550g、8 分钟的参数进行水平离心（5 个玻璃管，1 个塑料管）。

（2）观察玻璃管中血浆基质凝块是否形成，若未形成血浆基质凝块，可将管盖打开静置 5～10 分钟，以促进血浆基质凝块形成。

（3）将部分血浆基质凝块放入压膜器压缩 1 分钟形成血浆基质膜。

（4）受区制备：使用刀片制作半厚瓣，锐性分离骨膜与软组织瓣。将颊侧软组织瓣进行根向复位，并固定在骨膜上。

（5）用液体血浆基质冲洗受区伤口。

（6）将多张血浆基质膜放置在受区骨膜之上，使用缝线压迫缝合血浆基质膜。

（7）再次用液体血浆基质冲洗受区伤口。

二、血浆基质用于角化龈增宽的典型病例

【病例 1】 上颌连续多颗牙缺失，使用根向复位瓣结合血浆基质膜增宽角化龈

本病例的患者在进行软组织处理之前已经进行了复杂的骨增量手术。由于在骨增量手术时进行了充分的减张、患者缺牙区的前庭沟变浅、角化龈宽度不足（图 7-6 和图 7-7）。为了增加种植体颊的角化龈宽度，本病例采取的方式为根向复位瓣结合血浆基质膜。

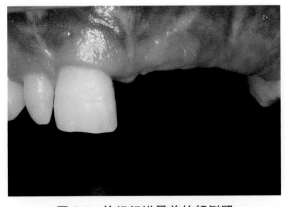

图 7-6　软组织增量前的颊侧照

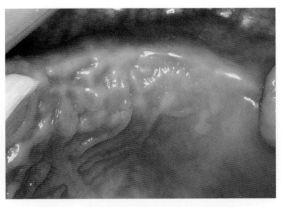

图 7-7　软组织增量前的口内𬌗面照

在手术过程中，首先切开牙槽嵴顶的牙龈（图7-8），并做双侧垂直切口。接着，使用刀片进行半厚瓣的制备和根向复位（图7-9）。使用可吸收缝线根向固定颊侧瓣（图7-10）。然后将提前制备血浆基质膜（图7-11），盖在骨膜上（图7-12），尽可能地多铺几层血浆基膜（不超过6层）。使用缝线压迫固定血浆基质膜（图7-13）。术后可见血浆基质膜稳定（图7-14）。

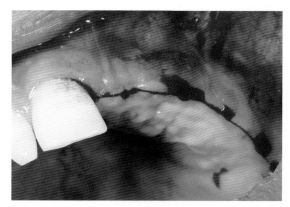

图 7-8　切开牙槽嵴顶牙龈

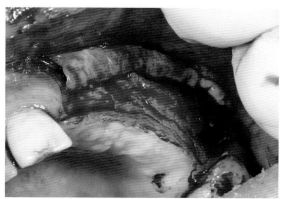

图 7-9　进行半厚瓣的制备和根向复位

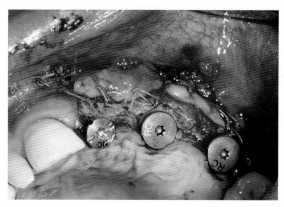

图 7-10　根向固定颊侧组织瓣

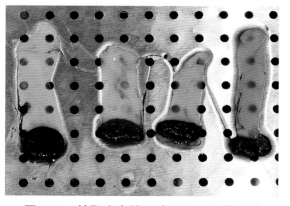

图 7-11　抽取患者的血液制作血浆基质膜

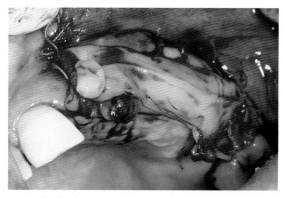

图 7-12　在骨膜上盖多层血浆基质膜

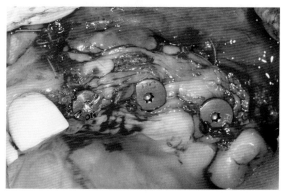

图 7-13　使用缝线压迫固定血浆基质膜

　　待患者恢复两周后可见创面愈合良好（图 7-15 和图 7-16）。术后 1 个月后，种植体颊侧新生牙龈完全成熟，颜色与周围组织接近（图 7-17 和图 7-18）。患者戴入临时种植义齿塑形 1 个月后，软组织穿龈形态良好，颊侧角化龈充足（图 7-19）。

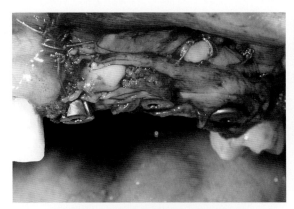

图 7-14　血浆基质膜固定完成之后

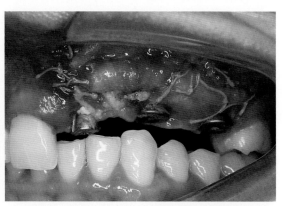

图 7-15　术后两周之后拆线的颊侧观

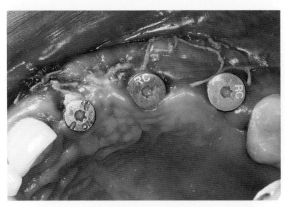

图 7-16　术后两周之后拆线的𬌗面观

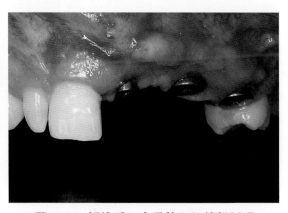

图 7-17　拆线后 1 个月软组织的颊侧观

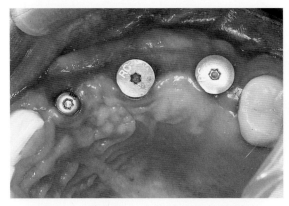

图 7-18　拆线后 1 个月软组织的𬌗面观

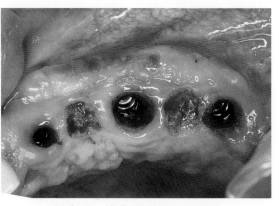

图 7-19　软组织塑形 1 个月后

【病例2】 根向复位瓣结合血浆基质膜增宽角化龈

本病例中患者上颌左侧中切牙缺失伴角化龈宽度不足。在进行角化龈增宽之前，患者已行种植一期手术。一期术后3个月，可见患者颊侧角化龈不足2mm（图7-20和图7-21）。术中消毒局麻后，使用15号刀片沿着膜龈联合切开颊侧黏膜（图7-22）。使用刀片锐性分离骨膜与颊侧组织瓣，并进行根向复位与固定（图7-23）。抽取患者的血液制备血浆基质膜（图7-24和图7-25）。接着，在受区覆盖血浆基质膜并用缝线固定（图7-26和图7-27）。最后，在术区滴加液态血浆基质。术后1周可见术区愈合良好（图7-29）。术后2周拆线，可见术区愈合状态佳，未见溃疡（图7-30和图7-31）。术后1个月见角化龈较之前明显增宽且颜色与周围原有角化龈协调（图7-32和图7-33）。

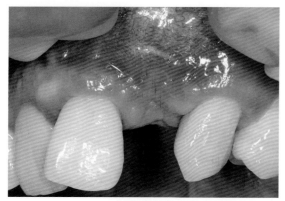

图 7-20　软组织增量前的颊侧照

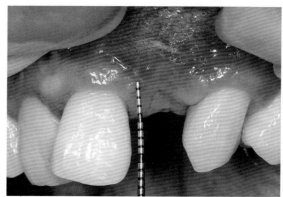

图 7-21　术前颊侧角化龈不足 2mm

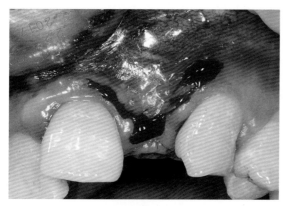

图 7-22　沿着膜龈联合切开颊侧黏膜

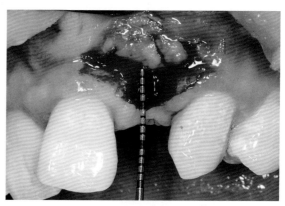

图 7-23　根向复位颊侧瓣

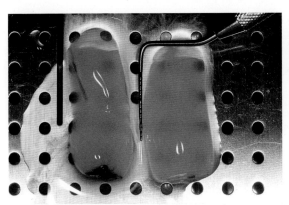

图 7-24　制备固态的血浆基质

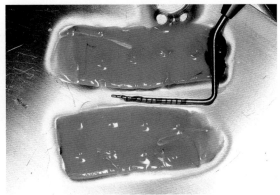

图 7-25　制备血浆基质膜

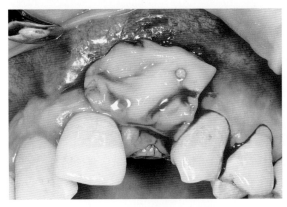

图 7-26　在受区覆盖血浆基质膜

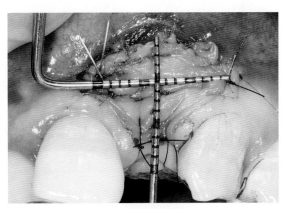

图 7-27　使用缝线压迫固定血浆基质膜

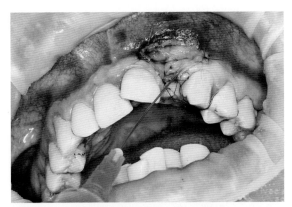

图 7-28　滴加液体血浆基质

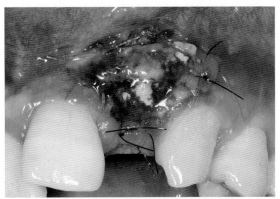

图 7-29　术后愈合 1 周之后口内照

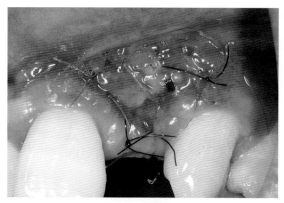

图 7-30　术后愈合两周之后口内照

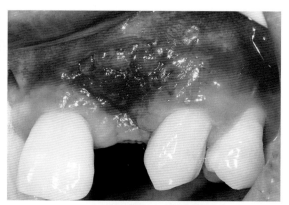

图 7-31　两周拆线之后的口内照

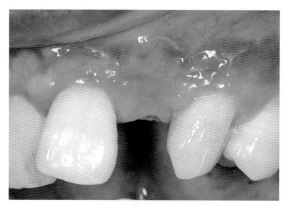

图 7-32　术后 1 个月颊侧软组织照片

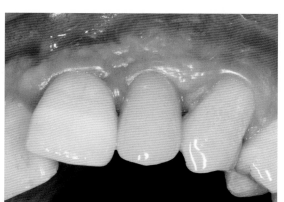

图 7-33　永久修复半年后复诊照片

【病例 3】"条带技术"结合血浆基质用于骨增后的角化龈增宽

本病例为一例连续多颗牙缺失伴重度骨缺损的案例，此处重点描述其软组织增量的过程。经过复杂的骨增量后，患者的前庭沟变浅且颊侧角化龈宽度不足（图 7-34 和图 7-35）。术区消毒和局麻后，使用 15 号刀片沿膜龈联合切开颊侧黏膜瓣，制备半厚瓣，锐性分离至理想位置（图 7-36）。从腭侧切取一条宽 2mm、长 20mm 的细长角化龈条带（图 7-37），并使用缝线将其固定于受区的根方（图 7-38）。提前抽取患者的血液制备固态血浆基质（图 7-39），使用缝线将血浆基质膜固定于受区（图 7-40）。术后 2 周拆

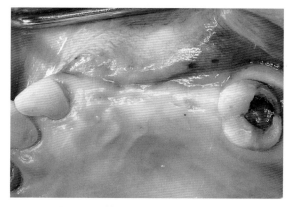

图 7-34　软组织增量前的𬌗面照

线后可见术区软组织愈合良好（图 7-41 和图 7-42）。术后 1 个月可见颊侧新生的
角化龈已经完全成熟，颜色和质地与原有角化龈协调（图 7-43 和图 7-44）。

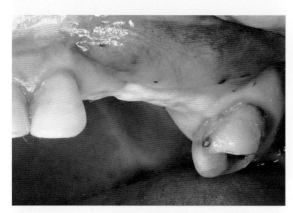

图 7-35　软组织增量前的颊侧照

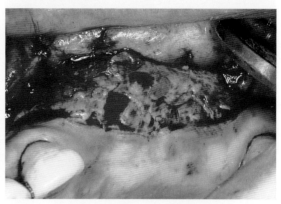

图 7-36　根向复位和固定颊侧瓣

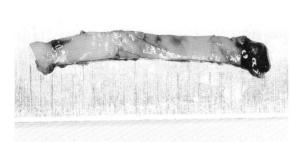

图 7-37　从腭侧切取角化龈条带

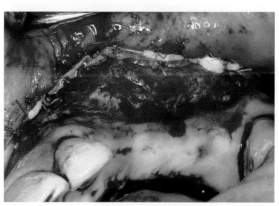

图 7-38　将角化龈条带固定在受区的根方

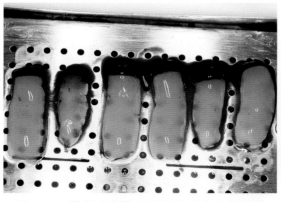

图 7-39　抽取患者的血液制作固态血浆基质

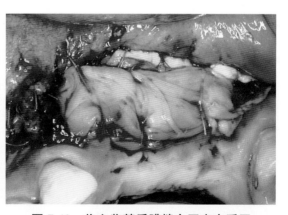

图 7-40　将血浆基质膜缝合固定在受区

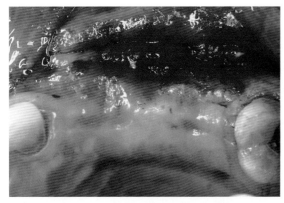

图 7-41　两周拆线之后的𬌗面观

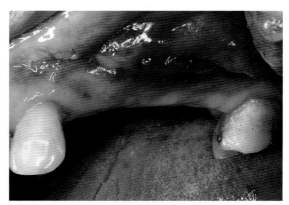

图 7-42　两周拆线之后的颊面观

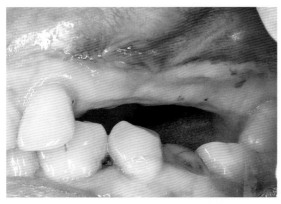

图 7-43　术后 1 个月后的颊侧观

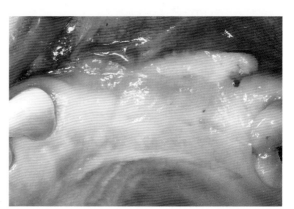

图 7-44　术后 1 个月的𬌗面观

第三节　血浆基质在软组织增厚中的应用

　　近年来的研究表明，除了角化组织宽度之外，种植体周围的软组织厚度也会影响种植体周软组织的健康状况和临床参数。薄的软组织厚度表型会增加种植体周牙槽骨吸收、菌斑累积、探诊出血等风险。因而，采用软组织增厚手术改善软组织表型有利于维护种植体周的健康。此外，软组织增量手术还能弥补种植体周的轮廓塌陷。

　　目前用于增厚种植体周软组织的材料主要包括自体结缔组织移植物和异种胶原基质、血浆基质。尽管自体结缔组织移植物是软组织增量材料的"金标准"，但是从腭侧获取的自体结缔组织量有限，且容易出现因腭侧血管和神经损伤导致的术后疼痛。前文提及，血浆基质具备多种利于软组织愈合的生长因子和生长支架，有助于软组织的生长和恢复，具有增厚种植体周软组织的潜力。研究表明，钛制备的血浆基质膜在植入种植体的同时放置于种植体的唇侧可以有效增加软组织的厚度。然而，也有研究表明血浆基质膜放置于种植体的唇侧并不会增加软组织的厚度。这种相互矛盾的结果可能是由于不同学者采用的研究方案和材料用法不同所致。时至今日，血浆基质在软组织增厚的应用仍需要进一步研究，未来相关的临床研究需要更大样本量和更长期随访期的研究来评估血浆基质增厚种植体周软组织的疗效。

一、血浆基质用于软组织增厚的操作流程

血浆基质用于软组织增厚的操作流程如下。

（1）抽取患者的血液后，立即使用 Plasmatrident 水平离心机以 550g、8 分钟的参数进行水平离心（5 个玻璃管，1 个塑料管）。

（2）观察玻璃管中血浆基质凝块是否形成，若未形成血浆基质凝块，可将管盖打开静置 5～10 分钟，以促进血浆基质凝块形成。

（3）将部分血浆基质凝块放入压膜器压缩 1 分钟形成血浆基质膜。

（4）使用液体血浆基质冲洗供区伤口。

（5）将多张血浆基质膜放置在供区伤口处，并完全覆盖供区伤口。

（6）用缝线将血浆基质膜固定在供区组织上，可以将供区伤口与外界污染环境隔离，有利于供区伤口的愈合，减少发生感染的风险。

二、血浆基质用于软组织增厚的典型病例

【病例 1】 种植同期使用血浆基膜增厚唇侧软组织

本病例为美学区单颗牙缺失伴水平向骨缺损的案例。在进行软组织增量前，患者已行成功的水平向骨增量，但是唇侧仍然可见明显的轮廓塌陷（图 7-45 和图 7-46）。为了纠正唇侧的凹陷，术者决定在种植同期采用血浆基质膜增厚唇侧软组织。术中切开翻瓣后可见牙槽骨宽度充足（图 7-47 和图 7-48）。常规备洞后植入种植体并安装愈合基台（图 7-49 和图 7-50）。抽取患者的血液制备血浆基质膜（图 7-51 和图 7-52）。卷曲、对折血浆基质膜后（图 7-53），将其用缝线吊入颊侧组织瓣内并进行缝合固定（图 7-54 和图 7-55），最后用单纯间断缝合关闭创

口（图 7-56 和图 7-57）。术后 1 个月后可见唇侧的轮廓塌陷消失，唇侧软组织丰满（图 7-58 和图 7-59）。戴入永久修复体，患者对最终的修复效果满意（图 7-60 至图 7-62）。

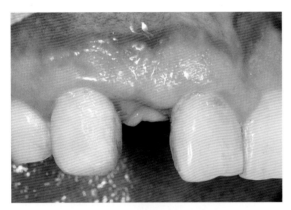

图 7-45 一期术前的唇侧照

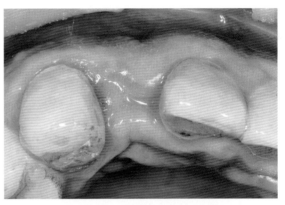

图 7-46 一期术前的𬌗面照

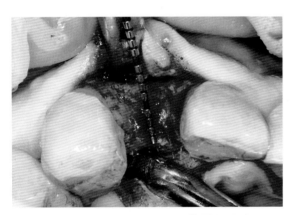

图 7-47 切开翻瓣后可见牙槽骨宽度充足

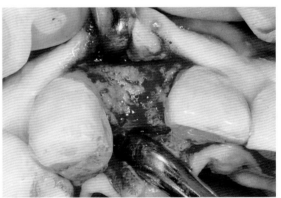

图 7-48 切开翻瓣后的𬌗面照

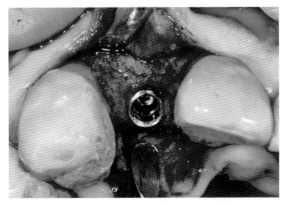

图 7-49 植入种植体后的𬌗面照

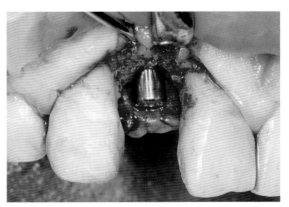

图 7-50 安装愈合基台

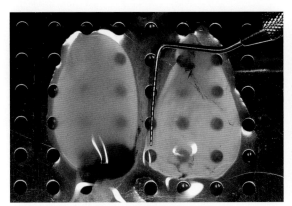

图 7-51 制备血浆基质

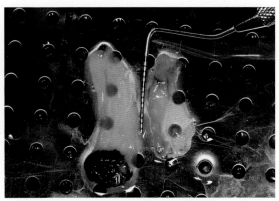

图 7-52 制备血浆基质膜

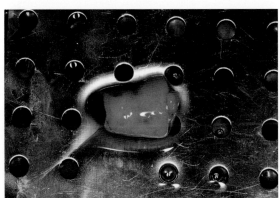

图 7-53 卷曲、对折血浆基质膜

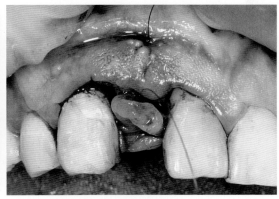

图 7-54 使用缝线向颊侧组织瓣内吊入血浆基质膜

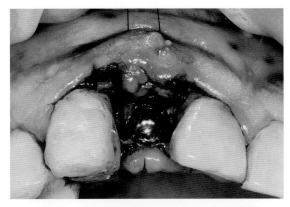

图 7-55 使用缝线缝合固定血浆基质膜

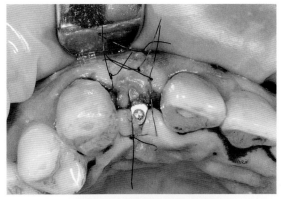

图 7-56 关闭颊侧组织瓣

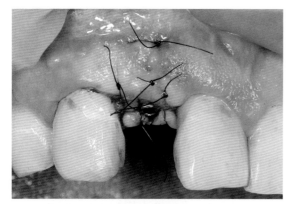

图 7-57　缝合完成后的颊侧观

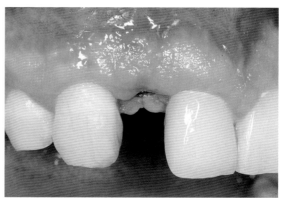

图 7-58　手术 1 个月之后的颊侧观

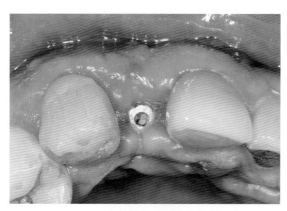

图 7-59　手术 1 个月之后的𬌗面观

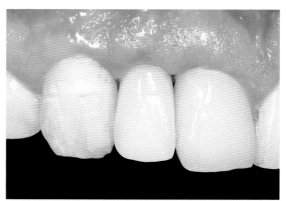

图 7-60　戴牙之后的颊侧观

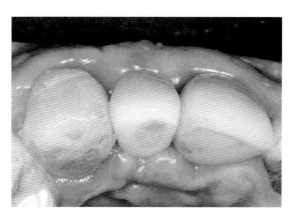

图 7-61　戴牙之后的𬌗面观

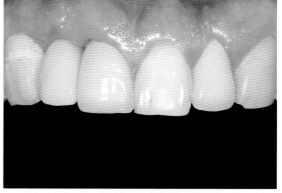

图 7-62　戴牙之后的正面观

【病例 2】　临时修复后采用血浆基质膜增厚唇侧软组织

本病例为种植临时修复后仍伴有唇侧轮廓塌陷的案例。患者戴用 21 临时修复体 3 个月后，唇侧仍然可见明显的轮廓塌陷（图 7-63 和图 7-64）。术中取下临时修复体（图 7-65），使用刀片锐性分离唇侧组织瓣（图 7-66），完成受区"口袋瓣"的制备（图 7-67）。抽取患者的血液制作血浆基质膜（图 7-68），使用可吸收缝线固定折叠后的血浆基质膜（图 7-69）。将折叠后的血浆基质膜塞入唇侧半厚瓣内（图 7-70），并使用缝线固定唇侧组

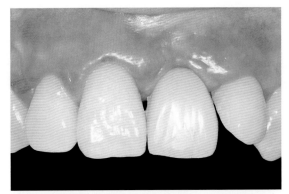

图 7-63 患者初戴临时牙的唇侧照

织瓣（图 7-71）。最后再重新戴入临时修复体（图 7-72）。戴临时牙 3 个月后，可见唇侧软组织塌陷得到了纠正（图 7-73 和图 7-74），穿龈形态理想（图 7-75）。戴永久修复体时可见近中的有黑三角（图 7-76）。戴用修复体半年之后，21 种植修复体周的黑三角消失，龈乳头完全充满了邻间隙（图 7-77）。

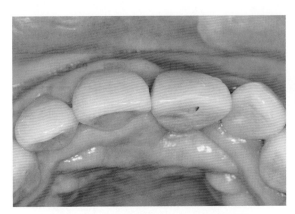

图 7-64 患者初戴临时牙的𬌗面照

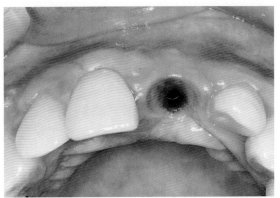

图 7-65 取下临时牙后穿龈形态的𬌗面照

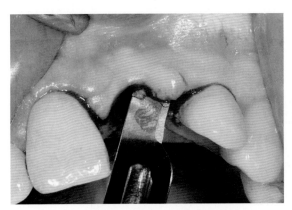

图 7-66 使用刀片锐性分离唇侧软组织瓣

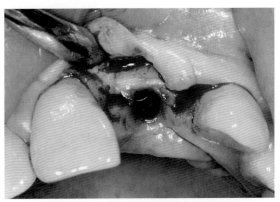

图 7-67 完成"口袋瓣"的制作

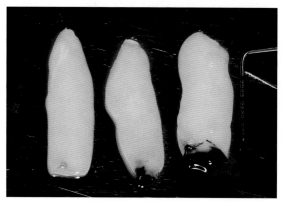

图 7-68　抽取患者的血液制作血浆基质膜

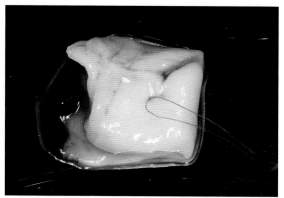

图 7-69　将血浆基质膜折叠固定

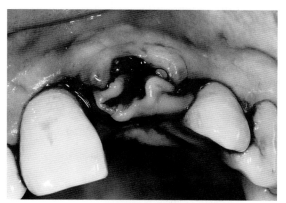

图 7-70　将血浆基质膜塞入唇侧瓣

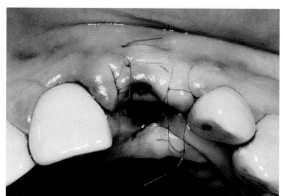

图 7-71　缝合唇侧组织瓣

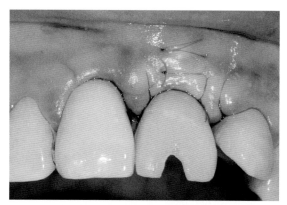

图 7-72　再次戴入临时修复体后的唇侧照

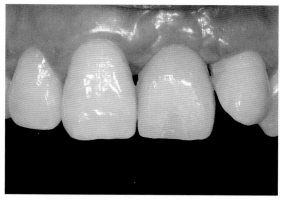

图 7-73　戴临时牙 3 个月之后的唇侧照

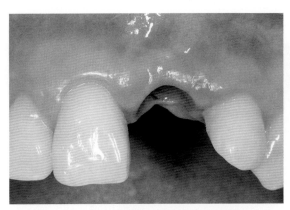

图 7-74　永久修复前的龈缘形态唇侧照

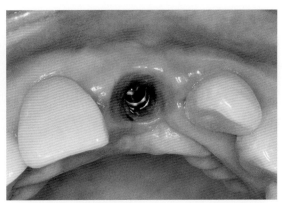

图 7-75　戴临时牙 3 个月之后的穿龈形态

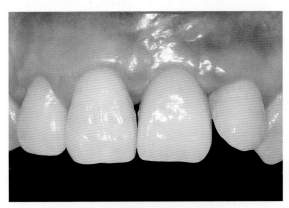

图 7-76　戴最终修复体的唇侧照

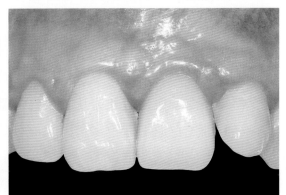

图 7-77　戴最终修复体半年之后的唇侧照

第四节　血浆基质在龈乳头
再生中的应用

　　种植体周围龈乳头的再生是目前种植体周软组织增量的难点。现有的种植体周龈乳头再造需要进行复杂的软组织移植手术，其技术敏感性高，且可预期性较低。相较于现有的软组织增量技术而言，注射液态血浆基质以实现龈乳头再生的方式或许更加简单。液态血浆基质富含高浓度的生长因子和细胞成分，具有激活缺损区域内成纤维细胞的再生潜力。尤其是第四代血浆基质，能够在更长的时间内缓慢地释放出总量更高的生长因子，有利于软组织的愈合和修复再生，并减少炎症反应和患者的疼痛和不适。已有的临床研究表明注射液态血浆基质可以促进天然牙之间的龈乳头再生，并且改善牙龈生物型。但是这些研究的随访时间较短，且较少涉及种植体周的软组织。笔者团队成功利用血浆基质膜重建了种植体周龈乳头，但是其疗效仍需长期观察验证。当前关于血浆基质在种植体周龈乳头再生的临床研究较少。因而，血浆基质在种植体周龈乳头再生亟待进一步探索，其促进龈乳头再生作用机制和临床疗效均需要更加规范研究。

一、血浆基质应用于牙龈乳头退缩的具体操作流程

血浆基质应用于牙龈乳头退缩的具体操作流程如下。

（1）抽取患者的血液后，立即使用 Plasmatrident 水平离心机在 P2 挡位离心（4 个玻璃管）。

（2）观察玻璃管中血浆基质凝块是否形成，若未形成血浆基质凝块，可静置 5~10 分钟，以促进血浆基质凝块形成。

（3）将部分血浆基质凝块放入压膜器压缩 1 分钟形成血浆基质膜。

（4）预先在退缩牙位和邻牙之间使用光固化树脂连接。

（5）唇侧作约 5mm 的垂直切口，隧道技术向冠方分离全厚瓣。

（6）向松弛的瓣内充填血浆基质膜。

（7）用缝线将冠向复位的皮瓣悬吊于牙间，确保愈合期间软组织位置的稳定。

二、血浆基质用于牙龈乳头退缩的典型病例

血浆基质用于牙龈乳头退缩病例的操作流程如图 7-78 所示。

第五节　小　　结

血浆基质在软组织增量术中，可用于软组织增厚、供区的愈合以及龈乳头再生等临床场景。尽管血浆基质在种植体周软组织增量中应用的循证医学证据较少，但是血浆基质的来源广、操作便利，仍是一种非常有潜力的软组织增量材料。未来的研究应关注如何进一步改性血浆基质和规范血浆基质用于软组织增量的临床操作以增强血浆基质在软组织增量中的效果。

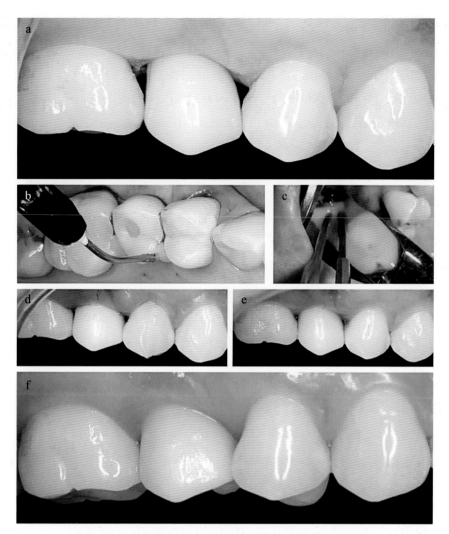

图 7-78　血浆基质用于牙龈乳头退缩病例的操作流程

a. 15 戴牙半年后，近中黑三角高度 1mm，远中黑三角高度 2.5mm；b. 术前树脂连接修复牙和邻牙，使用垂直悬吊缝合确保冠向复位瓣后的高度维持；c. 唇侧隧道开口后，填充 4 片血浆基质膜；d. 术后 2 周拆线，近中黑三角高度 0.5mm，远中黑三角高度 1mm；e. 术后 1 个月复查，近中黑三角高度小于 0.5mm，远中黑三角高度 0.5mm；f. 术后 6 个月复查，近远中黑三角完全消失

参 考 文 献

［1］ HEHN J, SCHWENK T, STRIEGEL M, et al. The effect of PRF (platelet-rich fibrin) insert-
ed with a split-flap technique on soft tissue thickening and initial marginal bone loss around im-
plants: results of a randomized, controlled clinical trial［J］. Int J Implant Dent. 2016 Dec;
2(1):13.

［2］ USTAOḠLU G，PAKSOY T，GÜMÜŞ KÇ. Titanium-Prepared Platelet-Rich Fibrin Versus Connective Tissue Graft on Peri-Implant Soft Tissue Thickening and Keratinized Mucosa Width：A Randomized，Controlled Trial［J］. J Oral Maxillofac Surg，2020，78(7)：1112-1123.

［3］ LEKTEMUR ALPAN A，TORUMTAY CIN G. PRF improves wound healing and postoperative discomfort after harvesting subepithelial connective tissue graft from palate：a randomized controlled trial［J］. Clin Oral Investig，2020，24(1)：425-436.

［4］ KIZILTOPRAK M，USLU MŌ. Comparison of the effects of injectable platelet-rich fibrin and autologous fibrin glue applications on palatal wound healing：a randomized controlled clinical trial［J］. Clin Oral Investig，2020，24(12)：4549-4561.

［5］ Richard J，Miron. Understanding Platelet-Rich Fibrin［M］. USA，2021.

［6］ RICHARD J. MIRON，JOSEPH CHOUKROUN. Platelet Rich Fibrin in Regenerative Dentistry：Biological Background and Clinical Indications［M］. USA，2017.

［7］ MARZADORI M，STEFANINI M，MAZZOTTI C，et al. Soft-tissue augmentation procedures in edentulous esthetic areas［J］. Periodontology 2000，77(1)，111-122.

［8］ HEHN J，SCHWENK T，STRIEGEL M，et al. The effect of PRF (platelet-rich fibrin) inserted with a split-flap technique on soft tissue thickening and initial marginal bone loss around implants：results of a randomized，controlled clinical trial［J］. International journal of implant dentistry，2016. 2(1)：13.